徹底ガイド

小児の呼吸管理

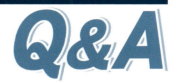

編集 **植田 育也**
埼玉県立小児医療センター
集中治療科 科長兼部長

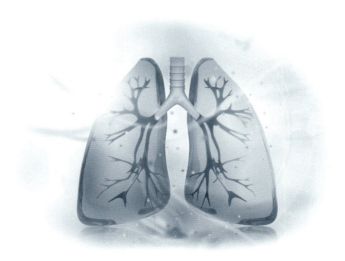

総合医学社

第3版の序

　本書は当初，雑誌「救急・集中治療」の特集号として2010年に刊行され，その後好評につき2013年に書籍化されました．昨今，小児の呼吸管理の分野での診療技術の進歩はめざましく，改訂から数年が経過すると内容も最新のものではなくなって参ります．このため，今回さらに内容をアップデートして改訂「第3版」として上梓いたしました．

　「新生児」でも「成人」でもない「小児」の呼吸管理は，小児専門施設であったり，そうでなかったり，様々な形態の施設で行われています．そのような現状において，小児の呼吸管理についてまずは「基本的な医学的知識」をふまえ，これにプラスして「新たな知見」や「PICUでのノウハウ」などを盛り込んだ，実臨床で今日から役に立つガイドブックになっています．

　内容は，研修医の疑問に答えるQ&A形式としました．執筆陣は「小児」の呼吸管理について専門に修練を積み，専門医として臨床の第一線で活躍している医師ばかりです．各項目は，ベッドサイドで小児の呼吸管理を行ってみて実際に感じる疑問に答える形になっています．そして特筆すべきは，医学的根拠があり最低限押さえておかねばならない標準的治療のラインが明確にされている点です．とかく経験の少ない「小児」の呼吸管理に際し，標準的治療が何かと問われても，明確な回答をもっている医師も教科書も少ないのが現状です．また，もう一つ大事なのは，患者は標準的治療だけで改善するわけではないということです．各項目には，教科書には書かれていない，各執筆者の診療のコツも沢山盛り込まれています．

　読者の皆様が重症の小児患者の呼吸管理を行うなかで，本書が何かの役に立つことがあれば幸いです．また，そのような経験をした若い研修医諸君が，小児の重症者管理，集中治療，PICUに興味をもち，その門を叩いていただけることになれば，それはなお喜ばしいことであります．

　最後に，本書の企画，編集，執筆に関わった全ての方に，心よりのお礼を申し上げたいと思います．

編集：植田　育也

目次

I. 小児の呼吸器系の特徴
1. 小児の呼吸器系の解剖学的・生理学的特徴 …… 松本　弘　1
2. 小児の呼吸障害 …… 加藤　宏樹, 上村　克徳　7

II. 酸素療法とモニタリング
3. 酸素療法 …… 多田　昌弘　17
4. 呼吸管理におけるモニタリング …… 和田　翔, 池山　貴也　22

III. 気道確保法
5. バッグ・マスク換気 …… 椎間　優子, 宮坂　勝之　29
6. 気管チューブによる気道確保 …… 黒澤　寛史　35
7. 挿管困難気道のマネジメント …… 川崎　達也　44
8. 気道確保時の鎮静, 鎮痛 …… 阿部　世紀　54
9. 小児におけるRSI …… 宮津　光範　60

IV. 非侵襲的陽圧換気法
10. 高流量鼻カニュラ（HFNC） …… 南野　初香　67
11. 鼻マスク式CPAPおよびマスク式陽圧換気法 …… 藤原　直樹　72

V. 侵襲的陽圧換気法
12. IPPV（間欠的陽圧換気） …… 尾迫　貴章　79
13. APRV（気道圧開放換気） …… 川口　敦　86
14. HFOV（高頻度振動換気） …… 齊藤　修　90

VI. 小児のECMO/PCPS
15. 小児の呼吸ECMO/PCPS …… 大﨑　真樹　99

VII. 呼吸管理下の補助療法
16. サーファクタント補充療法 …… 木村　大　105
17. NO吸入療法 …… 多賀　直行　111
18. 腹臥位換気法 …… 隅　達則　120

Ⅷ. その他の呼吸療法

19. 吸入療法 ……………………………………………………… 唐木　克二　125
20. 呼吸理学療法 ………………………………………………… 木原　秀樹　133

Ⅸ. 人工呼吸管理をめぐる諸問題

21. 小児のVAP（人工呼吸器関連肺炎） ………………… 伊藤　秀和，笠井　正志　143
22. 小児呼吸管理中の鎮静・鎮痛 ………………………………… 志馬　伸朗　150
23. 人工呼吸器からのウィーニング ……………………………… 六車　　崇　159

Ⅹ. 色々な小児疾患での呼吸管理

24. 急性喉頭蓋炎・深頸部膿瘍 …………………………………… 溝口　好美　165
25. 喉頭・気管気管支軟化症 ……………………………………… 新津　健裕　174
26. 小児の無呼吸発作 ……………………………………………… 小泉　敬一　180
27. 急性細気管支炎 ………………………………………… タークィニオ恵子　185
28. 気管支喘息重積発作 …………………………………… 櫻井　淑男，田村　正徳　194
29. 急性呼吸窮迫症候群（acute respiratory distress syndrome：ARDS） …… 西崎　　彰　202
30. 小児の胸水貯留・膿胸 ………………………………………… 福島　亮介　212
31. 小児の気胸・血胸 ……………………………………………… 志賀　一博　219
32. 気道異物 ………………………………………………………… 松井　　鋭　224
33. 痙攣重積・意識障害の呼吸管理 ……………………………… 金沢　貴保　228
34. 神経筋疾患合併患児の呼吸管理 ……………………………… 水城　直人　233
35. 慢性肺障害合併患児の呼吸管理 ……………………………… 上田　康久　244
36. 先天性心疾患患児の呼吸管理 ………………… 戸田雄一郎，清水　一好，岩崎　達雄　250
37. 先天性横隔膜ヘルニアの呼吸管理 …………………… 沼田　隆佑，廣間　武彦　255
38. 気管狭窄の術前術後呼吸管理 ………………………… 竹内　宗之，橘　　一也　267
39. 脳低温療法時の呼吸管理 ……………………………………… 平井　克樹　272
40. もやもや病の周術期呼吸管理 ………………… 津田　雅世，阿部　世紀，大畑　　淳　278

■索　引 ………………………………………………………………………………… 283

I 小児の呼吸器系の特徴

1 小児の呼吸器系の解剖学的・生理学的特徴

国保旭中央病院 新生児科　松本　弘

 point

- 小児の気道の解剖学的特徴は，その気管挿管や呼吸管理に影響を与えている．
- 小児の呼吸器系のコンプライアンス，気道抵抗，時定数などの生理的特徴もまた，その呼吸管理に大きく影響を与えている．
- 小児の呼吸管理においても，lung recruitmentは非常に重要である．

Q 成人と小児では，気道の生理的最狭窄部は異なりますか？

A 小児の気道で最も狭い部分は，声門下部に位置しており，非伸展性の輪状軟骨部です．これに対し，成人における気道の生理的最狭窄部は声門部です．この解剖学的な特徴が，乳児や小児において，カフなしの気管チューブが用いられる一つの理由です．つまり，小児では，最狭窄部である輪状軟骨部が円形であるため，カフがない状態でもチューブとその外周の組織が有効にシールされて，チューブ周囲からのリークが少なくなります．これに対して，成人の最狭窄部である声門は，開口部が三角形をしているため，円形の気管チューブでは有効なシールを得られず，適切な換気を供給し，誤嚥から気道を保護するためには，カフ付きの気管チューブが必須となります．また，成人においては，気管チューブが声門を通過すれば，それ以下の部分は声門部よりも太いので，チューブは抵抗なく気管内を進んでいきます．しかし，小児では，たとえチューブが声門部を通過したとしても，それより狭い声門下部を通過しないということも生じます．たとえ声門下部を通過したとしても，太すぎるチューブの場合，非伸展性の輪状軟骨部にチューブが強く押し付けられることにより，気管粘膜が圧迫されて浮腫を生じたり，血流の途絶などにより粘膜の傷害が生じることもあります．その結果，抜管後，声門下部に狭窄が生じて，気道抵抗が上昇して（吸気性の）呼吸困難が起こり，その程度によっては，再挿管を余儀なくされることもあります．こうしたことから，小児に気管挿管を試みる際には，たとえチューブが声門部を楽に通過したとしても，その下部（声門下）の輪状軟骨部の通過性に気を配る必要があります．声門下部へとチューブを進める際に抵抗を感じる（つまり，気管チューブがスムーズに進んでいかない）場合には，それ以上無理にチューブを進めることをせず，ワンサイズ（内径で0.5 mm）細い気管チューブに変えることも考慮しなけれ

ばなりません．また，挿管後に用手的に20〜30 cmH₂Oの加圧を行った際に，チューブ周囲からの空気のリークが生じない場合にも，挿管したチューブが太すぎたと判断し，患児の状態が安定した後に，チューブを入替えることを考慮します．声門下部が最狭窄部位であるという状態は，小児が成長するにつれて（およそ10〜12歳までに），輪状軟骨，甲状軟骨が成長することによって徐々に解消され，次第に成人の（声門部が最狭窄部であるという）状態へと近づいていきます．

編者注：最近になり，小児でも気道の最狭窄部は成人と同様声門部であるという新たな知見が報告されてきている．また，これに伴いカフ付き気管チューブの使用が小児集中治療分野ではより一般的になりつつある．これらの事項については，本書Ⅲ-6．気管チューブによる気道確保の項および，救急・集中治療 28（9・10）：665-670, 2016（特集：小児の呼吸管理—その常識は正しいか？—）で改めて論じているので，併せてご参照いただきたい．

成人と小児では，声門開口部の位置に違いはありますか？

A 小児の声門開口部は，成人（C4-C5）のそれに比較して，相対的に頭側（cephalad position）に位置（乳児ではC2-C3）しています．その結果として，（成人に比較して口腔内で相対的に大きな体積を占める）舌の舌根部が声門開口部の直上近くに位置することとなり，意識障害のある乳児や小児においては，舌根による上気道の閉塞が生じやすくなります．こうした状況では，下顎挙上（jaw thrust）手技を行ったり，経口あるいは経鼻のエアウェイを留置したりして舌根を持ち上げることにより，気道の閉塞を解除することが可能です．また，声門の開口部が頭側（cephalad position）に位置するということは，気管挿管の手技にも影響を与えます．気管挿管の際には，口腔・咽頭・喉頭の3つの軸を，可能な限り一つの直線上に一致させることが必要となりますが，正常では，喉頭の軸に対して，口腔の軸は約90°，咽頭の軸は約45°の角度を形成しています．頭部を後屈し頸部を伸展させる体位（sniffing position）をとることによって，これらの3つの軸は一つの直線上に近く並び，喉頭展開による声門の可視化が容易となります．小児（特に乳児）では，喉頭がより頭側に位置するために，3つの軸を一致させる際に，舌の基部と声門の開口部のなす角度がより急になります．これによって，声門の開口部がより前方に見えるようになるため，喉頭展開が成人の場合に比較して，より困難となります（舌の基部によって声門開口部が隠される）．このため，乳児や小児に喉頭鏡を用いて気管挿管を行う場合には，直型のブレードのほうが，舌根部を直接圧排して声門開口部を確認できるという点で有利となります．また，小児の喉頭蓋は成人と比較して，より短く，幅が狭く，気管の長軸に対し後方に角度をなして立ち上がっています（成人の喉頭蓋は，気管の長軸に対してより平行に立ち上がっています）．このことからも，喉頭蓋を直接挙上して喉頭展開を行うことができるという点で，小児に対し直型のブレードの使用を好む小児科医や小児麻酔科医が多くなっています．

声門の付着の仕方に関して，成人と小児では違いがありますか？

成人の声門が喉頭の軸に対して垂直に位置しているのに対して，小児では声門の前部のほうが後部に比較して下方に位置（anterior-caudal position，声帯の前部の付着が，その後部の付着に比較してより尾側となっている）しています．このため，小児の気管挿管においては，声門を気管チューブが通過する際に，チューブの先端がその前交連にあたり，スムーズに挿管できないということがあります．このような場合，経口挿管では気管チューブを単に回転させるだけで，チューブが声門をうまく通過することもありますが，経鼻挿管においては，前交連を避けてチューブを進めるために，マギール鉗子をうまく操作することが必要となります．

 気道の内径と呼吸抵抗との関係はどうなっていますか？

乳児や小児の気道は，成人の気道に比較して細くなっています．Poiseuilleの法則から，気道の直径と気流との関係は，

$$\dot{V} = (\Delta P \pi r^4)/(8nL)$$

のように表されます．ここで，$\dot{V}$は気体の流量を，ΔPは駆動圧（気道の両端での圧格差）を，rは気道の半径を，nは気体の粘稠度を，Lは気道の長さを示します．この式より，

$$\Delta P = \{(8nL)/(\pi r^4)\}\dot{V}$$

となり，気道抵抗は気道の半径の4乗に反比例することがわかります．しかし，これは気流が層流である場合であり，気流が乱流となる場合には，気道抵抗は気道の半径の5乗に反比例して増加します（気流が層流になるか乱流になるかは，Reynolds数が影響する）．したがって，成人に比較して細い小児の気道においては，たとえ同程度（同じ厚み）の浮腫が生じたとしても，その気道抵抗が増大する割合は，成人の場合より著しいものとなります．例えば，成人の径8mmの気道と小児の径4mmの気道にそれぞれ厚さ1mmの浮腫が全周性に生じた場合，その層流に対する気道抵抗の変化を考えてみましょう．成人では気道の直径は6mmと健常時の3/4となるため，その気道抵抗は約2.9倍となります．一方で小児では，気道のそれは2mmと，健常時の4mmの1/2になるため，気道抵抗は16倍にも上昇することになります．この極端な気道抵抗の上昇は，患児が啼泣することによって気流が乱流になると，さらにいっそう顕著（約4.2倍 vs 32倍）となります．このことから，クループなどの気道狭窄性疾患の患児に対しては，できるだけ啼泣やアジテーションをさせないような対応が，患児の呼吸状態を維持するためにも重要となることがわかります．

> **メモ**
>
> ●Reynolds 数とヘリウムの利用について
>
> Reynolds 数は，以下の式にて表されます．
>
> $Re = (2rvd)/n$
>
> ここで，Re が Reynolds 数，d は気体の密度，v は気流の平均速度，r は気道の半径，n は気体の粘稠度です．この Reynolds 数が大きければ大きいほど乱流となりやすく，2,000 を超えるとほぼ乱流になるとされています．ここで，Reynolds 数は密度に比例しているため，分子量が大きい気体ほど乱流を生じやすくなります．この性質を利用して，ヘリウムのような低分子量（すなわち低密度）の気体を窒素の代わりに酸素と混合することによって，その平均分子量を低下させ，乱流を生じにくくすることができます．このことを利用して，気道抵抗を低下させ，気道閉塞性疾患の呼吸管理に利用するといったことも，一部では行われています．

Q 小児の胸郭のコンプライアンスには，どういう特徴がありますか？

 小児，特に乳児の胸郭は，その骨化が十分に進んでいないことや，胸壁を構成する筋群が未発達であることなどのために，成人に比較してそのコンプライアンスは非常に大きくなっています（つまり，外力によって変形しやすい）．このため，上気道閉塞が生じたり，肺実質のコンプライアンスが低下したりすることによって，自発呼吸の吸気時に胸腔内に生じる陰圧が増大した場合には，その陰圧によって胸郭自体が内側に引き込まれる程度が，成人に比較して大きくなります．したがって，横隔膜によって生み出された胸郭の広がりが，胸郭の内側への変形によって打ち消されてしまい，1回1回の呼吸の有効性が損なわれてしまうこととなります．この場合，乳幼児は，この一回換気量の低下分を呼吸回数を増やすこと（多呼吸）によって補わなければなりません．このような状態にある児が，呼吸労作の増大や持続によって過度に疲労したり，また，鎮静薬の使用などによって，その中枢からの呼吸ドライブの減少が生じると，多呼吸が維持できなくなり，（呼吸回数の減少に伴う機能的残気量の低下も加わって）低酸素血症と高二酸化炭素血症（それに伴う呼吸性アシドーシス）が急速に進行することとなります．このことから，呼吸障害によって多呼吸となっている児の場合，呼吸労作による疲労に対しては，成人の場合よりも，さらにいっそうの注意が必要であることがわかります．こういった児で心拍数が極端に上昇している場合には，呼吸疲労が進行していることが多く，モニター上の酸素飽和度（SpO_2）が正常範囲内に維持されていても，状態が急速に増悪する危険性があります．したがって，児の呼吸筋あるいは全身の疲労を考慮して，マスクアンドバッグによる補助呼吸や NIPPV の使用，気管挿管による機械的人工換気の開始のタイミングを的確に判断することが重要となります．また，上記の理由から，呼吸障害によって多呼吸となっている児に対しては，鎮静薬を安易に投与することは非常に危険であるということを心に留めておいてください．

小児の成長に伴う，肺のコンプライアンス，気道抵抗，時定数の変化について教えてください

 出生時には，新生児の肺における肺胞の数は，成人のそれに比べて少なくなっており，2〜3歳時に成人と同数に近づくまでは，肺胞数は年々増加していきます．これによって，肺のコンプライアンスも，出生後より2〜3歳までは，急速に増加していきます．一方で，気道径は，出生後その内径が拡大していくために，気道抵抗は年を追って減少していきます．しかし，この気道抵抗の減少の割合は，1〜2歳時までのコンプライアンスの急速な増加の割合に比較すれば小さなものであるため，結果的に小児の肺の時定数は，1〜2歳時までは増加していくこととなります．このことも含めて，一般的に，小児の呼吸管理の際には，呼気時における一回ごとの換気の呼出に，十分な時間を見込む（呼気時間をしっかり確保する）ことが重要です．呼気時間を十分にとることを考えないと，エアートラッピングから，高 CO_2 血症，さらには，間質性肺気腫や気胸といったエアーリークなどの合併症が生じる危険性があります．このことは，気管支喘息や急性細気管支炎，または先天性気管・気管支狭窄といった気道閉塞性疾患（気道抵抗が増大している）の患児に対して人工呼吸管理を行う際に，さらに重要となります．新生児の呼吸器疾患では，呼吸窮迫症候群（RDS）や新生児一過性多呼吸症（TTN）といった，主にコンプライアンスの低下が主体となる疾患が多く，その病的肺の時定数は（コンプライアンスの低下に伴い）小さくなるため，呼吸数を増加させる呼吸管理によって，高 CO_2 血症を是正する試みが多くなされます．一方で，気道閉塞性疾患を有する小児においては，（気道抵抗の増加から，さらなる時定数の増加が生じるため）十分な呼気時間をとることの重要性が顕著となります．こういった状態では，呼吸回数を増やす呼吸管理は呼気時間の短縮につながるため，（死腔換気量のみが増加して）肺胞換気量が小さくなってしまい，高 CO_2 血症や呼吸性アシドーシスを増悪させてしまうことがあります．このような場合では，1分間に10回前後という非常に少ない分時呼吸回数での呼吸管理が必要となることも少なくありません．それでも血液ガス所見が改善しない場合には，酸素化を第一に考え，ある程度の高 CO_2 血症を受け入れる permissive hypercapnia での呼吸管理が必要となることもあります．

小児でも lung recruitment は大切ですか？

 lung recruitment は，虚脱した肺組織を再膨張させ，再び虚脱するのを防ぐため，高い PEEP を維持するというものです．その目的とするところは，
1）肺内シャントを減少させて動脈血の酸素化を改善する．
2）肺のコンプライアンス曲線を，より少ない圧で等しい容量変化を得られるポイントまで移動することによって，肺のコンプライアンスを改善する．
3）一回の呼吸ごとに肺胞が周期的に膨張-虚脱-再膨張することを防ぐことにより，

ventilator-induced lung injury を予防する．

ということです．肺の closing capacity は，新生児においては，正常状態でも機能的残気量を上回ることがあり，この状態では，生理的状態でも，1 サイクルの換気サイクルの中で肺胞の膨張-虚脱が繰返されています．呼吸疾患を有する小児の病的な肺では，closing capacity がさらに上昇します．そのため，新生児以外の小児においても肺胞の膨張-虚脱がより高い頻度で反復され，これにより，サイトカインの放出などによる肺傷害（biotrauma）が促進される危険性が増します．また一方で，近年の集中治療管理においては，肺の圧損傷（barotrauma）および容量損傷（volutrauma）を避けるために，より少ない一回換気量を用いた人工換気が行われることが多くなっています．このため，肺の下方にあたる部分（depending lesion）では，吸収性無気肺が生じる危険性が増加します．また，重症の患児では，ファイティングを避ける目的や permissive hypercapnia を行うために，筋弛緩薬が使用されることがあります．この場合には，胸郭の筋群の弛緩によって，肺を外側に向かって開こうとする胸郭の弾性力が失われてしまうために，適切な PEEP が使用されないと，呼気終末に閉鎖する肺胞部分はさらに増加します．こうしたことから，病的肺に，人工呼吸管理によってさらなる肺傷害を与えてしまう（ventilator-induced lung injury）ということを防ぐためには，小児の人工呼吸管理においても，lung recruitment を行うことは非常に大切です．

I 小児の呼吸器系の特徴

2 小児の呼吸障害

神戸市立医療センター 中央市民病院 小児科　加藤宏樹，上村克徳

 point

- 呼吸障害をより早期に認識し，その重症度と原因（タイプ）を評価し，病態の悪化を防止することが，管理の第一目標である．
- 呼吸障害の重症度は呼吸窮迫と呼吸不全に分類されるが，その病態は連続的なものであり，境界を明確に規定することは困難である．大切なことは，呼吸障害を看過すると呼吸停止・心停止につながるという危機意識を，常にもつことである．
- 呼吸障害の原因（タイプ）は上気道閉塞，下気道閉塞，肺実質病変，呼吸調節障害に分類される．重症度と原因（タイプ）を常に並行して評価することが，より的確な初期治療へ結びつく．
- 呼吸障害を呈する患者に対して，「どこが，どの程度悪くて，病態悪化を防止するためにはどのように補正したらいいのか」の思考過程を繰り返すことが重要である．もちろん，生命の危機に陥っている患者には蘇生処置が最優先されるのが大前提である．

Q 小児の呼吸障害管理の原則と目標を教えてください

 進行性呼吸障害が，小児の心停止の最大の原因です．進行性呼吸障害が，いったん心停止へ進行すると，その予後は良くありません（メモ1参照）．よって，私たちは患者の呼吸障害を**早期に認識あるいは予測する**ことで，病態生理上の**重症度**とその**原因（タイプ）**を評価し，**病態の悪化を防止する**ための初期治療を迅速に開始する必要があります．その初期治療は，ひと言で言うと**酸素化と換気の維持**です．様々な方法がありますが，酸素化と換気が維持できれば，呼吸障害の悪化は防止できると考えられます．また，しばしば臨床検査（血液検査，血液ガス分析，胸部単純X線検査など）を実施する時間的余裕がなく，自身の視診・聴診・触診で得る情報と，最低限の生理学的指標（バイタルサイン，SpO_2値）のみで治療的介入を行わなければなりません．患者の状態が危急的であればあるほど，検査値や画像所見が初期対応に役立たない，あるいは検査に無駄な時間を費やすことによって，患者の状態を悪化させる可能性すら出てくるのです．すなわち，**必要最低限の情報で有効な行動を行い，患者の最良の予後へと結びつける**実践的臨床能力が求められます．これらを達成し，病態の早期認識とその悪化を防止することで，心停止のみならず集中治療室入室や他の危急的事象を防ぐことが，小児の呼吸障害管理の最大の目標です．

> **メモ 1**
>
> ● 心肺停止に至った後の蘇生は困難
>
> 　呼吸不全の状態で治療を受けた児の生存率が約80％であるのに対し，心肺停止に至った児の生存率は10％未満であるとされています．

Q 呼吸障害の重症度をどのように評価すればよいでしょうか？

A 呼吸停止や全身チアノーゼの患者を目の前にして，その患者の病態が深刻か否か，判断することに困ることはないでしょう．重要な点は「**患者の呼吸状態がどの程度悪い（重症）か**」を早期に認識することです．一般的に，呼吸障害はその重症度で，**呼吸窮迫**と**呼吸不全**に分類します．臨床現場では，その境界を明確に規定することは困難なことが多く，また臨床的悪化が急速に進行することもあるため，その評価は常に**連続的なもの**であるべきです．よく「患者が急変した」という言葉を耳にしますが，患者が突然悪化したのではなく，経時的に患者の病態が悪化していたのにもかかわらず，病態の早期認識と連続的評価・治療的介入に至らず，実は医療者が気づいていなかっただけのことが多いことを，認識すべきです．

1．呼吸窮迫

呼吸窮迫とは，呼吸仕事量の増加を認めるが，酸素化と換気が維持されていることを特徴とし，酸素投与や吸入療法などの非侵襲的な介入を要したとしても，人工換気療法は必要ない状態です．呼吸仕事量の増加には，呼吸数の増加（頻呼吸）と，呼吸努力の増加（陥没呼吸，鼻翼呼吸，呼吸補助筋の使用）があります．呼吸窮迫にも軽度呼吸窮迫（軽度の頻呼吸・陥没呼吸など）と，重度呼吸窮迫（不安・興奮などの意識レベル変化，著しい頻呼吸・陥没呼吸など）があり，その評価は常に連続的であるべきです．その中でも，初期評価の中で重要かつ見過ごされやすいのが，**呼吸数の測定・記録とその評価**です．頻呼吸は，それ単独で心肺疾患・感染症（肺炎，細気管支炎など）・代謝異常（代謝性アシドーシス）などの指標になります．

2．呼吸不全

呼吸不全とは，酸素化，換気，またはその双方が維持されていないことを特徴とし，人工換気療法が通常必要で，一般的には呼吸窮迫の末期に出現する状態です．酸素化や換気の評価には，血液ガス分析が最も有用と考えられがちですが，穿刺による啼泣や息こらえなどで容易に数値は修飾を受け，また，そのような侵襲を加えることで，呼吸状態をさらに悪化させる可能性もあり，**血液ガス分析による精度の高い評価は，必ずしも容易ではありません**（メモ2参照）．よって，呼吸不全の可能性は，気道開通維持困難，著しい頻呼吸，不規則呼吸，徐呼吸，無呼吸，呼吸努力の著しい増加または減少，チアノーゼ，意識障害（昏迷・昏睡）などで，臨床的に疑うことが必要です．重症度による呼吸障害の分類を**表1**にまとめます．

このように，患者重症度評価は視診・聴診・触診と生理学的指標を基に，患者接触直後のわずかな時間で行うべきであり，呼吸障害の

表1 重症度による呼吸障害の分類

	呼吸窮迫	➡	呼吸不全
気　道	開通しており開通を維持できる	➡	維持できない
呼　吸	頻呼吸	➡	徐呼吸から無呼吸
	努力呼吸（陥没呼吸/鼻翼呼吸）努力増加　➡　努力減少　➡　無呼吸		
	気流良好	➡	気流不良から気流なしへ
循　環	頻　拍	➡	徐　脈
	蒼　白	➡	チアノーゼ
中枢神経	不安，興奮	➡	嗜眠から無反応へ

重症度を簡便に定量化し，必要と判断した初期治療（酸素投与，マスクバッグ換気など）とモニター装着を行わなければなりません．また，先に述べたように，呼吸窮迫と呼吸不全は，その境界を明確に規定することが困難なため，両者の区分にこだわるよりは，**これらが看過されると容易に呼吸停止・心停止につながるという危機意識を常にもつことが重要**です．

メモ2

● 初期評価における血液ガス分析の位置づけ

良い検体が速やかに採取できたとしても，血液ガス分析はワンポイントの評価であるため，患者の状態を追うことができません．これは，呼吸障害の評価が連続的でなければならないという原則に反します．あくまでも，血液ガス分析は臨床所見の確認検査であり，呼吸不全の診断に必須なものではありません．

Q 呼吸障害の評価において，呼吸数などの生理学的指標が重要とのことですが，年齢別の正常値を教えてください

表2に，年齢別のバイタルサイン正常値と，それぞれの±1SD，±2SD値を示します．脈拍数も，呼吸窮迫・呼吸不全の呼吸器以外の症状として重要で，かつ臨床経過とともに変化するので，必ず呼吸数と脈拍数は同時に計測し，記録すべきです．頻呼吸は，侵襲（発熱，疼痛，運動，興奮など）に対する生理的反応として増加する場合もあり，呼吸障害の所見か否かの判断に苦慮することもありますが，一般的に**＋1SDを超える呼吸数を頻呼吸**とし，呼吸窮迫症状として認識します．安易に発熱や疼痛の影響と考えずに，観察を継続します．また，**±2SDを超える頻呼吸・徐呼吸は，切迫呼吸不全あるいは呼吸不全として認識**し，ただちに治療的介入を行う必要があります．先に述べたように，呼吸障害の評価は常に連続的なものであるとともに，その評価にも注意が必要です．例えば，＋2SDの頻呼吸から正常範囲内の呼吸数への低下は，全身状態や努力呼吸・呼吸困難感の改善を伴っている場合には呼吸障害の改善を示唆しますが，意識レベル低下や

表2 バイタルサイン評価表

呼吸数	>−2 SD	−1〜2 SD	<−1 SD	正常範囲	<1 SD	1〜2 SD	>2 SD
0〜<3ヵ月	<10	10〜20	20〜30	30〜60	60〜70	70〜80	>80
3〜<6ヵ月	<10	10〜20	20〜30	30〜60	60〜70	70〜80	>80
6〜<12ヵ月	<10	10〜17	17〜25	25〜45	45〜55	55〜60	>60
1〜<3歳	<10	10〜15	15〜20	20〜30	30〜35	35〜40	>40
3〜<6歳	<8	8〜12	12〜16	16〜24	24〜28	28〜32	>32
6〜<10歳	<8	8〜12	10〜14	14〜20	20〜24	24〜26	>26

心拍数	>−2 SD	−1〜2 SD	<−1 SD	正常範囲	<1 SD	1〜2 SD	>2 SD
0〜<3ヵ月	<40	40〜65	65〜90	90〜180	180〜205	205〜230	>230
3〜<6ヵ月	<40	40〜63	63〜80	80〜160	160〜180	180〜210	>210
6〜<12ヵ月	<40	40〜60	60〜80	80〜140	140〜160	160〜180	>180
1〜<3歳	<40	40〜58	58〜75	75〜130	130〜145	145〜165	>165
3〜<6歳	<40	40〜55	55〜70	70〜110	110〜125	125〜140	>140
6〜<10歳	<30	30〜45	45〜60	60〜90	90〜105	105〜120	>120

不規則呼吸，酸素化・換気の悪化を伴う場合は，呼吸障害の悪化を示唆すると考えられます．我々は，刻々と変化する数値を評価・治療するのではなく，あくまでも患者を評価・治療する役割を担っています．患者の示す「正常値」に騙されることなく，経時的かつ総合的な評価を継続すべきです．

近年はバイタルサイン評価に対する考え方も変化してきました．もともと正規分布しないバイタルサインを±1 SD，±2 SDを用いて表記することが適切なのか，1歳までは0〜3ヵ月，3〜6ヵ月，6〜12ヵ月と細かく分類されているのと比較して，それ以降では3〜6歳や6〜10歳のように大雑把に分類されているバイタルサイン評価表で適切な生理学的評価が可能なのか，などの議論があります．表2のバイタルサイン評価表を提案しているカナダの救急患者緊急度判定支援システム（CTAS：Canadian Triage and Acuity Scale）でも2014年の改訂では，以下のようなグラフを用いてバイタルサインを評価することを提案しています（図1a，b）．今後，バイタルサインの評価の方法は変化していく可能性があります．

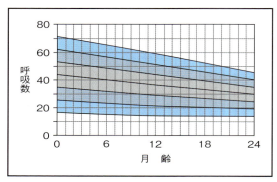

図1a 0〜24ヵ月歳までの呼吸数

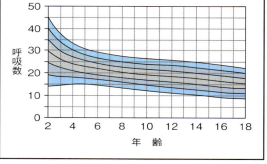

図1b 2〜18歳までの呼吸数

この図では ▨ の範囲の部分が正常範囲，▨ の部分が±1 SD，▨ の部分が±2 SDとなっています．

（引用文献1より改変）

Q 頻呼吸は，すべて呼吸性の原因で生じると考えてよいでしょうか？

 頻呼吸は，**努力呼吸（吸気性喘鳴や呼気性喘鳴などの異常呼吸音，陥没呼吸，鼻翼呼吸など）を伴う頻呼吸**と，**努力呼吸を伴わない頻呼吸**に分類されます．努力呼吸を伴う頻呼吸は，通常呼吸性と考えられますが，心原性（うっ血性心不全など）でも起こるため，呼吸だけでなく，循環の評価も系統的に行う必要があります．努力呼吸を伴わない頻呼吸を quiet tachypnea（静かな頻呼吸）と呼びますが，発熱・疼痛などの侵襲に対する生理的反応や，代謝性アシドーシスの呼吸性代償，敗血症（肺炎のない）でみられます．頻呼吸は，呼吸仕事量の増加すなわち呼吸窮迫症状と考えますが，必ずしも呼吸性でないことを念頭において評価すべきです．

Q 意識状態の変化と呼吸障害に関連はありますか？

 意識状態の変化は呼吸障害と関連があります．小児の脳は成人の脳より代謝が活性化しているため，不十分な酸素化や換気を意識の異常として鋭敏に反映します．低酸素血症の患者は不穏や興奮した状態となり，高二酸化炭素血症の患者は反応性が低下し，傾眠傾向となります．一般的な呼吸障害は低酸素血症から始まり，その後高二酸化炭素血症へと移行するため，興奮していた呼吸障害の患者が傾眠傾向になってきた場合は，呼吸障害が進行している可能性が高く注意が必要です．

Q 救急外来を受診した小児の呼吸障害の評価法の原則と，具体的方法を教えてください

 呼吸窮迫や呼吸不全は，先に述べたとおり，視診・聴診・触診所見と生理学的指標によって得られる他覚的所見です．すなわち，症状の訴えが明確ではない小児（特に乳幼児）であっても，その評価は十分可能です（メモ3参照）．呼吸障害を主訴に救急外来を受診した小児を診療する場合の原則は，**患者を，できるだけ楽に呼吸ができる姿勢にすることです**．詳細な診察を実施しようと，患者をいきなり仰臥位にすることは，患者を泣かせて詳細な評価を難しくするだけでなく，患者を興奮させ呼吸障害をさらに悪化させる可能性があります．乳幼児期では，母親の膝の上に抱っこしてもらうなど，患者が安心できる環境を保ちます．そのうえで，**表3に示す手順で評価を行いますが，聴診器を使用せずとも，呼吸障害の重症度をある程度把握できる**ことがおわかりいただけると思います．また，**評価のいかなる過程でも，生命の危機が切迫していると判断した場合（呼吸不全，呼吸循環不全，心停止）には評価を中止し，救命処置を優先**しなければなりません．

表3 呼吸状態の評価法の手順（聴診器を使用しない）

- まずは子どもから距離をおいて，意識レベル・顔色を確認し，聴診器を使わずに**異常呼吸音**（吸気性喘鳴，呼気性喘鳴など）の有無を聞く
  - ➡ 上気道閉塞，下気道閉塞の存在を推定できる
- 次に，子どもが異常姿勢（匂いをかぐ姿勢 sniffing position，起坐呼吸）をとっていないかを確かめる
  - ➡ sniffing position は上気道を開存させ気流を維持するための姿勢であり，上気道閉塞が切迫（喉頭蓋炎，咽後膿瘍など）していることを示唆する．起坐呼吸は呼吸補助筋使用を促進する姿勢であり，下気道閉塞の切迫（気管支喘息重積発作など）を示唆する
- 視診のために，保護者に子どもの胸を露出させるか，膝の上で服を脱がせて，呼吸補助筋使用（鎖骨上窩・胸骨上窩・胸骨剣状突起下・肋間・肋骨弓下の陥没呼吸）を観察する
  - ➡ 首振り呼吸（head bobbing）も呼吸補助筋（胸鎖乳突筋）を使用する呼吸と考える
- 同時に，呼吸数を評価する
- 鼻翼呼吸を観察する

メモ3

● **呼吸障害の評価は他覚的所見で可能**

「小児は訴えが明確でないため病態の評価が難しい」という表現は，少なくとも呼吸障害の評価には当てはまらないと思われます．臨床的観察能力が求められます．

Q 原因疾患は，どのように分類すればよいでしょうか？

A 危急的呼吸障害の初期対応において，病態生理上の重症度評価と，その原因（タイプ）分類を**並行して行う**ことは，「**患者の病態のさらなる悪化を防ぐためには，どこを補正すればいいのか**」という問いに答えを出す重要な作業です．生理学的指標の崩れ，すなわちバイタルサインの崩れで，患者の危険を察知あるいは予期することが重要なのはすでに述べましたが，より精度の高い原因（タイプ）診断が可能であれば，治療もより的確なものとなります．しかし，患者の病態が危急的であればあるほど，鑑別診断に時間をかけることはできず，ここでも系統だった最低限のアプローチで原因（タイプ）を分類する

表4 原因（タイプ）による呼吸障害の分類

	臨床症状	上気道閉塞	下気道閉塞	肺実質病変	呼吸調節障害
気道	気道開通	開通しており開通を維持できる ／ 維持できない			
呼吸	呼吸数/努力呼吸	増　加			様々
	呼吸音	吸気性喘鳴 （一般に吸気性）	呼気性喘鳴 （一般に呼気性）	ラ　音 呼吸音減弱	正　常
	気　流	減　少			様々

I．小児の呼吸器系の特徴

必要が生じます．

呼吸窮迫や呼吸不全は，**上気道閉塞**，**下気道閉塞**，**肺実質病変**，**呼吸調節障害**のうち一つ以上の原因（タイプ）に分類されます．この鑑別は，主に呼吸音の聴取によります．正常な状態では気道を出入りする呼吸音を聴診器なしで聴くことはできません．すなわち，聴診器なしで聴取できる呼吸音はそれだけで「異常呼吸音」であり，その性状により，気道のどこが病変部位か特定することが可能となります（**表 4**）．

小児の低酸素血症や高二酸化炭素血症をみたら，どのような病態を想定したらよいですか？

A 臨床の現場では，低酸素血症や高二酸化炭素血症の患者に遭遇する機会はたくさんあります．肺炎や気管支喘息など原因となる疾患は多く存在するため，原因の疾患が特定できないこともしばしばあります．その際，低酸素血症，高二酸化炭素血症のそれぞれの病態を想定することが，診断や治療に役立ちます．

低酸素血症の原因となる病態は4つに分類（**表 5** 参照）できます．低換気はRSウイルス感染症などによる無呼吸発作や鎮静薬による呼吸抑制によって生じます．高二酸化炭素血症を合併している点や酸素吸入によって低酸素血症が容易に改善する点が鑑別のポイントになります．拡散障害は肺炎やARDSなどによって肺実質が障害されて生じます．シャントとは，換気のある肺胞領域を通過することなく，静脈が動脈系に直接流入することであり，心室中隔欠損症などの先天性心疾患や肺動静脈瘻によって生じます．静脈が肺胞で酸素を受け取らずに動脈に直接流入するため，酸素をどれだけ吸入してもSpO_2が100％にならない点が鑑別のポイントになります．換気血流比不均衡は低酸素血症の最も頻度の高い原因であり，かつ最も理解することが難しい原因です．換気血流比不均衡に関しては後述します．

高二酸化炭素血症の原因となる病態は二酸化炭素の産生増加と二酸化炭素の排泄障害の2つに分類できます．しかし，発熱などの二酸化炭素の産生増加が高二酸化炭素血症の原因となることは少なく，多くは二酸化炭素の排泄障害が問題となります．二酸化炭素の排泄障害はさらに低換気と換気血流比不均衡の2つに分類できます．

表 5　低酸素血症の原因となる4つの病態

病態	原因疾患	ポイント
低換気	薬物による呼吸抑制 無呼吸発作など	酸素吸入によって容易に低酸素血症が改善
拡散障害	肺炎，ARDSなど	
シャント	VSDなど先天性心疾患 肺動静脈瘻など	100％酸素吸入でもSpO_2が100％にならない
換気血流比不均衡	気管支喘息発作など	低酸素血症の原因として最多

換気血流比不均衡とは何ですか？

換気血流比不均衡の説明の前に，シャントと死腔について説明します．そもそも肺での酸素化は，換気と血流の比率によって決まります．これを数値化したものが換気-血流比（V_A/Q）であり，換気-血流比が1（$V_A/Q=1$）になるのが理想とされています．シャントとは換気が低下した状態（V_Aが小さくなる）であり，換気-血流比は1より小さくなります．また死腔とはその逆で，血流が低下した状態（Qが小さくなる）であり，換気-血流比は1より大きくなります．換気-血流比不均衡とはシャントと死腔が混在している状態であり，さまざまな換気-血流比の肺領域が混在して存在します．

治療方針の決め方を教えてください

以下に例を挙げます．

1歳，男児．上気道閉塞に対して気管切開で外来管理されていましたが，肺炎の診断で入院．低酸素血症が著しく人工換気療法を導入し，ABPC/SBT で治療を開始しましたが，第3病日まで発熱は持続し，炎症反応上昇，胸部 X 線所見も明らかな改善がみられません（図2，3）．入院第3病日に，入院時喀痰培養 PSSP3＋が判明し，抗生剤の選択は間違っていないと思われますが，治療方針をどうすればよいでしょうか？

入院第3病日までの経過で，この患者は改善しているのでしょうか，それとも悪化しているのでしょうか．ここで注目すべきポイントは，発熱は持続し，血液検査上の炎症所見は悪化，胸部単純 X 線所見も改善しているようには見えないにもかかわらず，酸素化が改善（F_IO_2を下げても酸素化が安定している）している点です．肺炎における特異的評価項目は，呼吸数減少，酸素化改善，喀痰グラム染色上の細菌数減少であり，体温・WBC（分画も含む）/CRP・胸部 X 線所見は「有益だが評価に注意すべき補助的情報」にすぎません．

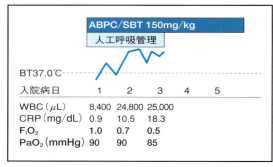

図2　治療経過
　1歳男児．既往歴：染色体異常，上気道閉塞に対して気切管理中．

実際に，この患者は ABPC/SBT 投与を継続し，入院第4病日に人工換気から離脱し，入院第5病日に解熱しました．ここでは肺炎の症例を採り上げましたが，**呼吸障害を呈する様々な病態には，それぞれに特異的評価項目と回復のパターンが存在する**ので，それを知っておく必要があります．繰り返しになりますが，私たちは検査値の異常や胸部 X 線上の異常影を治療するのではなく，あくまでも患者を評価・治療することを肝に銘じなければなりません．

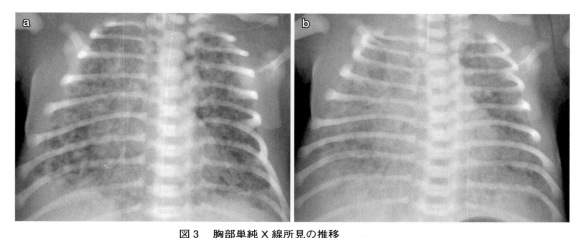

図3　胸部単純X線所見の推移
a）入院第1病日，b）入院第3病日

［参考文献］

1) American Heart Association : Recognition of respiratory distress and failure. In "Pediatric Advanced Life Support Provider Manual" eds. Ralston M, Hazinski FM, Zaritsky AL et al. American Heart Association, Texas, pp33-43, 2005
2) Dieckmann RA : Pediatric assessment. In "APLS The Pediatric Emergency Medicine Resource 4th ed" eds. Gausche-Hill M, Fuchs S, Yamamoto R. American Academy of Pediatrics & American College of Emergency Physicians, Jones and Barlett, Mississauga, pp20-51, 2004
3) Padlipsky PS, Gausche-Hill M : Respiratory distress and respiratory failure. In "Pediatric Emergency Medicine" eds. Baren JM, Rothrock SG, Brennan JA et al. Saunders, Philadelphia, pp13-27, 2008
4) Cohen J, Brown KM : Respiratory distress. In "Pediatric Emergency Medicine, 3rd ed" eds. Strange GR, Ahrens WR, Schafermeyer RW et al. McGraw-Hill, New York, pp23-26, 2009
5) Young L : Respiratory failure : In "Pediatric Emergency Medicine, 3rd ed" eds. Strange GR, Ahrens WR, Schafermeyer RW et al. McGraw-Hill, New York, pp189-193, 2009

［引用文献］

1) Bullard MJ et al : Canadian Triage and Acuity Scale : Revisions to the Canadian Emergency Department Triage and Acuity Scale (CTAS) Guideline. CJEM 16(6) : 485-489, 2014

II 酸素療法とモニタリング

3 酸素療法

県立広島病院 救急科　多田昌弘

point

- 酸素投与の適応として代表的なのは，組織低酸素血症の予防・是正である．
- 酸素投与のデバイス選択と流量設定は，患児の呼吸状態・年齢・理解度によった選択が必要である．
- 人工気道での酸素投与法は，人工鼻・アンビューバッグ・ジャクソンリース回路などがある．
- 小児で過度な酸素化を避けるべき病態は，動脈管依存性心疾患，生理学的な単心室のチアノーゼ性心疾患，早産児が挙げられる．
- 小児で十分な酸素化を心がけるべき病態は，組織への酸素輸送の障害がある場合，気胸・肺高血圧が挙げられる．

Q 酸素投与の適応と投与法は？

A まず，酸素投与の適応となる病態は，組織低酸素血症を予防もしくは是正する必要がある病態といえます．低酸素血症の原因として，肺胞低換気，拡散障害，換気-血流不均等，シャントが挙げられます．また，組織低酸素血症の原因としては，低酸素血症以外に，組織への酸素輸送の問題が挙げられます．

代表的疾患として，肺胞低換気では，中枢性無呼吸・筋疾患による呼吸筋力低下など，

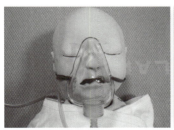
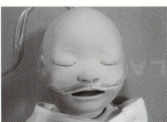
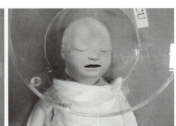

a）酸素マスク　　b）鼻カニューレ　　c）ヘッドボックス

図1　酸素投与に用いるデバイス

拡散障害では，間質性肺炎・肺水腫など，換気-血流不均等では，肺塞栓などが挙げられ，酸素投与の適応と考えられます．また，シャントをもつ患児においては，100％酸素を吸入しても，動脈血 PO_2 が上昇しにくく酸素投与が無効であると思われがちですが，動脈血の酸素飽和度，酸素含量が少しでも上昇することは，組織低酸素状態にある患児にとっては重要な意味があり，日常と比べて低酸素血症である場合には，酸素投与の適応です．

酸素投与の方法としては，換気が十分な場合は，酸素マスク，鼻カニューレ，リザーバー付きマスク，ヘッドボックスなどがあります．（図1）．

酸素投与に用いるデバイスに応じた適正流量は？

酸素投与に用いるデバイスについては，使用する際の酸素流量によって，おおまかに，低流量デバイスと，高流量デバイスに分けられます．

1．低流量デバイス

まず，低流量デバイスとして，鼻カニューレ，酸素マスクがあります．特徴としては，高流量デバイスと比して，機動性・快適性が高いこと，逆に得られる最高酸素濃度が低いことが挙げられます．

a）鼻カニューレ

鼻カニューレの利点は，酸素投与中も会話や食事が可能である点で，低流量・低酸素濃度で管理が可能な場合が，良い適応です．欠点は，鼻腔の乾燥を避けるためにも，使用酸素流量が 0.25～3 L/min に制限される点です．そのため，酸素濃度の上限は，40％程度までと考えたほうが無難です．また患児の，鼻呼吸，口呼吸のバランスによっても，患児の体格によっても，吸入酸素濃度が変動することにも注意が必要です．

b）酸素マスク

酸素マスクの利点は，容易に装着できることです．欠点としては，吸入酸素濃度を上げるためには，患児の鼻と口にしっかりマスクを密着させる必要があり，これによる不快感がある点です．また，流量は 6～10 L/min で，得られる酸素濃度は，35～60％とされており，リザーバーなしでは，酸素流量を増やしても，60％程度までしか酸素濃度を上昇させることができない点です．

つまり，鼻カニューレ，酸素マスクで酸素投与中に，一定濃度以上に吸入酸素濃度を上昇させる必要があれば，流量だけでなく，デバイスの変更が必要である点に注意が必要です．

2．高流量デバイス

次に，高流量デバイスとして代表的なものに，ヘッドボックス，リザーバー付きマスクなどがあります．

a）ヘッドボックス

ヘッドボックスの利点は，吸入酸素濃度が一定であること，高濃度酸素を確実に投与できることです．10～15 L/min の流量で，80～90％の吸入酸素濃度を得ることができるとされています．欠点は，ヘッドボックスの中から頭を出すことができないため，機動性に欠ける点です．

b）リザーバー付きマスク

リザーバー付きマスクの利点は，非再呼吸式の場合，高濃度酸素投与が可能なことです．10～15 L/min で 100％近い酸素濃度が得られるとされています．欠点は，やはりマスク

表1 デバイスの特徴

デバイス	酸素濃度上限	必要な酸素流量	酸素濃度の安定性	機動性
鼻カニューレ	約40%	～3 L/min	×	○
酸素マスク	約60%	6～10 L/min	×	△
リザーバー付きマスク	ほぼ100%	10～15 L/min	△	△
ヘッドボックス	ほぼ100%	10～15 L/min	○	×

のため，装着時の不快感，密着できない場合には不安定な吸入酸素濃度になってしまうことが挙げられます．

患児の呼吸状態・年齢・理解度に合った，デバイスの選択と流量の設定が必要です[1～4]（表1）．

Q 気管切開など，様々な人工気道での酸素投与法は？

気管挿管や気管切開されている患児に対して換気が適切に行われている場合に，酸素投与の目的で使用されるのは，酸素投与できる人工鼻です（図2 a）．分時換気量の少ない小児では，人工鼻の一部がリザーバーとして働き，比較的低流量の酸素で高い酸素濃度が得られます[5]．しかし，呼吸パターンが変動すれば，吸入酸素濃度も変化します．

また，酸素投与と同時に換気のサポートも必要な場合には，アンビューバッグ（図2 b）もしくは，ジャクソンリース回路（図2 c）による酸素投与が必要になります．

自己膨張式のアンビューバッグは，酸素供給源（酸素配管や酸素ボンベ）がなくても使用できる点が最大の特徴ですが，高濃度酸素を必要とする場合は，リザーバーバッグが必要になります．また，自発呼吸がしっかりある患児に酸素投与する場合，アンビューバッグには弁があるため，不適切です．

ジャクソンリース回路の特徴は，高濃度酸素投与が可能で，調節呼吸・補助呼吸・CPAPが

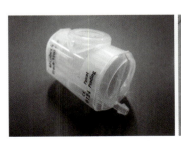 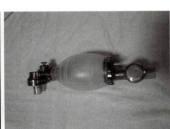 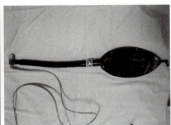

a）酸素投与できる人工鼻　　b）アンビューバッグ　　c）ジャクソンリース回路

図2　人工気道に用いる酸素投与デバイス

可能で，一回換気量や肺コンプライアンスがわかる点です．しかし，バッグの膨張が酸素供給に依存しているので，酸素供給が必要です．また，使用に関しては熟練を必要とします．

小児で過度な酸素化を避けるべき病態は？

小児で過度な酸素化を避けるべき特徴的な病態として，動脈管（PDA）依存性心疾患，生理学的な単心室のチアノーゼ性心疾患（左心低形成症候群に対する姑息術後など），早産児が挙げられます．

PDA依存性心疾患の場合は，酸素投与によりPDAの狭小化と，それによる体血流の減少（いわゆるductal shock）をきたすため，過度な酸素化には注意する必要があります．

生理学的な単心室のチアノーゼ性心疾患では，体血流と肺血流の比率が肺血管抵抗の高さで規定される病態のため，過度の酸素化により肺血流が極端に増加し，体血流が保てなくなることがあり（いわゆるhigh flow shock），注意が必要です．自信がない場合は，専門医に相談するほうが無難です．

また，酸素化と同時に換気も障害されている場合，過度な酸素化によって，低換気・無呼吸の発見が遅れる可能性があり，注意が必要です．

出生時の新生児に対する酸素投与に関しては，議論がつきないところで，ガイドライン改訂ごとに修正がなされています．

「日本版救急蘇生ガイドライン2015に基づく新生児蘇生法」[6]によると，出生時の新生児の蘇生に関して，正期産児の人工呼吸は空気から開始し，35週未満の早産児の蘇生に関しても低濃度の酸素投与から開始することが推奨されています．

酸素投与により，第一啼泣までの時間延長，死亡率の増加，細胞レベルで有害な可能性，脳に有害な生化学的変化などが示唆されているためです[7]．

酸素投与を制限した蘇生に，十分な反応がみられなかった場合，徐々に酸素濃度を上昇させていくことになっております．詳細は成書をご参照ください．

特に早産児は，高酸素血症に対してより影響を受けやすいので，蘇生後はSpO_2が95%以下になるように，必要最低限の酸素投与に努める必要があります．

ただし，「新生児」蘇生法の講習を受けた医療者が，「乳児以降の小児」に対して酸素投与を制限しないよう注意が必要です．生後28日未満の新生児に関しては議論があり，蘇生法についてあらかじめ施設で決めておく必要があります[8]．

酸素投与の制限が必要な「新生児」と，惜しみない酸素投与が必要な「新生児以降の小児」とを，きちんと区別し，混乱のないように教育する必要があると考えます．

小児で十分な酸素化を心がけるべき病態は？

 低酸素血症ではないが，組織への酸素輸送の障害がある場合は，十分な酸素化を心がけるべき病態と考えられます．動脈血酸素含量の式

$$CaO_2\ (mL/dL) = Hb\ (g/dL) \times 1.36 \times SaO_2\ (\%/100) + 0.003 \times PaO_2\ (mmHg)$$

で表されるように，酸素含量に大きく影響する因子は Hb（ヘモグロビン）と SaO_2 ですが，PaO_2 を上げることで，効果は小さいですが酸素含量を増やすことができます．

Hb，SaO_2 以外に，組織への酸素輸送にとって重要な因子として，心拍出量，局所の血流量などが挙げられます．

酸素運搬可能な Hb 量が減少してしまう病態としては，貧血・一酸化炭素中毒・メトヘモグロビン血症などが挙げられます．心拍出量が減少する病態としては，心不全・不整脈などが挙げられます．局所の血流量が減少する病態としては，冠動脈疾患，血栓・塞栓などが挙げられます．

組織低酸素血症の予防・是正以外に十分な酸素化が必要な病態として，気胸・肺高血圧症が挙げられます．

緊張性気胸でなく，肺の虚脱度が軽度の気胸の場合は，高濃度酸素吸入により脱窒素され，自然吸収が促進されるため，十分な酸素投与が必要です．

また，慢性肺疾患，新生児遷延性肺高血圧症，先天性横隔膜ヘルニア，肺血流増加型先天性心疾患の根治術後などの肺高血圧の病態に対しては，肺血管抵抗の低下目的で，十分な酸素投与が必要です．

しかし，長時間に及ぶ高濃度酸素の使用は，肺に傷害的に作用し，酸素中毒をきたします．ヒトにおいて，どれぐらいの酸素濃度でどれぐらいの期間吸入すると酸素中毒を発症するかを明らかにするのは困難ですが，50％以上の高濃度酸素を2日間以上投与すれば，毒性変化が生じると考えるのは不自然ではないようです．長期間酸素投与が必要な場合は，できるだけ吸入酸素濃度を50％以下に抑えるほうがよいと考えられます．

[文　献]

1) West JB：酸素療法．ウエスト呼吸生理学入門 肺疾患編．堀江孝至 訳．メディカル・サイエンス・インターナショナル，pp 181-193，2009
2) Marino PL：酸素吸入療法．ICU ブック 第3版．稲田英一 訳．メディカル・サイエンス・インターナショナル，pp 348-361，2008
3) American Heart Association：薬理．PALS プロバイダーマニュアル AHA ガイドライン 2005 準拠日本語版．バイオメディス インターナショナル，pp 250-251，2008
4) Nichols DG：Inhaled Gases．"Rogers' Textbook of Pediatric Intensive Care fourth edition" Lippincott Williams & Wilkins, Philadelphia, pp 532-543, 2008
5) 近藤陽一：身の回りの機器を理解しよう 酸素投与方法．Lisa 2（6）：40-43，1995
6) 日本周産期・新生児医学会　新生児蘇生法委員会：日本版救急蘇生ガイドライン 2015 に基づく新生児蘇生法テキスト　第3版．メジカルビュー社，p 31，2016
7) 日本周産期・新生児医学会　新生児蘇生法委員会：日本版救急蘇生ガイドライン 2010 に基づく新生児蘇生法テキスト　改訂第2版．メジカルビュー社，p 30，2011
8) 日本周産期・新生児医学会　新生児蘇生法委員会：日本版救急蘇生ガイドライン 2015 に基づく新生児蘇生法テキスト　第3版．メジカルビュー社，p 42，2016

II 酸素療法とモニタリング

4 呼吸管理におけるモニタリング

あいち小児保健医療総合センター 集中治療科　和田 翔，池山貴也

point

- どのようなモニタを用いても，まずは患者の状態の診察・評価が重要である．
- SpO_2モニタの原理は Beer-Lambert の法則に基づいており，誤って異常値を示す環境（体動，蛍光灯など），病態（COHb，MetHb などの異常ヘモグロビンなど）を覚えておく必要がある．
- $EtCO_2$モニタは吸光度により CO_2 を測定している．サンプリングによりメインストリーム型とサイドストリーム型に分かれるが，いずれの種類においてもまずは，チューブの折れ曲がりをきたさないように装着する．
- 呼吸インピーダンスモニタの原理は電極間の電流の流れにくさ（インピーダンス）を用いて呼吸数を測定する．容易に装着でき安価かつ低侵襲だが値の信頼性には注意する．
- 新しいモニタとしては，ここでは electrical impedance tomography，連続機能的残気量モニタリングを挙げる．

Q SpO_2モニタの原理を教えてください

A SpO_2モニタのプローブは発光部と受光部（センサー）で構成されています．発光部は 2 種類の波長の光，赤色光（660 nm）と赤外光（940 nm）を発します．酸素ヘモグロビンと酸素と結合していない還元ヘモグロビンでは二つの波長の吸光度が異なります（Beer-Lambert の法則）．これに基づき，センサーで透過光や反射光を測定して分析しています[1]．また，拡張期と比べて収縮期には動脈血管床に血液量が増えるためにこれらの光が透過しにくいのです．それにより，吸光度の差に基づいたアルゴリズムで収縮期と拡張期を区別し，動脈血酸素飽和度（SaO_2）を算出して SpO_2 を測定しています．精度を高めるために一定時間（数拍出）の測定値を平均化しています．

その他，従来の 2 波長から多波長の光を発することで，酸素ヘモグロビンと還元ヘモグロビン以外にも，メトヘモグロビンやカルボキシヘモグロビンも分析可能にした装置も開発されてきています．

SpO$_2$モニタ使用時にどんなことに注意したらよいですか？

まずは患者の観察から始めます．そして，SpO$_2$数値，波形を確認して，患者の状態に合うか，波形から信頼性が高いかどうかを判断します．体動や蛍光灯からのノイズでもSpO$_2$モニタは数値を表示します（多くの場合85〜87％）．爪でモニタリングする場合，爪が汚れていたり，マニキュアを使用している場合にはSpO$_2$を正しくモニタリングすることはできません．また，チアノーゼ性心疾患を含む著しい低酸素血症ではSpO$_2$の誤差が大きくなります．その他，低灌流にも影響されます．さらには，急激にSpO$_2$が変化する状況下では，常にSpO$_2$はタイムラグがあることを意識していなければなりません．また，装着することによって，熱傷や圧迫壊死，テープによるかぶれの可能性があることも注意すべきことです．

 SpO$_2$とSaO$_2$が解離することはありますか？

 実際の動脈血酸素飽和度（SaO$_2$）よりも誤って高く算出される場合として，一酸化炭素中毒があります．

また，SaO$_2$よりも低く算出される場合として，メトヘモグロビン血症，インドシアニングリーンやメチレンブルー使用時があります．

 SpO$_2$とPaO$_2$の関係は？

縦軸に酸素飽和度（SpO$_2$もしくはSaO$_2$），横軸に動脈血酸素分圧（PaO$_2$）を示し，両者の関係を表したものが酸素解離曲線です（図1）．

この曲線からわかるように，動脈血酸素分圧によって，酸素飽和度は決められています．つまりヘモグロビンは動脈血酸素分圧が高い状態では酸素と結合し，低い状態では酸素を放出する性質を持っています．この性質を使って，酸素分圧の低い末梢組織に酸素を供給しています．

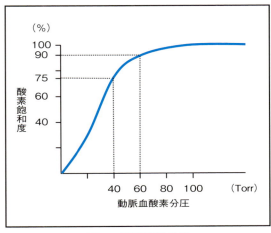

図1　酸素解離曲線

動脈血酸素分圧が 60 Torr, 酸素飽和度が 90％より低くなると, 酸素解離曲線の傾きが急になり, 酸素運搬能が低下するため, 酸素投与などが必要になります. また, 動脈血酸素分圧が上昇しても, 酸素飽和度は 100％が上限です. 例えば, 動脈血酸素分圧が 300 Torr から 150 Torr に変化しても, 酸素飽和度は 100％であり, このような場合には経時的変化をモニタリングできないことがあります.

メモ 1

●低酸素血症をみたら…

　本当の低酸素血症に直面すると, どうしてもすぐに原因を肺に求めがちですが, 実はもっと考えるべきことがあります. 低酸素血症は大きく, ①肺静脈血の酸素飽和度低下, ②混合静脈血の酸素飽和度低下, ③肺血流の低下に分けられます. 具体例を挙げると, ①は肺実質の問題などの肺血流換気比（V/Q）ミスマッチ, ②は低心拍出などの酸素供給の減少, 酸素消費量の増大など, ③は心内シャントの増大などです.

Q EtCO₂モニタの原理を教えてください

　回路中ガス中の CO_2 を赤外線による吸光度法により測定しています. 回路中のガスのサンプリングの方法により, メインストリーム型（またはインライン型）, サイドストリーム型（またはサンプリング型）に分けられます（図2参照）. 数値の絶対値だけでなく, カプノグラムの波形により, 再呼吸, 拘縮性肺障害, 末梢気道閉塞などを診断することも可能です.

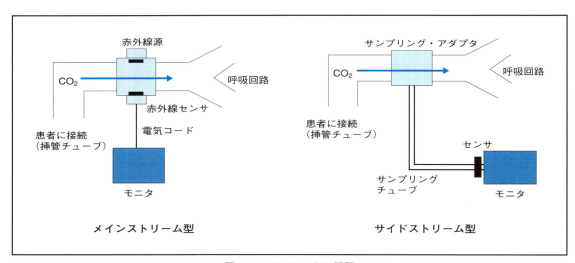

図2　EtCO₂モニタの種類

EtCO₂モニタ使用時にどんなことに注意したらよいですか？

まずは，いずれのタイプのEtCO₂モニタを使用するにせよ，モニタを装着することにより，チューブが折れ曲がったりなどしていないかを確認する必要があります．それぞれのEtCO₂モニタの特徴を知っておく必要もあります．メインストリーム型の特徴は，より中枢で気道に接続できる，より迅速に呼気中CO₂の変化を反映する，死腔が少ない（製造者によっては2mL未満），サイドストリーム型に比べ重く，特に挿管チューブの遊びが少ないときには挿管チューブの折れ曲がりの一因となる可能性があることです．サイドストリーム型は回路にサンプリングチューブを接続して，ガスをサンプリングチューブの端にあるセンサまで引き込んで測定しています．長所としては軽いことです．短所は長く細いチューブを用いているため，サンプリングチューブの閉塞，折れ曲がり，ガスの希釈が起こりやすいこと，タイムラグが長いことです．メインストリーム型では水滴が吸光度を測定する部分にたまることにより，サイドストリーム型では水滴でチューブが閉塞することにより，測定が不可能になることがあります．また，EtCO₂モニタは数値の正確性を保つために一定の間隔で校正を行う必要があります．また，挿管チューブのリークの有無を小児の挿管呼吸管理では重要視します．リークの程度にもよりますが，EtCO₂の数値および波形の信頼性が低くなります．

EtCO₂モニタ使用時の正常カプノグラムについて教えてください

 カプノグラムは，図3にあるようにⅠ〜Ⅳ相で成り立っています．

Ⅰ相は死腔からの排泄でPCO₂の上昇は生じません．

Ⅱ相は末梢気道からの排泄でPCO₂の上昇が形成されます．

Ⅲ相は肺胞からの排泄でPCO₂の緩徐な上昇があります．

Ⅳ相は吸気相であり，PCO₂が低下し，基線に戻ります．

吸気相の直前の分圧を終末呼気二酸化炭素分圧（PEtCO₂）と呼びます．これは肺胞気に

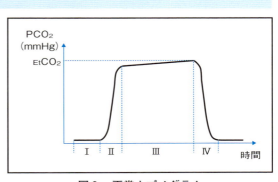

図3　正常カプノグラム

近いガスの二酸化炭素分圧で，PaCO₂に近似すると考えられています．

Q EtCO₂モニタ使用時の異常カプノグラムについて教えてください

 図4に示すようにカプノグラムの波形から様々な病態を推測できます．

Ⅰ相が基線に戻らない場合は，回路内の呼気の再呼吸を示しており，呼気弁の異常などの呼吸回路に異常がある場合を考慮する必要があります（図4-1参照）．喘息などの閉塞性肺疾患や気道分泌物で気道狭窄が起こると，Ⅱ相の傾きが緩やかになり，Ⅲ相が急峻化します（図4-2参照）．

麻酔深度の低下や低換気時に吸気努力が強

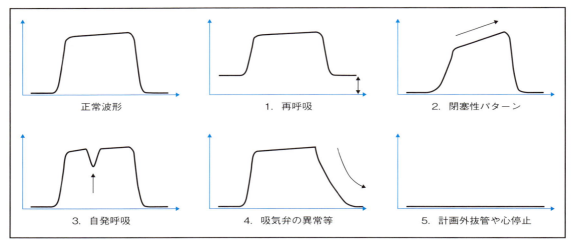

図4　異常カプノグラム

メモ2

● $EtCO_2$ は呼吸のモニタ？　循環のモニタ？

$EtCO_2$ が測定できるということは，接続された挿管チューブが呼気に CO_2 を含む場所にあるという証明です．CO_2 は肺毛細血管から拡散により，肺胞に排出され，それぞれの肺胞からの CO_2 が集まって，挿管チューブに入ります．死腔や肺内シャントが増える病態では，当然，肺動脈と肺胞の CO_2 の差が大きくなります．また，先天性心疾患で心内シャントの増加あるいは，肺血流が低下する病態でも，肺動脈-肺胞の CO_2 の差が増大します．そういった意味で，$EtCO_2$ は肺血流の指標になります．心停止あるいは心拍出が著しく減少している状態では，CO_2 が検出できないこともあります．さらに特殊な状況ですが，脳死に陥った瞬間には，脳での CO_2 の産生が著しく減少あるいは，消失するために動脈血中および呼気中の CO_2 が低下することが経験的に知られています．

心肺蘇生法ガイドライン2015では，CPR中の気管挿管の位置確認（食道挿管ではないことの確認）として，$EtCO_2$ モニタの使用が推奨されています．また，CPR中の $EtCO_2$ 値はROSCおよび生存退院の予測因子の一つとなり得るが，単独で蘇生中止の決断に用いるべきではないとの記載もあります．

くなり，自発呼吸が出現すると，Ⅲ相に凹みが出現します（図4-3参照）．

吸気弁の異常や呼吸回路のうち吸気側でのリーク時にはⅣ相の傾きが緩やかになります（図4-4参照）．

計画外抜管，食道挿管，サンプリングチューブ閉塞などの機器のトラブル，サンプリングポートより患者側での回路の外れ，挿管チューブの完全閉塞，心停止などではカプノグラムはゼロになります（図4-5参照）．

呼吸数インピーダンスモニタの原理を教えてください

胸部に貼った心電図電極に高周波の電流を流し，電極間のインピーダンス（交流電気回路における電気抵抗）変化を検出して，呼吸の状態や数をみる方法がインピーダンス法です．吸気時には肺胞内の含気量が増加してインピーダンスが高く（＝電流が流れにくく）なり，呼気時には含気量が減少してインピーダンスが低く（＝電流が流れやすく）なるという原理によっています．

呼吸数モニタ使用時の注意点はどんなことがありますか？

呼吸インピーダンスモニタを用いるときには，以下のことを知っておく必要があります．インピーダンスの変化は肺や胸郭の容積の変化と定量的に相関しないこと，また，動きも呼吸として認識してしまう可能性があること，そのため，換気がされない状況でも，呼吸運動そのものにより呼吸があると検知することがあること，閉塞性無呼吸は検知しないこと，インピーダンスの変化が少ない場合は呼吸数を過小評価することです．

心電図と組み合わされていて，安全かつ安易でよく使われる方法なのですが，実際の呼吸数を一定間隔で確認する必要があります．

その他の新しいモニタはどんなものがありますか？

electrical impedance tomography (EIT)[2]，連続機能的残気量モニタリング[3]が挙げられます．

EITは典型的には16から32個の電極を胸郭に着け，インピーダンスを測定することにより，肺の断面図を得る方法です．ベッドサイドで非侵襲的かつ比較的安価に行え，肺を全体としてみるのではなく，各領域の換気をリアルタイムで評価することができます．換気の分布や過膨張/虚脱，気胸の検出を行うことも可能です．

連続機能的残気量モニタリングは，ベッドサイドで機能的残気量（FRC）を窒素などを用いて測定する方法です．ソフトウェアを変更することにより，特殊な装置ではなく，市販のモニタを用いて挿管患者のFRCを推定する方法が報告されています．

これらのモニタリングより，ベッドサイド

で肺の状態をリアルタイムで理解しながらより適切な呼吸器の設定ができる可能性があります．

[文　献]

1) Litman RS, Cohen DE, Scalabassi RJ：Pediatric anesthesia equipment and monitoring. Smith's Anesthesia for Infants and Children, seventh edition. eds. Motoyama EK, Davis PJ. Mosby, Philadelphia, pp303-307, 2006
2) Costa EI, Lima RG, Amato MB：Electrical impedance tomography. Curr Opin Crit Care 15：18-24, 2009
3) Olegård C, Söndergaard S, Houltz E et al：Estimation of functional residual capacity at the bedside using standard monitoring equipment：a modified nitrogen washout/washin technique requiring a small change of the inspired oxygen fraction. Anesth Analg 101（1）：206-212, 2005

Ⅲ 気道確保法

5 バッグ・マスク換気

兵庫県立こども病院 小児集中治療科　椎間優子，聖路加国際病院 周術期センター　宮坂勝之

 point

- 適切なサイズのバッグ・マスクの選択，器具の準備と動作確認が基本.
- 流量膨張式バッグを使用する際でも，酸素供給源の不備や機器の破損に備えて，バックアップとして自己膨張式バッグを準備すること.
- 年齢によってポジショニングの工夫を使い分ける.
- 普段から流量膨張式バッグの操作に慣れておこう.
- バッグ・マスク換気は基本．適切に施行されていれば，気管挿管を急ぐ必要はない.

Q バッグ・マスク換気による気道確保時に必要なものは何ですか？

適切なサイズのマスクと，自己膨張式バッグ，もしくは流量膨張式バッグが必要です．マスクのサイズ選定については後述します．マスクは透明で，患児の唇の色や吐物などの様子が観察でき，辺縁が膨張式のカフで皮膚に優しいタイプが好ましいです．

バッグには，自己膨張式バッグと流量膨張式バッグの2種類があり，それぞれの特徴を踏まえて使用します．

1．自己膨張式バッグ

自己膨張式バッグ（バッグ・バルブ・マスク）の最大の利点は，扱いやすく，酸素源がなくても使用できることです．しかし，リザーバと酸素を使圧しても，吸入酸素濃度は100％にならないことが多く，また，自発呼吸のタイミングに合わせた呼吸補助は難しいです．さらには，後述の流量膨張式バッグで可能な様々な利点が得られず，小児・乳児では限界があります．いずれにしても，自己膨張式バッグは，基本的に自発呼吸の患者に高濃度酸素を投与することを目的にしていないため，酸素投与が重要な小児の呼吸管理一般に用いるのには不向きです．

バッグのサイズは様々ありますが，患者に適したサイズを選びます．

> 新生児から小児：450〜500 mL
> 思春期から成人：1,200 mL
> 早産児：250 mL

250 mLタイプは，早産児以外には十分な換気量を供給できないので，通常使用しません．胸の動きを確認しながら使用する限り，成人用を小児に使用することは可能です．また，小児用しかない場合でも，蘇生時には成人に対して用いることも可能です（間隔をおかず2回連続加圧することで1呼吸とするなどの工夫で）．

2. 流量膨張式バッグ

流量膨張式バッグは自己膨張式と比べ，扱うには経験が必要で，酸素ガス源がないと使用できません．しかし，確実に100％酸素が投与できること，自発呼吸数が多い小児に対して十分な流速で酸素を投与しやすいこと，呼気終末陽圧（PEEP）をかけながらの呼吸補助ができること，高い吸気圧で加圧できること，肺のコンプライアンスが推測できることなど，多くの利点があり，重症の小児・乳児では，より有用であるといえます．

流量膨張式バッグは，確かに，ガス源がなかったりマスク保持がしっかりできないと換気できないなど,熟練を要する点は短所とされますが,病院内の呼吸管理では,基本の技術だと考えます.バッグの破損や酸素源不足に備えて，バックアップとして自己膨張式バッグも必ず利用できるようにしておきます．どちらのタイプのバッグを使う場合でも，換気圧モニターのために気道内圧計を備えた機器の使用が推奨されます．

準備ができたら，マスクとバッグは使用する前に動作不良がないか，以下の点を確認します（図1）[2]．

・流量膨張式バッグは，患者側の出口を手で塞ぎバッグを膨らませ，バッグに損傷がないかどうかを調べる．
・酸素流量計のダイヤルが正常に働くかを確認する．
・ポップオフバルブの操作が容易かどうかを確認する．
・酸素供給ラインが酸素ガス源に正しく接続しているかどうかを確認する．
・酸素が流れているかどうか，音を聴いて確認する．
・マスクのカフの膨らみが適切かどうか確認する．

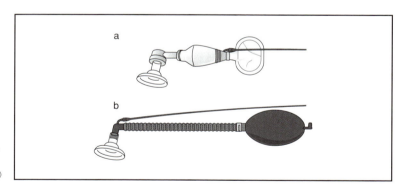

図1　a）自己膨張式バッグと，
　　　b）流量膨張式バッグ
（文献2を参照して作成）

小児でのマスクのサイズの選定法は？

マスクは，縁が下顎の先端，口，鼻を覆い，眼瞼部は圧迫しないものを選びましょう．大きすぎると眼球を圧迫してしまい損傷を起こす場合があり，密着もよくありません．小さすぎると口と鼻を覆うことができず，有効な換気が行えません．

また，サイズが適切であってもフィットが良くないと，患者の自発呼吸の際に吸入酸素

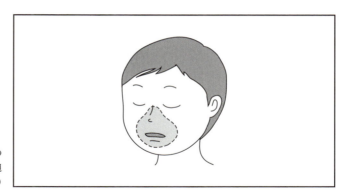

図2　適切なマスクのサイズ
適切なサイズは，鼻梁から頤部と下唇の間の溝部までをカバーし，眼瞼部は圧迫しないサイズ．　（文献4を参照して作成）

濃度が下がり，効果的な換気補助も行いにくくなります（**図2**）[4]．近年，正しいマスクフィットのためのトレーニング機器の開発が進んでいます．

バッグ・マスクに最適な体位は？

バッグ・マスク換気を行う間，気道を開通してバッグ・マスク換気を適切に行うために，スニッフィングポジション（臭い嗅ぎ位）をとることが重要です．スニッフィングポジションとは，正中位で，少し頸部を伸展，頭部を後屈させた体位で，気道を最大限に開放する姿勢のことです．仰臥位の患者をスニッフィングポジションとする際の目安は，患者の肩関節の前面と外耳孔が水平面で同じ高さになることです．頸部を過伸展させたり屈曲したりすると，空気の流入が制限される恐れがあるので，注意が必要です．

2歳以下の新生児や乳幼児では，後頭部が比較的大きいために，水平面に寝かせると気道が屈曲し，閉塞傾向になります．そこで，肩に枕を入れて体幹部に厚みをもたせると，頭部とのバランスがとれてスニッフィングポジションになります．3歳以上で，外傷が疑

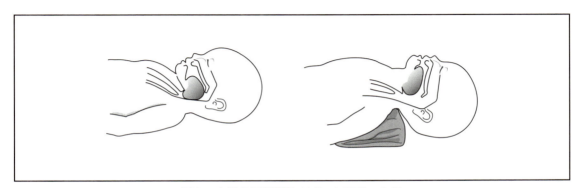

図3　小児の気道確保（文献2を参照して作成）

われないときには，後頭部の下に枕を入れ，スニッフィングポジションをとる方法が有効な場合があります．このように，体幹に対する頭の相対的な大きさが成長によって変わるために，年齢によって枕を入れる位置を使い分けます（図3）[2]．

Q バッグ・マスク換気の方法は？

　まず，ECクランプ法を用いた片手換気法を説明します．頸椎損傷がない場合には，気道を確保し，マスクをフィットさせるために，頭部を後屈させ，下顎を前上方に持ち上げます．頭部を後屈し，あご先を挙上することにより，舌が咽頭後壁から移動し，あごが前方へ開き，開口できます．あごを前方に持ち上げることで，マスクにもよりフィットしやすくなります．この気道を開通し，マスクを保持するテクニックを，ECクランプ法と呼びます．

ECクランプ法では，一方の手の中指・環指・小指を下顎に沿わせてE字をつくり，下顎を引き上げて気道確保し，同じ手の母指・示指でC字をつくり，マスクを顔面にフィットさせて，マスク保持と下顎保持を行います．その際には，マスクを強くフィットさせようとして力が入り過ぎることがありますが，頸部の軟部組織を強く圧迫すると，かえって気道閉塞してしまいます．マスクは軽く押し当てる程度で，決して押し付けないようにしましょう．また，マスクが目を圧迫しないように注意します．

そして，もう片方の手でバッグを押し，胸が上がるのを確認します．

マスクで覆われた口はしっかり開口させましょう．頭部後屈あご先挙上により開口することがほとんどですが，困難な場合は，経口エアウェイが有用な場合があります（経口エアウェイに関しては後述）（図4）[4]．

次に二人法を説明します．二人法とは，マスク保持と気道確保に専念する一人と，両手もしくは片手で換気を行うもう一人の，二人で行う方法です．様々な状況で二人法が有用なことがあります．例えば，マスクのフィットが困難な場合や，気道抵抗が高い場合（喘息など）や，肺コンプライアンスの低い場合（肺炎や肺水腫など），頸椎損傷が疑われ，頸椎保護が必要な場合などです．

非挿管患者での呼気CO_2モニターが入手可能であり，意図しない過換気や低換気を防止するためにもその使用が推奨されます．

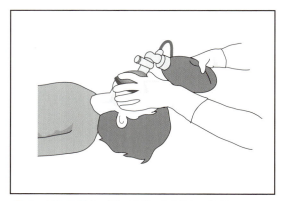

図4　ECクランプ法（文献4を参照して作成）
片手でマスクを保持し，片手でバッグ・バルブ・マスクを操作するECクランプ法．マスクを保持する手がC字状，下顎を保持する手がE字様に見えることから，こう呼ばれる．

Q バッグ・マスク換気がうまくいかない場合のトラブルシュートは？

A バッグ・マスク換気がうまくいかない場合は，

- 再度ポジショニング・気道開通を行い，スニッフィングポジションになっているかどうか
- マスクのサイズが適切かどうか，マスクが顔面に密着しているかどうか
- 口腔内に分泌物がないかどうか
- バッグや酸素供給源に動作不良がないかどうか
- 胃内空気送入による腹部膨満がないかどうか

以上の点を確認します．

その他に，患者の自発呼吸と呼吸補助のタイミングの問題があります．自発呼吸がある患者では，バッグ・マスクによる陽圧補助換気は，吸気時のタイミングに注意深く合わせる必要がありますが，これには経験を要します．患児の呼吸努力とうまく同調できないと，補助換気が効果的でないばかりか，咳嗽や嘔吐，喉頭痙攣をひき起こしたり，胃内空気送入をきたし，さらに換気が困難になる場合があります．また，顔面へのマスクの密着が困難な場合や，肺のコンプライアンスが低く換気が困難な場合には，二人法での換気が有用です．

開口が困難な場合や，舌根沈下による気道閉塞に対しては，経口エアウェイにより，気道開放が得られバッグ・マスク換気が可能になる場合があります．ただし，使用は意識がない患者で，咳，咽頭反射がない場合に限ります．半覚醒，覚醒患者に使用すると，嘔吐や誤嚥をきたす場合や，喉頭痙攣を起こす場合があります．小児・乳児では相対的に舌が大きいので，エアウェイが短すぎると舌を押し込み，かえって気道閉塞を悪化させ，長すぎると喉頭蓋を押して完全気道閉塞を生じます（図5）[4]．

胃内空気送入に関しては，小児では食道が短いうえに，気道が細く，高めの換気圧が必要となりますので，バッグ・マスク換気に伴って起こりがちです．特に，気道閉塞や，肺コ

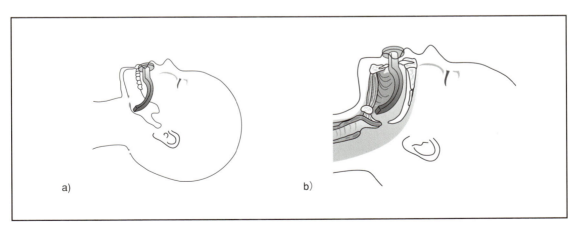

図5　経口エアウェイ（文献4を参照して作成）
　a）顔の横に経口エアウェイを置いて，口角から下顎角まで届く長さが，適切なサイズ
　b）経口エアウェイの先端は，舌根部と咽頭後壁の中間に位置し，舌根沈下による気道閉塞を防ぐ

ンプライアンスが低く換気が困難で，高い換気圧を要する場合，吸気流速や換気圧が過剰な場合，その他意識障害や心停止の患者で胃食道括約筋が通常より低い圧で開口する場合は，生じやすいといえます．その結果，胃が膨張し，逆流誤嚥をひき起こしたり，横隔膜の動きを制限し，換気自体が制限される場合があります．

胃内空気送入を軽減するには，以下のような方法があります．
・適切な換気
・胃管の挿入（脱気を行う場合）
・輪状軟骨圧迫

適切な換気を行うためには，以下のような点に注意します．
・吸気時間を1秒程度と短くし，十分な呼気時間をとる．
・適切な換気量で換気し，胸の上がりが見えたら呼気に切替える．
・過剰な吸気圧を避けるために換気回数を減らす

胃管の挿入について，AHAガイドライン2010では，「気管挿管後になされるべき」としています．胃管が胃食道括約筋の機能を障害し，逆流や嘔吐を誘発する可能性があるためです．

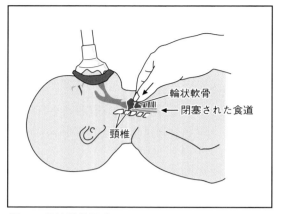

図6 輪状軟骨圧迫（文献4を参照して作成）
輪状軟骨を押せば，気管が後方に押され，食道が頸椎との間で圧迫される．

輪状軟骨を適切に圧迫すると，食道が輪状軟骨と頸椎の椎体前面との間に挟まれ，閉塞されます．バッグ・マスク換気の際に輪状軟骨圧迫を行うことで，胃への空気流入を防ぎ，胃内容の逆流や誤嚥を防ぐことができます．ただし，輪状軟骨圧迫は，意識のない患者のみに用いられるべきものです．意識がある患者では，痛みや咳嗽反射，嘔吐が誘発されることがあります．また，乳幼児ではあまり強く圧迫すると気道閉塞を起こす可能性があり，注意が必要です（図6）[4]．

[引用・参考文献]
1) American Heart Association：PALS provider manual.
2) 日本版救急蘇生ガイドライン策定小委員会，日本救急医療財団心肺蘇生法委員会：救急蘇生法の指針2005（改訂3版）．へるす出版，2007
3) American Heart Association：PALSプロバイダーマニュアル AHAガイドライン2005準拠 日本語版．シナジー，2008
4) 宮坂勝之 翻訳・編集：日本版PALSスタディガイド 小児二次救命処置の基礎と実践．エルゼビアジャパン，2008
5) Pediatric Advanced Life Support：2010 American Heart Association Guidelines for Cardiopulmonary Resuscitation and Emergency Cardiovascular Care. Circulation 122：S876-S908, 2010

III 気道確保法

6 気管チューブによる気道確保

兵庫県立こども病院
小児集中治療科　黒澤寛史（くろさわひろし）

point

- 気管挿管の適応は，ABCDE アプローチで．
- 気管挿管に必要なのは人・物・心．
- 気管チューブのサイズ・深さには細心の注意を．
- 気管チューブの固定が適切でも，患者の頭位によりチューブ先端位置は大きく変わる．
- カフ付き気管チューブの適用は，欠点も理解して慎重に．

Q 気管挿管の適応は？

A 気管挿管の適応を考えるときに，まずその利点と欠点を知ることが大切です（表1）[1]．そのうえで，患者評価の ABCDE（Airway, Breathing, Circulation, Disability, Environment）のいずれの問題で挿管しようとしているのかを確認しましょう．

A．気道の問題：気道閉塞が切迫している，あるいは嚥下機能・咳嗽反射といった気道保護反射の低下（意識障害）．

B．呼吸の問題：より非侵襲的な方法で改善しない低酸素血症・低換気，呼吸努力．血液ガス分析と臨床症状・病態から総合的に判断する．

C．循環の問題：著しい循環不全（酸素消費の抑制・心負荷軽減を目的とした適応）．

D．中枢神経系の問題：意識障害による気道保護反射の低下，低換気．

表1　気管挿管の利点と欠点

利　点	欠　点
・気道を隔離できる ・気道を開通できる ・胃内容誤嚥を防止できる ・呼吸死腔量を少なくできる ・高濃度酸素を投与できる ・気管内吸引が可能 ・薬剤投与経路にできる ・確実な換気量が投与できる ・換気量，呼気ガスモニターが行える	・小児での安全で確実な気管挿管とその維持には相当な熟練が必要 ・特殊な器具が必要（様々な喉頭鏡，鉗子類） ・上気道の機能（吸気の加温，加湿，濾過）をバイパスしてしまう ・声門部の直視が必要 ・声門，喉頭部の損傷

（文献1を参照して作成）

E．環境・状況：長時間の搬送，侵襲的処置・治療のため，時に画像検査のためにも適応となることがある．

気管挿管時に，何が必要ですか？

 気管挿管にあたってまず必要なのは，人手の確保です．最低でも3人は必要です[2]．

①気道確保をする人
②介助する人（吸引補助，気管チューブを渡す，輪状軟骨圧迫等）
③薬剤投与およびモニター監視をする人

必要物品は丸暗記しても意味がありません．自分で実際の手順をイメージして，もれなく準備物品をリストアップできないうちは，気管挿管すべきではありません．準備不足を含む失敗が，即生命に関わることを銘記すべきです．

1歳の患児に挿管するイメージトレーニングをしてみましょう．細菌性肺炎による重度の酸素化障害のために気管挿管することにしました．

1）**流量膨張式バッグ**と適正サイズの**マスク**を用いて，十分な酸素化をしましょう．十分に酸素化するために，PEEPをかける必要があるかもしれません．**酸素**は確実に接続されていますね．

2）まだであれば**パルスオキシメーター**，**心電モニター**を装着します．**適切なサイズのマンシェット**も巻きましょう．挿管する医師は，**片耳聴診器**による心音・呼吸音の連続モニターをします．

3）**静脈路**は確保されていますか．**胃内吸引**はどうしますか．

4）ベッドの高さはちょうどよい（目安は頭の高さがあなたの臍の位置）ですか．**患児の位置**は適正ですか（自分から遠すぎないか）．

5）あっ，口腔内分泌物が多いです．すぐに十分な**口腔内吸引**が短時間でできますか．小児だからと，細い吸引チューブを用意していませんか．万一嘔吐したときに，そのチューブで短時間に吸引しきれますか．

6）**薬剤**は準備できていますか．

7）前投薬投与後，患児の状態の変化はどうですか．気道・呼吸・循環・意識はどのように変化していますか．①気道は開通していますか．②呼吸補助はしっかりできていますか．③**血圧測定**も忘れずに1分ごとにしましょう．血圧が下がった場合に，**輸液の急速投与**がすぐできますか．

8）筋弛緩薬を入れるのは，マスク換気がしっかりできていることを確認してからですよ！

9）では，筋弛緩薬が効いたところで喉頭展開しましょう．患児のポジショニングは適切ですか[3]．**円坐**・あるいは折りたたんで枕にするための**タオル**などは準備していましたか．ブレードは適正なサイズを準備していますね．**喉頭鏡**のライトが点くことは事前に確認していますね．

10）舌をよけつつ喉頭展開していきます．ここからあなたは，喉頭から目を離さないでください．

11）口腔内分泌物が多くて声門が確認できません．**吸引**しましょう．あなたは喉

頭から目を離しません．

12) 声門が見えました．介助者から**気管チューブ**を受け取ります．あなたは喉頭から目を離しません．**サイズは適正**ですね．

13) 声門を気管チューブが通過するのを確認し，適正な位置まで進めたら（気管チューブによっては声門に合わせる位置に印がついている）その位置でしっかり，顔と一体で気管チューブを保持し，すぐに**深さ**（何 cm で固定するか）を確認します．

14) その深さは**計算上の深さ**と一致していますか．おっと，今頃 計算始めないでくださいね．

15) チューブ位置の確認は確実にできましたか．**聴診器**，**カプノメーター**あるいは**呼気炭酸ガス検知器**は準備していましたね．

16) 気管チューブ周囲のエアーリークも確認できますか（後述）．

17) 気管チューブを固定しましょう．**テー**プは用意できていますか．慎重に，確実に固定しましょう．

18) **経鼻胃管**で胃の減圧はできていますか．

19) **気管内吸引**は必要ありませんか．

20) バイタルサインも問題ありませんね．

21) **胸部 X 線**でチューブ位置を確認しましょう．

22) **人工呼吸器**（準備できていますね）の**設定**はどうしますか．

さて，どうでしたか．ここに挙げたのは最低限必要なものです．起こりうる様々な状況に瞬時に対応できるよう，事前の心構えが非常に大切です．マスク換気が困難な場合や，挿管困難に備えた準備ができていますか．まだ足りないものがありますね．

文献 4 には基本的な必要物品のチェックリスト（**表 2**）が提示されています．また，気道管理者のためのスケール（**表 3**）もぜひ参考にしてください[5]．ただし，このスケールは，気道困難がないと予測される呼吸不全患

表2　気管挿管のための事前物品チェックリスト

- ユニバーサルプリコーション（グローブ，マスク，目の保護）
- 心電計，酸素飽和度モニター，血圧測定器具
- 呼気二酸化炭素検知器あるいはカプノグラフィ（あるいは食道挿管検知器）
- 静脈路と骨髄路確保のための器具
- 酸素，適切なサイズのバッグマスク
- 適切なサイズの口腔/気管吸引器具；動作確認をする
- 適切なサイズの口咽頭エアウェイ，鼻咽頭エアウェイ
- その患者の予測されるサイズと，その 0.5 mm（内径）太いサイズと細いサイズの気管チューブ（カフ付きとカフなし）とスタイレット
- 喉頭鏡（曲型ブレードと直型ブレード），ビデオ喉頭鏡（オプション），予備の喉頭鏡
- カフ圧計（カフ付き気管チューブを使う場合）
- カフ付き気管チューブのバルーンを確認するためのシリンジ
- 気管チューブ固定のためのテープあるいは市販の気管チューブ保持器具
- 気道ポジショニングのために頭か体幹の下に敷くタオルやパッド
- 気道困難や予測される合併症への対応に必要な特別な器具

（文献 4 より翻訳）

表3 気道管理者のためのスケール (Just-in-Time Pediatric Airway Provider Performance Scale)

アイテム	チェックポイント	アイテム	チェックポイント
1	自己紹介し，各自の役割を明らかにする	18	アイシールドが付いたマスクをつける
2	助けを呼ぶ	19	鎮静薬/麻薬準備をチームメンバーに依頼する
3	グローブを両手にはめる（ユニバーサルプリコーション）	20	筋弛緩薬の準備をチームメンバーに依頼する
4	頭部後屈顎先挙上あるいは下顎挙上法で15秒以内に気道を開通	21	静脈路が確保されていることを確認する
5	適切なサイズのマスクを選ぶ	22	チームメンバーそれぞれの役割りを確認する（挿管介助，薬剤投与担当，モニター担当）
6	酸素の流れを確認（流れていなければ必要流量流す）	23	導入前に継続的な血圧測定を依頼する
7	適切にマスクを患者の顔にあてがう	24	鎮静薬/麻薬投与時（筋弛緩薬投与前）に輪状軟骨圧迫を依頼する
8	バッグマスク換気を行い，胸郭挙上を確認する	25	挿管のために，バッグマスク換気を適切なタイミング（筋弛緩薬が効いた後）で止める
9	バッグマスク換気中に血圧測定を依頼する	26	左手で喉頭鏡を持つ
10	バッグマスク換気を始めてから60秒以内に気管挿管の決断をする	27	声帯を確認する
11	チームに挿管の決断を知らせる	28	気管内に挿管する
12	吸引の準備をチームメンバーに依頼する	29	気管挿管の一次確認（胸部挙上，呼吸音聴診）
13	口咽頭エアウェイの準備をチームメンバーに依頼する	30	気管挿管の二次確認（呼気 CO_2 の確認）
14	気管チューブの準備をチームメンバーに依頼する	31	テープ固定されるまで気管チューブを離さない
15	適切なサイズの気管チューブの準備をチームメンバーに依頼する	32	胸部X線撮影を依頼する
16	喉頭鏡の準備をチームメンバーに依頼する	33	胸部X線にて気管チューブの位置を確認する
17	呼気 CO_2 検知器の準備をチームメンバーに依頼する	34	挿管後の低血圧に適切に対応する

（文献5を参照・翻訳して作成）

者を想定して作成されたものであって，普遍的なスケールではありません．あくまでも，ある患者を想定したときの標準的なステップの一例とお考えください．

ここで，気管チューブ位置確認について触れておきます．視診，聴診に加え，呼気炭酸ガス検知器あるいはカプノメーターの重要性が強調されているのは，ご存じのことと思います．しかし，いずれの方法も100％ではありません．あらゆる方法を使って総合的に判断してください．

スタイレットは，通常使わなくて済むこと

がほとんどです．

　使用する際は，気管損傷，穿孔をきたさないように注意する必要があります．具体的には，スタイレット先端が，気管チューブ先端より少なくとも 0.5 cm は内側に留まるようにします．

気管チューブの適正サイズ，適正な深さは？

　適切な気管チューブサイズとは，声門・声門下を抵抗なく通過する最も太いチューブです[6]．通常の陽圧呼吸時（20〜30 cmH$_2$O の圧）に多少のエアーリークがあることを確認します．ただし，このリークの存在は，いくつかの因子（頭部位置，筋弛緩の程度）に依存するため，評価時には注意が必要です．

　チューブが太いほうがよい理由は，気道抵抗を最小にするためです．

1．チューブが太すぎる場合の問題点（リークがない）

　リークがない状況は，声門下の気道粘膜を損傷し，抜管後同部位に浮腫を生じるリスクを高める可能性があります．声門下に浮腫が生じると，わずかな浮腫でも内腔の大幅な狭小化につながり，気道抵抗が著しく増加します（図 1）[7]．この内腔の狭小化による気流抵抗の増加は吸気性喘鳴を生じさせ，アドレナリン吸入やステロイド投与での改善が乏しければ，再挿管に至る可能性があります．しかも，この再挿管は気道狭窄のため，非常にリスクの高い挿管手技となります．

2．チューブが細すぎる場合の問題点（リークが多い）

　理想的には，適正な一回換気量が保てるように，声門下気管にちょうどフィットするチューブの太さがよく，リークは最小限がよいわけです．しかしリークが多くとも，しっかり胸郭挙上が確認できて人工呼吸管理に支

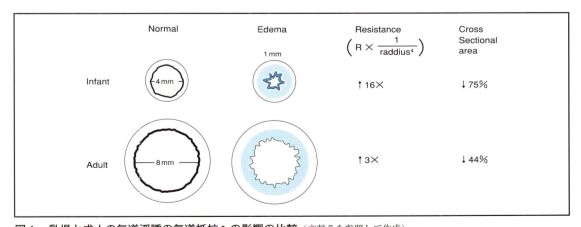

図 1　乳児と成人の気道浮腫の気道抵抗への影響の比較（文献 7 を参照して作成）
　　　左が正常な気道，右が全周性に 1 mm 浮腫が生じた気道．気流への抵抗は層流で半径の 4 乗に反比例し，乱流で 5 乗に反比例する．最終結果として，安静呼吸時には，乳児は断面積が 75％減少し気道抵抗が 16 倍になるのに対し，成人は断面積が 44％減少し気道抵抗が 3 倍になる．乳児で乱流の場合（すなわち泣いているとき）には気道抵抗が増し，呼吸努力が 16〜32 倍となる．

障がなければ，問題ありません．

では，挿管前にどのサイズの気管チューブを準備すればよいでしょうか．患児の小指の太さと，ほぼ等しくするとよいともいわれますが，判断は難しく信頼性が低いといわれています[8]．

1〜10歳の小児に使用する気管チューブのサイズ［内径（internal diameter：ID）］の選択に役立つ式として，下記のような計算式が用いられています[9]．

カフなし気管チューブのサイズ（mm ID）
＝（年齢/4）＋4

このチューブをただちに使える状態にしておき，これより0.5 mm 細い製品と，0.5 mm 太い製品とを準備しておきます．

カフ付き気管チューブのサイズ（mm ID）
＝（年齢/4）＋3.5

最も信頼性が高いのは，患児の身長に基づいて選択する方法（Broselow tape を用いる）といわれています．

挿管の深さの目安となる簡易式があります．

「"カフなし"気管チューブの内径×3」
「（身長/10）＋5 cm」

緊急挿管では，心理状態がそうさせるのか，挿管が深くなり，右主気管支へと押し込まれてしまうことが，稀ならずあります．冷静に，冷静に．

気管チューブの挿入長は，中立位で気管中部（Th2-3）に位置するのが適正です．

気管チューブ固定で注意することは？

 頭部の体位が，気管チューブ先端の位置に大きく影響します（**図2**）[1]．小児では，5 mm の変化が大きな変化であることに留意してください．

1）頸部屈曲では気管分岐に近づき，片肺挿管の可能性
2）頸部伸展では浅めになり，気管から逸脱する可能性

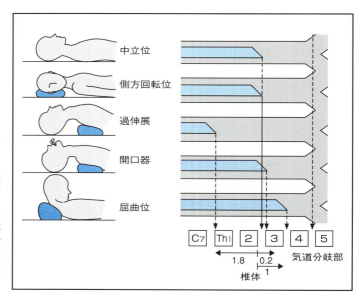

図2 小児挿管患者の頭位と気管チューブ先端の動き
中立位で第二・第三胸椎間にある気管チューブ先端は，頭部側方回転では動きは少ないが，伸展で1椎体，過伸展で約1.8椎体浅くなる．中立位からの屈曲では約1椎体深くなる．過伸展と屈曲の間では，3椎体近い動きがある．経口挿管と経鼻挿管の間で動きに差はない．　　　（文献1を参照して作成）

3）腹部膨満では，頸部屈曲の場合と同様に気管分岐に近づき片肺挿管の可能性が高まります．

小児でカフ付き気管チューブを用いてもよいですか？

A 2005年の日本版救急蘇生ガイドラインでは，「8歳未満に対するカフ付きチューブは，カフ圧をモニタできるなど，小児人工呼吸管理に習熟し，かつ高度な呼吸不全が治療できる施設以外では使用しない」とされていましたが[10]，2010年のJRC蘇生ガイドラインでは，「小児や乳児の緊急気管挿管に用いる気管チューブは，カフ付きでもカフなしでもよい (Class 1)．カフ付き気管チューブを用いるときは，カフ圧が過剰にならないようにするべきである (Class 1)．カフの長径や先端からの位置が製品によってまちまちであるため，患者の体格と気管チューブサイズの組み合わせによって，声門と気管分岐部の間にカフが収まらない可能性があることに留意する」となり2015年のガイドラインでも変更はありません[11,12]．その背景として，以下のような報告があります．チューブのカフの有無で安全性を比較した研究はないものの，小児の周術期における複数の研究で，カフ付き気管チューブを用いることで気管チューブのサイズ選択がより適切に行われ（したがって再挿管率が低く），周術期のリスクや気道合併症発生率を高めない（カフ圧は20〜25 cmH_2O 未満に保たれた）ことが示されました．また，集中治療部での複数の研究では，8歳未満の小児でカフ付き気管チューブを使用した場合，カフなし気管チューブと比較して合併症発生率が増加しないことが示されました．ただし，市販されている小児用のカフ付きおよびカフなし気管チューブのカフデザインを調査した研究では，カフの長径や先端からの位置が製品によって異なり，患者の体格によっては気管チューブ先端を喉頭と気管分岐部の中間に置いたときに，カフ上部が声門に及ぶ危険があるとされています．

表4　カフ付き気管チューブの利点と欠点

カフ付き気管チューブの利点	カフ付き気管チューブの欠点（現状のカフ付き気管チューブの場合）
● 気道を密封でき，高い換気圧での換気が可能 ● 気道を密封でき，肺内への誤嚥をきたしにくい ● 同じサイズで多くの年齢に対処可能で，再挿管の可能性が少ない ● 確実な呼気ガスモニター，換気量測定などが可能	● 適切で安全な気密性の維持には，厳密なカフ圧，カフ容量管理が必要 ・小児用カフは，わずかな空気量の変化で高圧になりやすい ・カフ圧モニターを確実に実施している施設は少ない ● 安全に気道抵抗を増やさないカフ付き気管チューブの選択肢が狭い ● カフが膨らんだままの気管チューブ移動がもたらす諸問題がある ・短い気道の小児では，容易に声門損傷や気管壁の損傷をもたらす可能性がある ● 救急カート内の準備本数が増え，複雑化する

（文献1を参照して作成）

では，実際どうすればよいでしょうか．カフ付き気管チューブ使用に当たっての利点，欠点を表4にまとめます．

もし，カフ付き気管チューブを使用するのであれば，これらの利点，欠点を理解したうえで，チューブ位置とそれに関連する頭位の問題，カフ圧の管理をきっちりしなければなりません．2010年，2015年のガイドラインは2005年の記載を否定しているわけではありません．また，他院から小児集中治療室へ搬送された患者に対し，搬入後にカフなしからカフ付きチューブへ入れ替えが必要となることは稀ですので[13]，搬送元の病院側が小児集中治療室での管理を意識する必要はありません．つまり積極的な理由がない限り，各施設のプラクティスを変える必要はない（つまりカフなしチューブのままでよい）というのが個人的見解です．

 小児で直型ブレードの喉頭鏡を用いるのは なぜですか？

 直型ブレードには，以下の特徴があります．
・比較的長くて柔軟な小児の喉頭蓋を視野から排除する操作が容易
・比較的大きな舌を圧排して喉頭展開する操作が曲型より容易

直型ブレードは，一般に喉頭蓋に直接かけて，機械的に圧排します．
・喉頭蓋に直接ブレードをかけると，強い迷走神経刺激，徐脈がある
・ブレード先端と光源が近く，声門を直接視やすい

曲型ブレードは，舌根部と喉頭蓋の間の喉頭蓋谷にブレードの先端を入れて使います．
・ブレード先端部に喉頭蓋が被さるため，ブレード先端と光源の距離が遠くなる
・舌咽神経刺激による副交感神経反射が生じるが，迷走神経刺激よりは徐脈になりにくい

直ブレードか曲ブレードかは，経験と好みの問題もありますが，以下の場合，直ブレードが好まれます．
・乳児と年少小児（喉頭蓋の角度と大きさのため）．8歳以下は直ブレードとしている教科書もある（口腔内での舌容積が成人に近く，舌排除操作の必要性が少なくなるため）
・頸椎損傷が疑われる場合（直ブレードのほうが頸椎の動きを少なくできるかも）

喉頭鏡ブレードの適切なサイズは，舌をコントロールし声門に届くために十分な大きさです[1]．

 経口挿管か経鼻挿管かの選択は？

 経鼻挿管が緊急挿管時に選択されることは，ほとんどありません．経口挿管の後に選択的に施行されます．
・経鼻挿管は咽頭反射を減らし，気管チューブ固定を，より確実にする（チューブの折れ曲がり，チューブを噛むこと，分泌物によるテープ粘着力低下の問題を改善）
・相対的禁忌：凝固障害，顎顔面損傷，頭蓋底骨折
・合併症：①鼻出血（大きな扁桃とアデノイ

ドのため出血のリスクが高く，ときに大きな問題となります），②鼻翼の褥瘡形成，鼻中隔壊死による鼻の変形，③年長小児では副鼻腔炎や中耳炎のリスクが経口挿管より高くなる[14].

［文　献］

1) Aehlert B：呼吸器系の介入・治療．"日本版 PALS スタディガイド" 宮坂勝之 翻訳，編集．エルゼビア・ジャパン，pp 106-175，2008
2) 齊藤　修，清水直樹：気管挿管（小児）．救急医学 33：29-37，2009
3) Walls RM：緊急気道管理マニュアル．井上哲夫，近江明文，須崎紳一郎 他訳．メディカル・サイエンス・インターナショナル，2003
4) American Heart Association：Resources for Management of Respiratory Emergencies. "Pediatric Advanced Life Support Provider Manual" pp61-67, 2010
5) Nishisaki A, Donoghue AJ, Colborn S et al：Development of an Instrument for a Primary Airway Provider's Performance With an ICU Multidisciplinary Team in Pediatric Respiratory Failure Using Simulation. Respir Care 57：1121-1128, 2012
6) Steward DJ, Lerman J：小児麻酔での技術と手技．"小児麻酔マニュアル 第5版" 宮坂勝之，山下正夫 共訳．克誠堂出版，pp 65-134, 2005
7) American Heart Association：Recognition of Respiratory Distress and Failure "PALS Provider Manual" pp 37-45, 2010
8) 日本蘇生協議会 監修：小児の二次救命処置．"AHA 心肺蘇生と救急心血管治療のためのガイドライン 2005 日本語版" 中山書店，pp 213-238, 2006
9) Kleinman ME, de Caen AR, Chameides L et al：Part 10：Pediatric Basic and Advanced Life Support：2010 International Consensus on Cardiopulmonary Resuscitation and Emergency Cardiovascular Care Science With Treatment Recommendations. Circulation 122：S466-S515, 2010
10) 日本版救急蘇生ガイドライン策定小委員会 編：小児の気道確保と呼吸管理．"救急蘇生法の指針 2005（医療従事者用）" へるす出版，pp 108-111, 2007
11) 日本蘇生協議会・日本救急医療財団 監修：小児の蘇生．"JRC 蘇生ガイドライン 2010" へるす出版，pp 144-203, 2011
12) 日本蘇生協議会 監修：小児の蘇生．"JRC 蘇生ガイドライン 2015" 医学書院，pp 175-242, 2016
13) Nishisaki A, Marwaha N, Kasinathan V et al：Airway management in pediatric patients at referring hospitals compared to a receiving tertiary pediatric ICU. Resuscitation 82：386-390, 2011
14) de Caen A, Duff J, Coovadia AH et al：Airway management. In "Rogers' Textbook of Pediatric Intensive Care 4th edition" eds. Nichols DG et al. Lippincott Williams & Wilkins, a Wolters Kluwer business, Philadelphia, pp 303-322, 2008

III 気道確保法

7 挿管困難気道のマネジメント

静岡県立こども病院
小児集中治療センター　川崎達也

point

- 挿管困難気道のマネジメントの成否は，日頃からの人・モノ・心の準備にかかっている．
- 己の分を知るべし！
- 「酸素化の維持」と「気道損傷の防止」という二大原則を常に心がける．
- 挿管困難気道が予期されるときは，鎮静薬や筋弛緩薬を安易に投与しない．
- ラリンジアルマスクの使用法に習熟しよう．

Q　挿管困難気道(以下，DA)のマネジメントで念頭におくべき原則は何ですか？

A　DAのマネジメントの出発点は「己の分を知る」ことです．

ある医師にとって挿管が難しいと感じられる気道であっても，他のより経験のある医師にとっては容易な気道であったり，緊急時には難しいと感じられた気道が，より落ち着いた状況下での再挿管時に「何があんなに難しかったのか」と思えることもあります．すなわち，"挿管困難"とは，極めて主観的な概念であり，患者のもつ身体的条件だけでなく，術者の技量や周りの状況により，その程度が強く影響されるのです．

その一方で，救急医療における診療の基本を表す"ABC"という言葉に代表されるように，気道の確保は患者を安定化させるための第一歩であり，そのトラブルは数分以内に神経学的後遺症や死亡をもたらしうるという点で，素早い的確な判断が要求されます．

このような瞬時の判断の拠りどころとして，1993年に米国麻酔学会はDifficult Airway Managementガイドライン（以下ASAガイドライン）を発表し，幾度かの改訂を経て2013年に最新版を公表しました[1]．このASAガイドラインは成人と小児を包括的に対象としたガイドラインです．一方，英国とアイルランドのDifficult Airway Societyは2004年により実践的なアルゴリズム（以下DASガイドライン）を発表し，2015年に最終改訂を行いました[2]．DASガイドラインは成人だけを対象としたものでしたが，2015年に同国の小児麻酔医らにより，初めての小児に特化した困難気道ガイドラインも提唱されています[3]．さらに，日本麻酔科学会も2014年に気道管理ガイドラインを発表しています[4]．

これらのアルゴリズムを貫く二大原則は

「酸素化の維持」と「気道損傷の防止」であり，その具体的な方法として，ラリンジアルマスク（以下，LMA）に代表される声門上器具（以下，SGA）の使用が推奨されるとともに，未熟な技量の術者による深追いは厳しく戒められています．その概要を，図1に示します．

小児では，どのような場合に DA が予期されるのですか？

A 緊急時を除いて，気管挿管の導入に入る前に，術者は必ず DA が予期される病歴や所見がないかを十分に評価すべきです．

病歴の点からは，いびきや吸気性喘鳴は上気道狭窄病変を疑わせますし，発熱と流涎を伴っている場合は，急性喉頭蓋炎の可能性があります．

また重要な臨床所見として，中顔面低形成（Apert 症候群，軟骨異形成症，ムコ多糖症など）や，大きく裂けた口角（Goldenhar 症候群，Treacher-Collins 症候群など）は，マスクフィット困難によるマスク換気困難を予測させます．小顎（Pierre-Robin 症候群，Cornelia de Lange 症候群など），巨舌（Beckwith-Wiedemann 症候群，21 トリソミーなど），短頭などでは，挿管困難を想定する必要があります．

その他，21 トリソミーなどの一部の症候群

表1 挿管困難気道が予期される気道病変

解剖学的部位	原因	疾患・症候群など
鼻咽頭	先天性	後鼻孔閉鎖・狭窄
	外傷性	異物，外傷
	炎症性	アデノイド肥大症，鼻閉
	腫瘍性	奇形腫
舌	先天性	血管腫，Beckwith-Wiedemann 症候群，21 トリソミー
	外傷性	熱傷，挫傷，リンパ管閉塞，静脈閉塞
	代謝性	下垂体機能低下症，ムコ多糖症，糖原病，ガングリオシドーシス
	腫瘍性	囊水腫，奇形腫
上顎・下顎	先天性	Pierre-Robin 症候群，Treacher-Collins 症候群，Goldenhar 症候群，Apert 症候群，軟骨無形成症，Turner 症候群，Cornelia de Lange 症候群，Smith-Lemli-Opitz 症候群，Crouzon 病
	外傷性	骨折，頸部熱傷
	炎症性	若年性特発性関節炎
	腫瘍性	腫瘍
咽頭・喉頭	先天性	喉頭軟化症，喉頭狭窄，喉頭囊胞，喉頭ウェブ
	外傷性	披裂軟骨脱臼，異物，気道熱傷，気管挿管後浮腫・肉芽腫・狭窄，軟口蓋損傷，表皮水疱症
	炎症性	喉頭蓋炎，急性扁桃炎，扁桃周囲膿瘍，咽後膿瘍，ジフテリア，喉頭ポリープ
	機能性	喉頭痙攣，声帯麻痺
	腫瘍性	腫瘍
気管	先天性	血管輪，気管狭窄，気管軟化症
	炎症性	喉頭気管気管支炎（ウイルス性），細菌性気管炎
	腫瘍性	縦隔腫瘍，神経線維腫，傍気管リンパ節腫大（悪性リンパ腫）

（文献5を参照して作成）

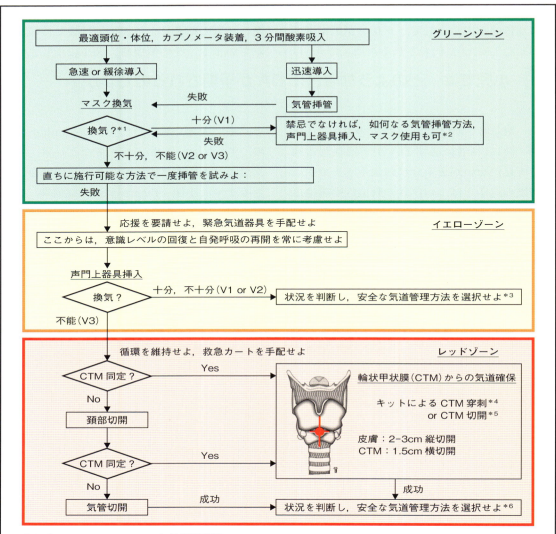

図1 日本麻酔科学会（JSA）による気道管理アルゴリズム（JSA-AMA）
患者の置かれているリスクによって3つの領域に分類されており，緑は安全領域，黄色は準緊急領域，赤は最も危険な緊急領域というように，信号の色に従って塗り分けられている．（文献4を参考に作成）

では，環軸椎亜脱臼をはじめとする頸椎の異常を伴っていることがあり，挿管操作で頸部を過伸展しないように気をつけなくてはなりません．

解剖学的な異常所見のリストを表1に示しますが，具体的に注意すべき症候群などの詳細な一覧は，成書[5]を参照されることをお薦めします．

Q DAに対処するためには，どのような準備を整える必要がありますか？

A DAが予期されるにせよ，そうでないにせよ，気管挿管が施行される部署（手術室，救急外来，ICU）には，救急カートとは別に"挿管困難セット"を整備しておくべきです．幸いなことに，近年小児DAでも使用可能な挿管補助器具やSGAが充実してきました．

小児は年齢や体格により喉頭鏡や気管チューブの選択が変わるため，各サイズのチューブだけでなく，各サイズのMiller型とMacintosh型双方の喉頭鏡ブレードが必要です．

また，広く使用されているスタイレットよりも，"挿管用ブジー"とも呼ばれる気管チューブイントロデューサー®（Smith Medical, 英国；以下ブジー）（図2）を備えておくと，Cook分類[6] Grade Ⅱb〜Ⅲaの症例で威力を発揮します[7]．成人用に発売されているイントロデューサー（15 Fr）は先端が曲がっていますが，それより細い10 Frと5 Frのものは直線型（トラキアルチューブガイド®；Smith Medical, 英国）のため，使用時には先端を少し曲げてやる細工が必要です．DASガイドライン[2]にみられるように，英国では挿管困難の第一選択とされ，手技の習熟も比較的容易です．

小児領域でも直接喉頭鏡に取って代わりつつあるビデオ喉頭鏡として，エアウェイスコープ AWS-S200™（HOYAサービス，東京）（図3）と McGRATH™ MAC（コヴィディエンジャパン，東京）（図4），C-MAC™（KARL STORZ GmbH & Co. KG，ドイツ）（図5）などが挙げられます．エアウェイスコープ™では喉頭鏡ブレードに相当するイントロックにチューブガイドが付いており，乳児用と小児用，成人用薄型などが利用できます．一方，McGRATH™はブレードにチューブガイドがないので，ビデオによる間接視認だけでなく喉頭を直接視認することができますが，気管チューブを声門に誘導するためにスタイ

図2 気管チューブイントロデューサー 15 Fr（上），気管チューブガイド 10 Fr（中），5 Fr（下）
（スミスメディカル・ジャパン提供）

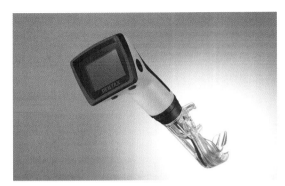

図3 エアウェイスコープ AWS-S200™
（HOYAサービス，東京）

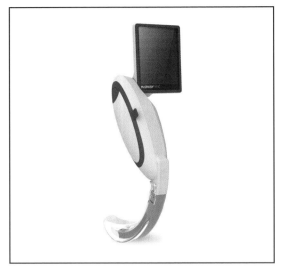

図4 McGRATH™ MAC
（コヴィディエンジャパン，東京）

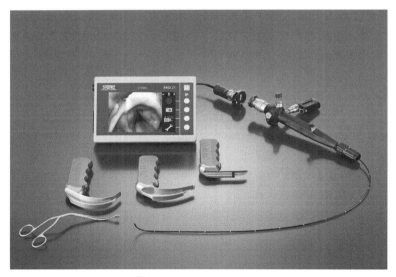

図5 C-MAC™（KARL STORZ GmbH & Co. KG，ドイツ）

レットなどが必要になります．2016年現在，最小のブレードはMacintosh No.2です．また，C-MAC™は1台のモニター画面に直接喉頭鏡（幅広いサイズのブレードあり）だけでなく，軟性気管支鏡をも接続できるため，シームレスなDAマネジメントが期待できます．これらのビデオ喉頭鏡は，直接視認しづらい位置にある喉頭を見やすくするだけでなく，介助者と喉頭展開の視野を共有することができます．ただし，いずれのデバイスも待機的な状況での気管挿管で使用し慣れないと，緊急時に使いこなすのは決して容易ではありません．また，小児患者を対象としたメタ解析では，これらのビデオ喉頭鏡は直接喉

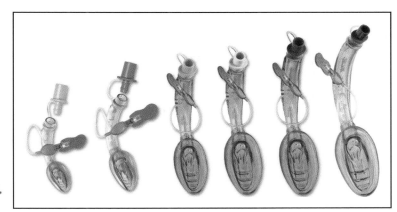

図6 Air-Q™（Mercury Medical, 米国）

喉頭鏡に比べて喉頭展開視野を改善するものの，気管挿管に要する時間が長くなり，必ずしも挿管成功率が高まるわけではないことも指摘されています[8]．

軟性気管支鏡ガイドによる気管挿管はDAに対する決定打のようにいわれていますが，低酸素が進行するような緊急時には決して容易な手技ではありません．準備としては必要ですが，小児麻酔などで十分な経験のある者だけが施行できると考えておく方が現実的です．

一方で，挿管ができない場合に酸素化と換気を維持する手立ても考える必要があります．ASAガイドライン[1]やDASガイドライン[2,3]などでも強調されているように，SGAの準備は今や必須です．SGAは挿管困難だけでなく，マスク換気困難（cannot intubate, cannot ventilate：以下CICV）の多くの患者に対しても酸素化や換気の維持に有効であり，低酸素による事故を防ぐ助けとなります．手術麻酔トレーニングやシミュレーション教育などを通じて，その挿入手順や使用法に習熟することが強く望まれます．小児にも使用

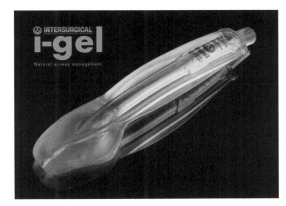

図7 i-gel™（日本メディカルネクスト，大阪）

可能なサイズの挿管用LMA（ILMA）としてはAir-Q™（Mercury Medical, 米国）（図6）やi-gel™（日本メディカルネクスト，大阪）（図7）などが発売されており，換気の維持に使用できるだけでなく，気管挿管のガイドとしても使用しやすい構造となっています[3,9]．

そして，患者の状態が時間的に許すのであれば，手術室に移動して，よりセットアップされた環境で吸入麻酔薬による導入を施行する方が安全でしょう．

DAが予測される場合の導入法で気をつけることはありますか？

 DAが予期される患者では，導入薬の投与前に人手を集めることが重要です．救急外来やICUでは，rapid sequence induction/intubationが望ましい場面が多い〔「9．小児におけるRSI」（p60）を参照のこと〕でしょうが，DAが予期される場合には，急速な導入薬投与はCICVを招く可能性があり，非常に危険です．

小児では，たとえDAが予測されていても協力が得にくく，成人のようなawake fiber-optic intubationは不可能なことが多いです．したがって，自発呼吸が消失しない程度の浅い鎮静を要することが多くなります．少量のベンゾジアゼピン系を用いることもできますが，以下に述べる手順を踏むためには，鎮静深度の調節性の良さから，セボフルレンに代表される吸入麻酔薬が理想的です．

患児が軽く鎮静されたら，まずマスク換気が可能かどうかを確認することが必須で，換気可能であれば初めて鎮静を深くすることができ，筋弛緩薬の投与も考慮されます．少しでもマスク換気に問題があるようなら，筋弛緩薬の投与は控えましょう．筋弛緩薬の選択については，効果発現が速やかで作用持続時間の短いサクシニルコリンが古典的には第一選択とされていましたが，合併症や禁忌が多いことから，近年では非脱分極性筋弛緩薬のロクロニウム（以下，Rb）が使用されることが多くなっています．Rbの利点としては，従来のパンクロニウムやベクロニウムよりも効果発現が急速であること，さらに筋弛緩薬投与後にCICVに陥った場合に拮抗剤としてスガマデックスを使用できることが挙げられます[10]．しかしながら，いくらスガマデックスにより拮抗可能であるとはいっても，緊急時に直ちに使用できるよう薬剤準備を怠らないこと，そして何よりもRb投与前に筋弛緩薬投与の是非を十分に吟味することが重要なのは論を俟ちません．

予期せぬDAに遭遇した場合には，どのように対処すればよいですか？

まず重要なのは，助けを呼ぶことです．DAマネジメントに十分な経験のある医師の介助が欠かせません．

喉頭展開時に声門の直視困難が判明した場合は，介助者などに喉頭所見[4]を伝えましょう．DASガイドライン[2]は成人DAを対象としていますが，小児のGrade ⅡbおよびⅢaにおいても，ブジーが有効です．喉頭展開下にブジーが声門から気管内に入ると，先端が気管軟骨にこすれてコツコツという手ごたえ（click）を感じたり，ゆっくり進めると気管分岐部に当たって抵抗を感じる（distal hold-up sign）ことで，気管内であることがわかります．また，筋弛緩されていない症例では，咳をすることでも判別できます．ブジーが気管内に入ったら，介助者にブジーを保持してもらいながら，それをガイドとして喉頭展開したまま気管チューブを進めます．チューブ先端が披裂部で引っかかる場合には，反時計方向に90°ひねると，容易に声門を通過することができます[10]．

以上のような挿管トライアルは，失敗を繰

り返すことで喉頭浮腫を誘発しますので，多くても3回までに留めます[2]．それで気管挿管できない場合は，酸素化と換気の維持に重点を移します．

待機手術であれば，マスク換気しながらガス交換を維持しつつ，覚醒させて手術延期という方法がとれますが，救急・集中治療の場面では，何とかして気管挿管を確立しなくてはならない場面がほとんどでしょう．そのような場合は，とりあえずSGAで気道確保して再度pre-oxygenationしたうえで，SGAのシャフトより気管チューブをマウントした軟性気管支鏡を通し，それをガイドとして気管挿管する方法があります．この方法だと気管支鏡の操作が容易になります[8,11]．また，SGAをガイドとして軟性気管支鏡下にブジーを気管に挿入し，SGAを抜去のうえで，今度はブジーをガイドにして気管チューブを進めるという方法も考えられます[12]．

以上の方法でも挿管できない，あるいはSGAにて酸素化を維持できない場合に，次の侵襲的気道確保に進むことになります．

小児では，どのような侵襲的気道確保の方法がありますか？

 12歳以下の小児の侵襲的気道確保の第一選択は，輪状甲状間膜穿刺です．小児，特に乳幼児では遠隔期に気管狭窄の原因となりやすいため，成人で施行される輪状甲状間膜切開は推奨されていません．

学童では，クイックトラック®（スミスメディカル・ジャパン，英国）やトラヘルパー®（トップ，東京）といった穿刺セットも使えますが，より手近なものとしては，16Gや18Gの太い静脈留置針が便利です．左手で甲状軟骨を固定しながら左手の示指で輪状甲状間膜を触れ，シリンジを付けた静脈留置針を，皮膚に対して45°の角度で尾側に向かって穿刺し，陰圧をかけながら針を進めます．針先が気管に到達すると空気が引けるため，もう少し内筒を進めたうえで，外筒だけを留置します．留置した外筒に内径3.0 mmの気管チューブのスリップジョイントを接続でき，そこにJackson-Rees回路を接続して100％酸素を高圧で送り込むことによって，酸素化の回復をはかります．

留置針が気管外に迷入していると，急速に皮下気腫や縦隔気腫が形成されるので，この段階で胸が上がるかどうかを確認することが重要です．また，声門側の上気道に隙間があれば呼気は自然と流出していきますが，声門側の完全閉塞の場合は，呼出のためにもう一本留置針を追加する必要があります．体格が大きい患者では，マニュアルジェットベンチレーターが手に入るなら，それによる送気を行うほうが，より確実です．

しかし，輪状甲状間膜穿刺による気道確保はあくまで一時的なものであり，酸素化の改善が得られ次第，迅速に外科的気管切開を施行する必要があります．

輪状甲状間膜穿刺にも失敗した場合は，外科的気管切開に進むしかありません．成人では経皮的気管切開が広まりつつありますが，15歳以下の小児では，現在のところ推奨されていません．

　　　　　＊　　　　　＊　　　　　＊

以上を踏まえて，当院小児集中治療センターにおいて策定した，予期せぬDAに対するマネジメントアルゴリズムを図8に示します．各施設でのリソース状況に照らしてアルゴリズムを作成する際に参考にしてください．

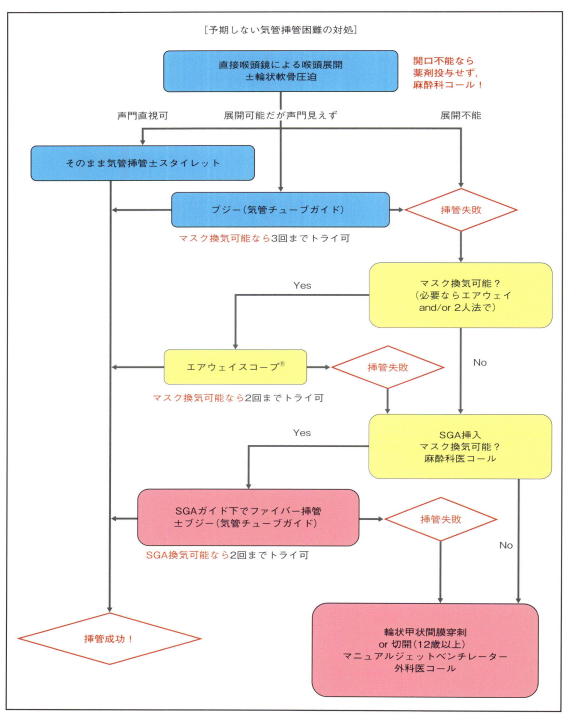

図8 静岡県立こども病院小児集中治療センターにおける予期せぬ挿管困難気道に対するマネジメントアルゴリズム
　　青➡黄➡赤の順に緊急度が高くなる．黄色の段階で麻酔科医コールを考慮する．

[文　献]

1) American Society of Anesthesiologists：Practice guidelines for management of the difficult airway. An updated report by the American Society of Anesthesiologists Task Force on management of the difficult airway. Anesthesiology 118：251-270, 2013
2) Frerk C, Mitchell VS, McNarry AF et al：Difficult Airway Society 2015 guidelines for management of the unanticipated difficult intubation in adults. Br J Anaesth 115：827-848, 2015
3) Black AE, Flynn PER, Smith HL et al：Development of a guideline for the management of the unanticipated difficult airway in pediatric practice. Paediatr Anaesth 25：346-362, 2015
4) Japanese Society of Anesthesiologists：JSA airway management guideline 2014：to improve the safety of induction of anesthesia. Japanese Society of Anesthesiologists. J Anesth 28：482-493, 2014
5) Wheeler M, Coté CJ, Todres ID：Pediatric airway. In "A Practice of Anesthesia for Infants and Children 3rd ed" eds. Coté CJ, Todres ID, Goudsouzian NG et al. W. B. Saunders Co, Philadelphia, pp79-120, 2001
6) Cook TM：A new practical classification of laryngeal view. Anaesthesia 55：274-279, 2000
7) Gataure PS, Vaughan RS, Latto IP：Simulated difficult intubation. Comparison of the gum elastic bougie and the stylet. Anaesthesia 51：935-938, 1996
8) Sun Y, Lu Y, Huang Y et al：Pediatric video laryngoscope versus direct laryngoscope：A meta-analysis of randomized controlled trials. Paediatr Anaesth 24：1056-1065, 2014
9) Jagannathan N, Kozlowski RJ, Sohn LE et al：A clinical evaluation of the intubating laryngeal airway as a conduit for tracheal intubation in children. Anesth Analg 112：176-182, 2011
10) Meretoja OA：Neuromuscular block and current treatment strategies for its reversal in children. Paediatr Anaesth 20：591-604, 2010

III 気道確保法

8 気道確保時の鎮静，鎮痛

長野県立こども病院 麻酔科 阿部世紀（あべせいき）

> **point**
> - 気道確保に用いられる薬剤には，酸素，導入前薬剤，導入薬，筋弛緩薬がある．
> - ほとんどの導入薬は循環抑制があるので，ショック等の場合は注意する．
> - 病態や全身状態から，用いる薬剤や投与量を仕立て直す．
> - 筋弛緩薬は，原則，マスク換気が可能であることを確認してから投与する．

Q 気道確保時に用いられる薬剤は？[1〜3]

A 表1をご覧ください．
気道確保時に麻酔薬（鎮静薬，鎮痛薬），筋弛緩薬を使用する前に，基本的な気道の評価を行います．低酸素血症や換気困難，挿管

表1 気道確保時に用いられる薬剤

薬 剤	投与経路／投与量	作用発現	作用時間
導入前薬剤			
アトロピン	IV：0.01〜0.02 mg/kg（min：0.1 mg，max：1 mg）	2〜4分	＞30分
リドカイン	IV：1〜2 mg/kg	1〜2分	10〜20分
フェンタニル	IV, IM：1〜4 μg/kg	1〜2分	IV：30〜60分 IM：1〜2時間
導入薬			
ジアゼパム	IV：0.1〜0.2 mg/kg（max：4 mg）	1〜3分	30〜90分
ミダゾラム	IV：0.05〜0.3 mg/kg（max：4 mg）	3〜5分	1〜2時間
チオペンタール	IV：2〜5 mg/kg	10〜20秒	5〜10分
プロポフォール	IV：2〜3 mg/kg（1 mg/kgずつ就眠まで分割投与）	＜30秒	3〜5分
ケタミン	IV：1〜2 mg/kg IM：3〜5 mg/kg	1〜2分	30〜60分
筋弛緩薬			
ロクロニウム	IV：0.6〜1.2 mg/kg	60〜90秒	30〜60分
ベクロニウム	IV：0.1〜0.2 mg/kg	60〜120秒	30〜60分
スキサメトニウム	IV：乳児；2 mg/kg IV：小児；1〜1.5 mg/kg IM：IVの2倍量	30〜60秒	3〜5分

困難はないか，アレルギーはどうか，麻酔歴や気道確保歴はどうか，最後の食事はいつか，今回の呼吸困難の原因は何か，などSAMPLE記憶法（表2）を用いて，短時間に漏らさず情報を得るようにします[4]．

1．100％酸素

100％酸素が，気道確保時に最初に投与する薬剤です．気道確保の処置を行う場合は，短くても2〜3分酸素投与を行い，肺内の窒素を酸素に置き換えます．肺血流増加型の先天性心疾患では，酸素飽和度を考慮して，投与酸素濃度を調節しますが，期待しうる酸素飽和度に満たない重度の低酸素血症や呼吸不全が合併する場合，100％酸素の投与を躊躇してはなりません．

2．導入前薬剤

a）アトロピン

抗コリン薬であるアトロピンは，喉頭鏡操作による徐脈，心停止を予防し，唾液の産生を抑制します．しかし，ルーチンに投与する必要はありません．唾液の産生抑制には，通常，投与後15〜30分程度を要します．アトロピンの適応として，1歳未満の乳児，スキサメトニウムを投与する1〜5歳児，5歳以上でスキサメトニウム2回目投与時，挿管困難が予想される場合などが挙げられます．また，上気道狭窄（喉頭蓋炎，クループなど），喘息などもよい適応と考えられ，筆者もよく用いています．最近では，重症例での有用性が報告されています[5,6]．また，逆説的徐脈をきたさないために，最低量を0.1 mgとします．禁忌は，隅角閉塞性緑内障，頻脈性不整脈，甲状腺機能亢進症などが挙げられます．

b）リドカイン

1〜1.5 mg/kgを3〜5分前に投与すると，喉頭鏡操作のストレスによる高血圧，頭

表2　SAMPLE記憶法

S：	Signs and Symptoms（徴候と症状）	現病に関わる症状や身体所見
A：	Allergies（アレルギー）	薬剤，食べ物，ラテックスなど
M：	Medications（内服薬）	内服薬名，最終内服時間，量など
P：	Past medical history（既往歴）	出生歴，疾患，手術歴，予防接種など
L：	Last meal（最終経口摂取）	最終の経口摂取時間，内容
E：	Events（現病歴）	今回の疾患，外傷の経過や発症状況など

蓋内圧亢進を和らげます．口腔内局所投与も，同等の効果があります．リドカインスプレーは，1パフ≒8 mgであり，局麻中毒とならないように投与量に注意を要します（max：5 mg/kg）．

c）フェンタニル

2〜3 μg/kgを5分前に投与すると，喉頭鏡操作のストレスによる高血圧，頭蓋内圧亢進を和らげます．モルヒネのようなヒスタミン遊離作用はありませんが，急速投与で胸郭の硬直を生じ得ます．基本的に心抑制作用はありませんが，血圧低下は起こりうるので，ショック状態や低血圧時には慎重に投与します．

3．導入薬

a）ミダゾラム

ベンゾジアゼピンは抗不安作用，健忘作用がありますが，鎮痛作用がないため，麻薬とよく併用されます．軽度の頭蓋内圧低下作用があり，また，血圧低下，心機能抑制作用があるため，循環動態が不安定な場合は注意が必要です．

b）チオペンタール

推奨の投与量（2〜5 mg/kg）では作用発現が早い（10〜20秒）のが特徴で，脳酸素消費量を低減し，有意に頭蓋内圧を低下させます．血管拡張作用による血圧低下，高用量で心機

能抑制作用があり，ショック症例では特別な注意が必要です．循環動態が不安定な症例で使用する場合，通常量の半量とします．また，ヒスタミン遊離作用があり，血圧低下，気管支攣縮，咳嗽，喉頭痙攣を誘発することがあります．

　c）プロポフォール

推奨量（2～3 mg/kg）では効果発現が早く（＜30 秒），作用時間も短いため（3～5 分），迅速導入（rapid sequence intubation：以下，RSI）（RSI については「9．小児における RSI」を参照）によく用いられます．頭蓋内圧低下作用があり，脳代謝を抑制します．また，喉頭鏡操作による血行動態の変化を抑える作用があります．血管拡張作用と心臓の陰性変力作用があるため，血行動態が安定しているときに使用します．

　d）ケタミン

健忘作用，鎮痛作用，交感神経刺激作用があります．心臓の陰性変力作用がありますが，交感神経刺激作用のため血圧は維持されます．重症患者では，内因性カテコラミンが枯渇しているため，重篤な血圧低下をきたす可能性がありますが，一般的に，不安定な血行動態の患者に対して選択できる導入薬と考えられています．また，気管支拡張作用があり，喘息患者の導入薬としても有用です．通常量で使用すると自発呼吸は維持されますが，高用量では喉頭痙攣や無呼吸を惹起します[7]．脳血流が増加するため頭蓋内圧は上昇し，また，肺血管抵抗を上昇させることが知られていますが，近年，頭蓋内圧亢進や肺高血圧症へのケタミン投与の安全性が報告されています[8,9]．副作用である唾液分泌亢進にはアトロピンの投与が，悪夢や幻覚にはミダゾラムが有効とされていますが，反論もあります．

4．筋弛緩薬[10]

　a）ベクロニウム

非脱分極性中間作用型アミノステロイドで，ヒスタミン遊離作用がない，迷走神経抑制作用がない，カテコラミン再摂取を抑制しない，などから，血行動態への影響が少ないです．作用時間は比較的短く，使用しやすい筋弛緩薬ですが，乳児では，体重あたりの分布容量が大きいため，作用時間が延長することが知られています．肝臓で代謝され胆汁からの排泄が主体ですが，作用活性のある代謝産物が腎排泄であるため，腎不全時には作用時間が延長します．

　b）ロクロニウム

非脱分極性中間作用型アミノステロイドで，ベクロニウムより作用発現が早く，RSI においてサクシニルコリンと同程度の早さで筋弛緩状態が得られます（ロクロニウム 0.6 mg/kg で約 90 秒後，1.2 mg/kg で約 60 秒後）[11,12]．また，筋弛緩拮抗薬として 2010 年 4 月より日本で使用できるようになったスガマデックスは，環状構造を特徴とし，血中の筋弛緩薬を内包することによって神経筋接合部の筋弛緩薬を除去します．スガマデックスは，ロクロニウムと親和性が高く，深い筋弛緩状態での拮抗も可能となりました[13]．

　c）スキサメトニウム

筋弛緩薬の中では作用発現が最も早く，かつ，作用時間が最も短い，現在，唯一使用可能な脱分極性筋弛緩薬です．RSI に最も適した性質をもちますが，一方で，有害事象の報告が多く，臨床使用しなくなった小児麻酔科医や小児集中治療科医も少なくありません．有害な副作用には，徐脈，高カリウム血症，悪性高熱症，眼圧上昇，頭蓋内圧上昇，腹腔内圧上昇，咬筋攣縮などがあります．高カリウム血症は最も深刻な合併症ですが，生命に関わることは稀です．しかし，急性腎不全，熱傷，頭部外傷，クラッシュ症候群，神経筋

疾患はハイリスクであり，使用を控えたほうが無難です．また，悪性高熱症に関しても，重症小児の中に診断できていない神経筋疾患が混在している可能性があり，ハイリスク症例を100％予想することは困難です．当院では，手術室でもPICUでもスキサメトニウムを使用していません．

ショックの患児の気管挿管時には，何を用いますか？

禁忌がなければ，アトロピン0.01～0.02 mg/kgを投与し，ケタミン1～2 mg/kg，もしくはミダゾラム0.05 mg/kg＋フェンタニル1～2 μg/kgを，血圧を確認しながら分割投与します．筋弛緩薬は過度の血圧低下を招くことがあり，投与しないほうが無難です．喉頭鏡操作時のストレス軽減に，リドカインスプレーなどで口腔内，咽頭部を局所麻酔するのも効果的です．

脳圧亢進の患児の気管挿管時には，何を用いますか？

血行動態が安定していれば，アトロピン0.01～0.02 mg/kg，リドカイン1～1.5 mg/kg，フェンタニル2～3 μg/kgを投与し，チオペンタール2～5 mg/kgもしくはプロポフォール2～3 mg/kgで導入し，ベクロニウム0.1～0.2 mg/kg（ロクロニウム0.6～0.9 mg/kg）で筋弛緩を得ます．チオペンタール，プロポフォールに精通していない場合は，ミダゾラム0.1～0.3 mg/kgを用います．

痙攣重積の患児の気管挿管時には，何を用いますか？

上記の，「脳圧亢進の患児の気管挿管時」と同じです．

フルストマックの患児の気管挿管時には，何を用いますか？

血行動態が安定していれば，RSIを選択できます．アトロピン（0.01～0.02 mg/kg）を投与し，不安が強ければミダゾラム少量（0.05 mg/kg程度）を導入前に投与できます．導入薬は，プロポフォール（2～3 mg/kg）もしくはチオペンタール（2～5 mg/kg）を使用し，同時に筋弛緩薬であるロクロニウム（0.9～1.2 mg/kg）もしくはスキサメトニウム（1～2 mg/kg）を投与します．ベクロニウム大量（0.3～0.4 mg/kg）投与も90秒程度で有効な筋弛緩状態を得られますが，作用時間は著明に延長します．

血行動態が不安定であれば，ショック時に準じて筋弛緩薬を用いずに気管挿管を試みます．

 喘息重積の患児の気管挿管時には，何を用いますか？

 アトロピン0.01〜0.02 mg/kgを投与し，ケタミン1〜2 mg/kg，もしくはミダゾラム0.1〜0.3 mg/kg＋フェンタニル2〜4 μg/kg，もしくはプロポフォール2〜3 mg/kg＋フェンタニル2〜4 mg/kgを投与します．ケタミンは気管支拡張作用を有し，ミダゾラムとプロポフォールは気管支攣縮への影響は少ないです．チオペンタールは気管支攣縮を悪化させる可能性があるため使用しません．麻薬では，ヒスタミン遊離作用がないフェンタニルを用います（鎮痛や人工呼吸の鎮静のときに用いる塩酸モルヒネは，ヒスタミン遊離作用があります）．筋弛緩薬投与により換気困難に陥る危険があるため，筋弛緩薬は極力使用しません．また，筋弛緩薬とステロイドの併用は，筋力低下や筋萎縮の原因となり得ます．喉頭鏡操作時のストレス軽減に，リドカインスプレーで口腔内，咽頭部を局所麻酔するのも効果的です．

 筋弛緩薬の投与に慎重になるべき病態は？

 筋弛緩薬の投与は常に慎重であるべきです．筆者は，原則，マスク換気ができることを確認してから筋弛緩薬を投与するようにしています．

特に注意すべき病態として，ショック，喘息重積発作の他に，気管挿管やマスク換気が困難な児，上気道狭窄（クループなど），顔面外傷，縦隔腫瘍，などが挙げられます．気管

表3　病態別の薬剤投与のまとめ

	ショック	頭蓋内圧亢進 痙攣重積	フルストマック RSI	フルストマック awake	喘息重積発作
導入前薬	アトロピン ＋ （リドカイン） ＋ フェンタニル （少量分割投与）	アトロピン ＋ リドカイン ＋ フェンタニル	アトロピン ＋ （リドカイン） ＋ （ミダゾラム and/or フェンタニル）		アトロピン ＋ フェンタニル
導入薬	ミダゾラム or ケタミン （いずれも少量分割投与）	ミダゾラム or チオペンタール or プロポフォール	チオペンタール or プロポフォール or ミダゾラム	ミダゾラム or プロポフォール （いずれもごく少量）	ミダゾラム or ケタミン or プロポフォール
筋弛緩薬	原則，投与しない （口腔内にリドカイン散布）	ロクロニウム or ベクロニウム	ロクロニウム or （スキサメトニウム） or ベクロニウム	なし 口腔内にリドカイン散布	原則，投与しない （口腔内にリドカイン散布）

挿管,マスク換気,気管挿管後の人工換気が困難であると予想された場合,できる限り手術室での気管挿管を行い,緊急気管切開やECMO(extracorporeal membrane oxygenation:膜型肺を用いた長期体外循環法)の可能性を検討し,あらかじめ外科の協力を要請しておきます.

表3に,病態別の薬剤投与のまとめを示しました.

[文 献]

1) Motoyama E et al:Smith's anesthesia for infants and children. 7th edition. Mosby-Elsevier, Philadelphia, pp319-358, 2006
2) Cote CJ et al:A practice of anesthesia for infants and children. 4th ed. Saunders Elsevier, Philadelphia, pp37-69, 2009
3) Nichols D et al:Rogers' textbook of pediatric intensive care. 4th edition. Wolters Kluwer/Lippincott Williams & Wilkins, Philadelphia, pp303-322, 2008
4) PALS provider manual. American Heart Association, 2011
5) Jones P et al:Atropine for critical care intubation in a cohort of 264 children and reduced mortality unrelated to effects on bradycardia. PLoS One 8(2):e57478, 2013
6) Jones P et al:The effect of atropine on rhythm and conduction disturbances during 322 critical care intubations. Pediatr Crit Care Med 14(6):e289-297, 2013
7) 堀本 洋:小児麻酔におけるケタミンの有用性.臨床麻酔 33:1428-1439, 2009
8) Filanovsky Y et al:Myth:Ketamine should not use as an induction agent for intubation in patients with head injury. CJEM 12(2):154-157, 2010
9) Williams GD et al:Perioperative complications in children with pulmonary hypertension undergoing general anesthesia with ketamine. Pediatr Anesth 20:28-37, 2010
10) Martin LD et al:Clinical use and contoversies of neuromuscular blocking agents in infants and children. Crit Care Med 27(7):1358-1368, 1999
11) Chen CA et al:Comparison of rocuronium and suxamethonium for rapid tracheal intubation in children. Pediatr Anaeth 12(2):140-145, 2002
12) Magorian T et al:Comparison of rocuronium, succinylcholine, and vecuronium for rapid-sequence induction of anesthesia in adult patients. Anesthesiology 79:913-918, 1993
13) Pühringer FK et al:Reversal of profound, high-dose rocuronium-induced neuromuscular blockade by sugammadex at two different time points:international, multicenter, randomized, dose-finding, safety assessor-blinded, phase Ⅱ trial. Anesthesiology 109:188-197, 2008

III 気道確保法

9 小児における RSI

あいち小児保健医療総合センター 麻酔科　宮津光範

> **point**
> - RSIは，full stomachが疑われる際に施行する気管挿管法である．
> - 胃内容物の誤嚥をさせずに，安全に，確実に，迅速に気管挿管を終了する．
> - 成人と異なり，筋弛緩薬が効くまでの間，低い圧でのマスク換気も容認される．
> - 小児の場合，輪状軟骨圧迫は必須ではなく，むしろ有害となる場合もある．
> - RSIは一発勝負なので，その場に居合わせた中で，気管挿管に最も習熟した術者が施行するのが原則である．

Q RSIとは何ですか？

A RSI（rapid sequence intubation）とは，100％酸素による酸素化の後，鎮静薬と筋弛緩薬を一気に予定量投与して，気管挿管しやすい状況をつくり，迅速に挿管する方法のことをいいます[1]．RSIの原法は，薬剤投与による呼吸停止後もマスク換気を一切施行せずに，介助者による輪状軟骨圧迫を併用しつつ，気管挿管を施行するというものです．たとえ上手に気道確保していても，不用意に高い圧をかければ，マスク換気で胃に空気を送り込んでしまうことがあります．送気による胃拡張は嘔吐を誘発するので，RSI原法ではマスク換気は一切行いません．輪状軟骨圧迫は，「気管輪状軟骨を圧迫することでその背側にある食道を閉鎖し，逆流してくる胃内容物を食い止めることができる」と信じられており，成人のRSIは，一般的に多くの施設で日常的に行われている手技です．ただし，その根拠となるデータは症例報告レベルの論文，動物実験や献体（死体）を用いた検討があるのみで，臨床的アウトカムを改善する明確なエビデンスには乏しいと言わざるを得ません[1,2]．もっとも，小児ではこれらの方法は様々な問題があり，そのまま適用できません（後述）．

Q RSIの適応と禁忌を教えてください

A full stomachが疑われる状況での緊急気管挿管時に適応となります．具体的には，腸閉塞などの消化管閉塞機転のある場合や，疼痛のため消化管蠕動が障害されてい

る可能性のある緊急腹部手術前の気管挿管，救急外来などで食事摂取状況不明の中で緊急気管挿管を行う場合などです．明らかに食後で，胃内容物が多量に存在すると思われるときも，当然適応となります．この場合は，嘔吐に注意しながらRSI前に経鼻胃管を挿入して吸引・減圧することもあります．固形物を摂らない新生児や乳児なら，胃内容物はミルクや母乳であり，吸引が可能かもしれませんが，幼児以上では固形物が詰まるので，細い小児用胃管での十分な吸引は難しいかもしれません．また，胃管挿入そのものの刺激で嘔吐を誘発する可能性もあり，適応を慎重に選ぶ必要があります．

RSIに絶対的な禁忌はありませんが，挿管困難が予想される状況での鎮静薬や筋弛緩薬の投与は，CVCI（cannot ventilate, cannot intubate：換気不能，挿管不能）を招く危険性があり，注意が必要です．RSI施行の際には，小顎，巨舌，開口障害，頸椎異常などの解剖学的問題や挿管困難既往などの要素を考慮して，RSIを行ってよいかどうか，迅速かつ的確に判断する能力が求められます．RSIは一発勝負であり，失敗は許されないので，その場に居合わせた中で気管挿管に最も習熟した術者が施行するのが原則です．

Q 小児特有の注意点はありますか？

A 小児のRSIでは成人のRSIと異なり，薬剤投与後の呼吸停止中に，筋弛緩が十分に効いてくるまでの間，マスク換気を行う場合があります．これをmodified-RSIと呼びます[1]．小児では，酸素消費量が成人の数倍多いことに加え，機能的残気量が少ない，肺容量が少ない，などの理由により，事前に酸素化していたつもりでも，1分程度の無呼吸状態で容易にdesaturationしてしまいます．その傾向は新生児・乳児ほど顕著で，より年齢の高い小児では，ある程度の無呼吸に耐えられるようです[1]．したがって，幼児以下では，下顎挙上法などでしっかり気道確保したうえで，可能ならば気道内圧計を使用して，最大吸気圧が10〜12 cmH$_2$Oを超えないように愛護的にマスク換気します[1]．両手でマスク保持して，送気はバッグを押すことに専念し，介助者の手を借りる（二人法），もしくは人工呼吸器を圧制御で使用するという方法もあります．

メモ

● Rapid Sequence Intubation と Rapid Sequence Induction の違い，"クラッシュ"の謎[1,3]

略語にすると同じRSIですが，使う場面と立場が異なります．前者はRSIの一連の流れを「気管挿管法」としてみたもの，後者は「麻酔導入法」としてみたもので，主に手術室で使われる用語です．麻酔科医は，RSIを俗に「クラッシュ導入」と呼ぶこともありますが，中身は同じです．ちなみに「クラッシュ」は，英語では"crash"，"crush"，"clash"の3種類の単語が存在し，語源としてどれが正しいのかハッキリしません．暇な人は一度，辞書で引いてみてください．

輪状軟骨圧迫については，前述のように，成人領域でも明確なエビデンスなしに行われているという点に加え，小児特有の問題も存在するため，小児RSIでの盲目的な適用は有害となる可能性があります．そもそも「的」の小さな輪状軟骨を，成人の大きな指で正確に正中を捉えて，適度な力で食道を圧迫できるものでしょうか？　輪状軟骨圧迫を行う介助者（看護師）は，小児の輪状軟骨圧迫に十分慣れているでしょうか？　多くの場合，答えは「NO」です．また，浅麻酔状態や筋弛緩薬が十分に効いていないときに，不用意に輪状軟骨に触れること自体が，バッキング（咳）や息こらえを誘発し，「嘔吐→誤嚥」という，絶対避けたい最悪の結果を招く危険性もあります[1,2]．

 RSIに使用する薬剤について教えてください

　有害な反射や嘔吐を抑え，良好な視野を確保するためには，鎮静薬と筋弛緩薬の2剤併用が基本となります[2]．

1．鎮静薬

　RSI時に適した鎮静薬とは，ひと言で言うと作用発現の速い薬剤です．用量としては，挿管時の通常量か，その1.5倍の高用量で使用します．原則として，心機能低下症例や循環血液量減少症例では，用量を減らします．一般的には，thiopental（ラボナール®），thiamylal（イソゾール®）などのbarbiturates系麻酔薬が選択されます．注意点としては，気管支攣縮作用が報告されているので，喘息の小児では，これらは使用できないという点が挙げられます．propofol（ディプリバン®）は，小児への持続鎮静薬としての使用は禁忌ですが，挿管時に限定した使用は全く問題ありません．作用発現の速さはbarbituratesに匹敵し，咽頭・喉頭の反射を抑える作用は，barbituratesを凌ぐといわれています．喘息でも安全に使用できます．精製卵黄レシチンを含む大豆油の溶液に溶解されているため，大豆アレルギーと卵アレルギーの小児への使用は控えたほうがよいことになっています．barbituratesもpropofolも血圧を低下させやすいので，心機能低下症例や循環血液量減少症例では投与量を減らすか，代替薬としてmidazolam（ドルミカム®）などが選択されることがあります．midazolamは，barbituratesやpropofolに比べ作用発現がやや遅く，効果持続時間が長いので，通常はRSIの鎮静薬として第一選択にはなりません．ketamine（ケタラール®）は，交感神経系を刺激し血圧を上げるので，血圧低下の予想されるhigh risk症例，ショック症例に適していますが，作用発現が遅いという問題があります．交感神経刺激作用および気管支拡張作用を期待して，喘息既往のある小児に使用されることがあります．ただし，ketamineは口腔気道分泌物を増加させるうえ，急速静注で嘔吐や喉頭痙攣を誘発するともいわれており，使用には注意を要します．また，有名な副作用として頭蓋内圧亢進作用があり，頭部外傷症例には禁忌です．ketamineは麻薬であり，麻薬伝票発行の手間や副作用の多さなどを考えると，緊急時にあえて使用する薬剤ではないかもしれません．

2．筋弛緩薬

　RSI時に最適な筋弛緩薬とは，作用発現が速く，作用持続時間が短い薬剤です．かつて

表1　挿管コンディションの評価①

スコア	開口	声帯	挿管時の反応
0	不能	閉鎖	激しい咳
1	困難	閉じかけ	中等度の咳
2	可能	動きあり	わずかな咳
3	容易	全開	無動

3種類の要素をスコア化して合計する．　　（文献4を参照して邦訳のうえ作成）

表2　挿管コンディションの評価②

評価	合計点
最良	9
良好	6〜8
可能	5〜6
不良	0〜2

表1の各スコアの合計点を4段階に区分し評価する．「最良」または「良好」であれば，臨床的には「問題なく挿管可能」とされる．
（文献4を参照して邦訳のうえ作成）

は，その2つの条件を完全に満たす筋弛緩薬は，古くから使われている脱分極性筋弛緩薬であるsuxamethonium（スキサメトニウム®）しかありませんでした．しかし，suxamethoniumには徐脈，高カリウム血症，横紋筋融解，悪性高熱症などを誘発するという厄介な副作用があるうえ，腹圧（胃内圧）や脳圧を上昇させます．筋注可能という特徴を活かし，米国では喉頭痙攣やdifficult airway時に静脈ルートがない場合などの緊急**筋注用**薬剤に位置づけられています[4]．本邦でも副作用の多さから最近では実際ほとんど使われていません．

RSI時に，最も頻用されているのは，RSI以外の状況でも現在最もよく使われている筋弛緩薬であるrocuronium（エスラックス®）です．rocuroniumは，suxamethoniumとは対照的に，問題となる副作用はほとんどありません．しかも，1.0〜1.2 mg/kgという高用量投与であれば，suxamethonium（1.5 mg/kg）に匹敵する速さ（1分以内）と同等の挿管コンディション（**表1，2**）で挿管が可能です[4]．また，特に乳児では，筋弛緩薬への感受性の高さと，体重あたりの心拍出量の多さから，やや少なめの0.9 mg/kg程度で十分とする意見もあります[5]．rocuroniumがsuxamethoniumに比べて劣っている点は，筋弛緩状態から回復するのに5倍以上の時間を要する（つまり作用持続時間が長い）点です．例えば，筋弛緩薬を投与したものの，挿管困難であった場合，マスク換気さえ可能であれば最悪の事態は避けられますが，最初はうまくいっていても，途中からマスク換気困難になってくる場合もあります．小児成人問わず，CVCI（前述）の場合は，ラリンジアルマスク，外科的気道確保などの「次の一手」を進めながらも，「助けを呼び自発呼吸を促し患者を覚醒させる」というのが大原則です．したがって，筋弛緩状態からの回復が速いということは，薬剤選択のうえでの重要なポイントです．

本邦では，sugammadexという，rocuroniumに対して特異的に拮抗できる薬剤が入手可能です．RSI時の筋弛緩薬としては，sugammadexという拮抗薬があるrocuroniumを使用するのが，ベストな選択といえます．

まとめると，静脈ルートがある場合は（手元にsugammadexがある前提で）rocuroniumが第一選択で，ルートがない場合は，やむを得ずsuxamethoniumとなります．

3．麻　薬

　一般的に，小児成人問わず，挿管時の喉頭展開による刺激を抑えたいときや，頭蓋内圧亢進を避けたい状況では，鎮静薬に加えてfentanyl（フェンタニル®）やmorphine（塩酸モルヒネ®）などの，麻薬の併用が行われることがありますが，RSIには麻薬の併用は不要です[2]．急速投与により，fentanylには鉛管現象（胸郭が硬くなり換気できない）の問題が，morphineにはヒスタミン遊離による喘息発作誘発の問題があります．筋弛緩薬と鎮静薬は，挿管可能な状態を最短1分でつくることができるのに対し，fentanylもmorphineも，作用発現までに，明らかにそれらより時間がかかります．RSIに使用する鎮静薬や筋弛緩薬と同じタイミングで麻薬を効かせるためには，麻薬を1分程度，先行投与する必要があります．しかし，その1分間の中途半端な鎮静レベルの時間帯に，嘔吐や誤嚥が起こる危険性があります．また，鎮静薬との相乗効果で徐脈や低血圧をきたす場合もあります．RSIの一番の目的は，**必要十分な薬剤**投与により，誤嚥のスキを与えることなく挿管しやすい状況をつくって，**安全に，確実に，迅速に**，気管挿管を完了することにあります．気管挿管時に「痛くない」，「快適である」ことはもちろん重要なことですが，真にRSIが必要な状況では，それらの優先順位が相対的に下がるのは，やむを得ないことです[2]．

4．副交感神経遮断薬

　一般的な小児の気管挿管時と同様に，迷走神経反射を抑える目的で，atropine（硫酸アトロピン®）を使用します．また，口腔内分泌物を減らし，喉頭展開時の視野を良くする効果もあります．効果発現にやや時間がかかるので，atropineは鎮静薬や筋弛緩薬に先立って投与します．

RSIの実際の手順を教えてください

■**RSIの具体的手順**（以下は循環血液量が適正で特にリスクのない場合）

1）なるべく人を集め，ECGモニター，パルスオキシメータ，吸引器，固定用テープ，スタイレット，様々なサイズと形状の異なる喉頭鏡ブレード（ミラー型，マッキントッシュ型，使い慣れたほうでよい）などの必要物品を準備する．確実に挿管するため，挿管チューブは通常よりも細めのものを準備する．カフ付きの場合は，さらにワンサイズ細いものも準備する（メモ参照）．

2）麻酔用のフェイスマスクを密着させ，100％酸素で十分に酸素化する．通常の呼吸で5分，待てない場合は，呼吸停止後にマスク換気を行うことを前提に，もっと短時間でもよい．挿管困難ではないか，この間にもう一度チェックする．atropine（0.02 mg/kg，最低量0.1 mg）を先に静注しておく．

3）薬剤は，予定量を一気に急速静注する．筋弛緩薬としてrocuronium（1 mg/kg），鎮静薬としてthiopental/thiamylal（4 mg/kg）またはpropofol（3 mg/kg）を同時に静注し，十分に生食などでフラッシュする．

4）やがて入眠し，呼吸停止する．幼児以下の小児の場合は，やさしく，愛護的にマ

スク換気を加える．その際，気道内圧は10〜12 cmH$_2$O に留めるようにする．薬剤投与後50秒で挿管準備に入る．喉頭鏡を受け取り，薬剤投与から1分で喉頭展開し，確実に挿管する．

5) 聴診器，CO$_2$比色計，カプノメータなどで確認する．テープ固定しX線写真で挿入位置を確認する（切迫した状況での挿管は心理的に深めになりがちなので注意する）．

6) 胃内減圧のために胃管を挿入する．太めの気管吸引用カテーテル（14 Fr，16 Fr）を，一時的に，経口で胃まで挿入して吸引してもよい．この方法は，胃内に食物残渣などが多い場合に有効である．

> **メモ**
>
> ●成功の秘訣は雰囲気づくりにあり！
>
> 　「薬を入れてしまってから喉頭鏡が点灯しないことに気づいた…」などというのは，戦う前から負けているようなものです．RSIに限らず，criticalな状況で手技を行う際に最も重要なのは，事前の十分な**物品準備と環境整備**，そして**心の準備**です．手技に入る前に，抜かりがないように周囲に気を配り，さらに，何より大事なことは，自分が最もやりやすいように環境を整えることです．そうすることで，心の余裕も生まれます．筆者は，これらの作業を「雰囲気づくり」と呼び，どんなに慌てていても「雰囲気づくり」を習慣づけるようにしています．

[文　献]

1) Weiss M, Gerber AC：Rapid sequence induction in children−it's not a matter of time! Pediatric Anesthesia 18：97-99, 2008
2) Agrawal D：Rapid sequence intubation in children. Up To Date, 2009
3) 「外傷初期診療ガイドライン 改訂第3版」編集委員会：第2章　外傷と気道・呼吸．"外傷初期診療ガイドライン"へるす出版, p29, 2008
4) Mazurek AJ, Rae B, Hann S et al：Rocuronium Versus Succinylcholine：Are They Equally Effective During Rapid-Sequence Induction of Anesthesia? Anesth Analg 87：1259-1262, 1998
5) 武田敏宏, 香川哲郎：ロクロニウムの一般的臨床使用の実際―小児麻酔におけるロクロニウムの使用法―. 日臨麻会誌 28：685-690, 2008

IV 非侵襲的陽圧換気法

10 高流量鼻カニュラ（HFNC）

聖隷三方原病院 小児科
南野初香（みなみの はつか）

> **point**
> - HFNC（high flow nasal cannula：高流量酸素療法）は適度に加湿加温された酸素を高流量投与することができる酸素療法のひとつである．
> - 高流量によりPEEP（positive end-expilatory pressure）効果を狙え，呼吸仕事量の軽減が期待できる．
> - HNFCは鼻腔損傷も少なく，鼻プロング位置の調整回数も軽減でき看護面でも効果的である．
> - 圧アラームの設定がないために呼吸状態の観察はより重要である．現時点では軽症から中等症の呼吸障害症例に対して有効な呼吸管理法と思われる．

Q HNFCはどんなものですか？

A 非侵襲的陽圧換気法（noninvasive positive pressure ventilation：NIV）のひとつで，特徴的な鼻カニュラ（プロング）を装着し，高流量酸素を流すことで持続気道内陽圧（continuous positive airway pressure：CPAP）をかけることができるようになった酸素療法のひとつです．装着も設定方法も非常に簡便なために近年呼吸障害に対する治療法として注目されています．

Q HFNCの仕組みはどうなっていますか？

A HFNCの仕組みとしては，これまでの酸素療法は加湿加温がされていないため粘膜線毛のクリアランスを保つために低流量の酸素しか流すことができませんでした．しかし最適温度37℃，最適湿度44 mg/Lを保つことで鼻カニュラでも高流量酸素を供給できるようになりました[1]．その高流量により，鼻咽頭腔の解剖学的死腔を洗い流すことができ，CO_2の再呼吸を抑えることで呼吸仕事量を軽減することができます[2]．高流量により軽度のPEEP効果を得られ，流量を上げれば上げるほど気道内圧は上昇します[3]．一方で開口時は閉口時と比較して気道内圧は低下しますが，40 L/min以上であれば3 cm H_2OほどのPEEPをかけることができることが報告されています[4]．

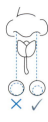

図1　プロング選択

HFNCは上記の効果が期待できる人工呼吸器です．鼻の形状にあったプロングを選択することで適度な加温加湿を加えることができるので，図1に示すように体重にあったサイズを選択するのが重要です．また鼻孔とプロングの大きさはあまりぴったりではなく，少し余裕があるサイズを選びます．

HFNC開始の設定法についてコツはありますか？

現時点ではARDS（acute respiratory distress syndrome）の際の呼吸器設定のように推奨されているものはありません．流量と圧の関係も明らかではありません．以前HFNCを使用する際にご家族の同意のもと咽頭圧を測定しました．データによると咽頭圧が5 cmH₂Oとなる酸素流量は1.43×体重（kg）+3.84 L/minでした．よって6 kgの児であれば10 L/minから開始していま
す．文献的には2 L/kg/minから開始し，呼吸状態をみて流量を増減していることが多いようです[5]．

乳幼児でもデバイスに対して不快に感じず，呼吸器との同調性ということも気にする必要はないので，気軽に使用ができる呼吸器であると思われます．だからこそ注意が必要な点もありますので，他項でお示しします．

HFNCに有効と思われる病態を示してください．

成人においては心臓術後の呼吸不全やCOPDの呼吸管理法として導入されています[6]．特に装着も容易で，会話や食事も可能であることからNIV法として選択される傾向にあるようです．小児領域では早産児に対しての呼吸管理法として使用されています[7]．近年は急性細気管支炎やARDSに対して使用した報告例がありますが，確立し
た病態というのはありません．抜管後の補助呼吸として使用すると通常の酸素投与と比較して72時間後の再挿管率が有意に低くなるという報告[8]もあります．実際に使用してみると，体動の際もプロングのずれがないために呼吸理学療法を行うことも支障がないために無駄な鎮静剤や長期挿管が不要になると思われます．

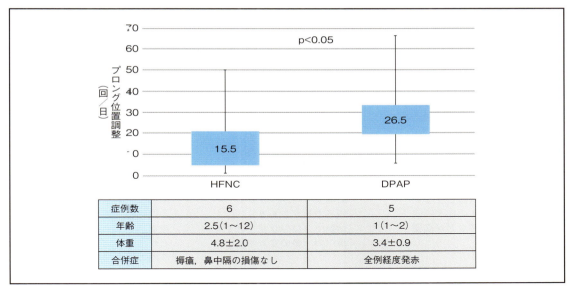

図2　24時間あたりのプロング位置調整回数

　私見が入りますが，これまでの報告と機器の原理から有効な病態を考えると，①軽度から中等度の呼吸障害で酸素投与のみでは呼吸障害の進行が予想される場合，さらなる呼吸管理法（侵襲的呼吸管理）を導入する際の懸け橋としての使用，②小児の場合にはデバイス装着のために鎮静を要することがあるので，マスクなど嫌がる症例の場合，③体位など制限が必要ないので呼吸理学療法を併用する場合であると考えられます．

HFNCの合併症を教えてください．

　看護ケアの軽減がHFNCの最大の特徴です．実際にデバイスの位置調整を看護師にカウントしてもらいDPAPと比較しました．ばらつきは多いですが，明らかに調整回数はHFNCのほうが少なくすみました．特に児の覚醒時の調整は不要でした（図2）．これまでのNIVに認めたような鼻腔損傷や圧迫による発赤はほぼありません．大きな合併症はないと考えていいと思います（デバイスをテープで接着しますので，テープによる接触性皮膚炎を起こす可能性はあります）．

HFNCを使用する際の留意点は何ですか？

　他のNIVと違い気道内圧の測定ができません．つまり気道内圧アラームの設定がありません．よって気道内圧が高すぎる可能性もあるし，開口により圧がかかっていない可能性もあります．常に呼吸状態の変化（呼吸数や呼吸の仕方，SpO_2など）にはよ

表1　HFNC と DPAP と NPPV

	HFNC	DPAP/nCPAP	NPPV
長所	・短時間での装着 ・体動（抱っこやリハビリ）でプロングがずれない ・鼻中隔の変形，損傷がない	・圧変動を認識できる ・アラーム設定がある	・確実な圧管理が可能 ・換気補助が可能
短所	・圧アラーム設定がない ・呼吸器からの圧が不明 ・呼吸器回路などが高価	・装着まで時間がかかる ・帽子で熱がこもる ・体動でプロングがずれやすい ・鼻中隔，鼻の変形が強い	・装着に時間がかかる ・小児に合うデバイスが少ない ・装着のために鎮静を要することがある ・顔面の褥瘡形成

り十分注意する必要があります．

どの NIV 法にも共通していますが，いつでも気管挿管ができる準備はしておく必要があります．

HFNC と CPAP の違いと選択法についてポイントはありますか？

A これまでに HFNC は合併症も少なく，文献的にも他の NIV に比して同等の効果を認めていると述べてきました．小児において鎮静がなくてもデバイスを装着することができたり，体動でのずれがなかったりなどの利点はありますが，呼吸療法として換気補助が必要な場合や厳格な圧管理を要する場合には圧測定やアラームが存在しないために HFNC を選択すべきではないと考えます．

HFNC と他の NIV との比較を**表1**にしてみました．長所，短所のバランスで選択をするべきと思います．しかしどの呼吸管理法であっても常にモニタリングをしっかりと行い，呼吸障害が変わらない，進行していると思われれば，すぐに気管挿管を行うことができる環境での使用が絶対条件と考えます．

図3に私見ではありますが，呼吸障害に対する呼吸管理法についてお示しします．現在は様々な呼吸器（モード）が開発されています．その特徴を生かすためには，その呼吸器の長所と短所をしっかりと見極めて，患児の呼吸状態に最も適切な呼吸器（モード）を選択することが最も重要なポイントであります．

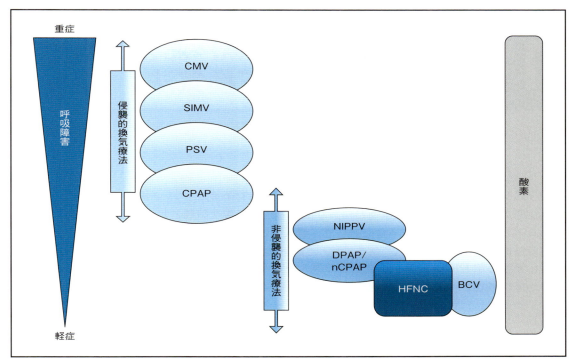

図3　呼吸障害に対する呼吸管理法
(BCV：biphasic cuirass ventilation，陰陽圧体外式人工呼吸器)

[文　献]

1) Hasani A, Chapman TH, McCool D：Domiciliary humidification improves lung mucociliary clearance in patients with bronchiectasis. Chron Respir Dis 5：81-86, 2008
2) Kernick J, Magarey J：What is the evidence for the use of high flow nasal cannula oxygen in adult patients admitted to critical care units? A systematic review. Aust Crit Care 23：53-70, 2010
3) Parke RL, Eccleston ML, McGuinness SP：The effects of flow on airway pressure during nasal high-flow oxygen therapy. Respir Care 56：1151-1155, 2011
4) Groves N, Tobin A：High flow nasal oxygen generates positive airway pressure in adult volunteers. Aust Crit Care 20：126-131, 2007
5) Milési C, Boubal M, Jacquot A：High-flow nasal cannula: recommendations for daily practice in pediatrics. Ann Intensive Care 4：29, 2014
6) Maggiore SM, Idone FA, Vaschetto R：Nasal High-Flow versus Venturi Mask Oxygen Therapy after Extubation. Effects on Oxygenation, Comfort, and Clinical Outcome. Am J Respir Crit Care Med 190：282-288, 2014
7) Badiee Z, Eshghi A, Mohammadizadeh M：High flow nasal cannula as a method for rapid weaning from nasal continuous positive airway pressure. Int J Prev Med 6：33, 2015
8) Hernández G, Vaquero C , González P：Effect of Postextubation High-Flow Nasal Cannula vs Conventional Oxygen Therapy on Reintubation in Low-Risk Patients. A Randomized Clinical Trial. JAMA 315（13）：1354-1361, 2016

Ⅳ 非侵襲的陽圧換気法

11 鼻マスク式CPAPおよびマスク式陽圧換気法

沖縄県立南部医療センター・こども医療センター 小児集中治療科　藤原直樹

 point

- マスク式陽圧換気法は，小児においても適応可能である．
- 従来の人工呼吸器管理による合併症が回避でき，予後を改善させる可能性がある．
- ARDSを除く急性呼吸不全に対して，導入を試みる価値はある．
- 非反応例を迅速に抽出し，気管挿管への移行を遅らせないことが重要で，小児呼吸管理に習熟したPICUに準ずる施設での導入が望ましい．
- 治療の成功が，成人以上に医療スタッフの経験・慣れに左右されやすい．

「呼吸管理の革命」といわれ，主として成人領域において急性および慢性呼吸不全に対して使用されることの多いNPPV（noninvasive positive pressure ventilation：非侵襲的陽圧換気法）ですが，近年，小児領域でも広がりをみせています．小児急性呼吸不全に対する使用をサポートする多くのデータが蓄積されつつあり，新たな呼吸管理手段として注目を集めています[1～3]．本稿では，乳児および小児急性期領域におけるNPPVを中心にみていきましょう．

Q 非侵襲的換気法（NIV）には，どんなものがありますか？

 非侵襲的換気法（noninvasive ventilation：NIV）とは，気管チューブや気管切開カニューレを用いずに補助換気を行う方法で，非侵襲的陽圧換気法（NPPV）と，非侵襲的陰圧換気法（noninvasive negative pressure ventilation）[4]があります．NPPVには，大まかに，持続性気道内陽圧（continuous positive airway pressure：CPAP）と，二相性陽圧換気（bilevel positive airway pressure：BiPAP）の2つの設定方法があります．もともと，神経筋疾患患児の夜間呼吸サポートとして在宅ベースで導入されましたが，1990年代初頭より，急性および慢性呼吸障害に対して幅広く適用されるようになりました．

Q 導入にあたって注意することはありますか？

 NPPV導入に際しては，①気道保持が可能，②十分な自発呼吸がある，③治療に協力的でマスク密着が可能，④重度ではない呼吸不全，⑤安定した循環動態，のもと

での適用が前提となります．また，小児患者のNPPVに慣れている環境か否かは，NPPV成功への最も重要な要素です[5]．長期安定した患児以外は，原則気管挿管患者と同様のモニタリングが必要で，PICUあるいはそれに準じた環境下での導入が必須です．NPPVによる早期の介入，または撤退の判断が成人にもまして重要で，装着後1～2時間で症状の改善が得られない場合，気管挿管への移行を躊躇しない姿勢が大切です[5,6]．

 小児におけるNPPVには，どのような利点・欠点がありますか？

 ひと言で言えば，気管挿管を回避できることがメリットであり，確実な気道がないことがデメリットといえます（**表1**）．

表1　NPPVの利点と欠点

利　点	欠　点
・気管挿管に伴う合併症が回避できる ・着脱が容易で，間欠的使用が可能 ・会話・食事が可能 ・鎮静・鎮痛の必要性が減少する 　咳反射や腸管運動抑制等の副作用が減る 　神経学的評価が容易 ・人工呼吸器関連肺炎や肺障害が減る	・確実な気道がない!! 　上気道閉塞や誤嚥のリスク 　気管吸引が困難 　高い気道内圧が得られない ・胃膨満・胃食道逆流 ・マスク圧迫による皮膚損傷，リークの問題 ・医療スタッフの習熟を要する ・気管挿管のタイミングが遅れる可能性

 小児でもNPPVは有効でしょうか？

 成人領域では　特定の病態（COPD急性増悪・急性心原性肺水腫・免疫不全患者の呼吸不全）を中心に，その有効性が強力なエビデンスを背景にほぼ確立したといえます．しかし，小児においては，NPPV適応疾患や導入基準に一定の見解はなく，限られた症例集積報告を基に，各施設が手探りで症例を蓄積しているのが現状です．急性期使用に関して，2006年のEssouriらによる単施設，5年間114例の後方的検討が最大規模の症例分析で，それによると77%が治療に反応し挿管を免れ，ARDS以外の小児急性呼吸障害においてNPPVは適応可能であると結論づけています[2]．

 小児への適応病態は？　導入禁忌は？

上記報告では，最大の適応理由は抜管後呼吸不全で，以下肺炎，免疫不全児の呼吸不全，ARDS患者等に導入されています．ARDS患者は他に比べ気管挿管率が高く（78%），第一選択として不適切であると指摘されています[2]．この他に，上気道閉塞，

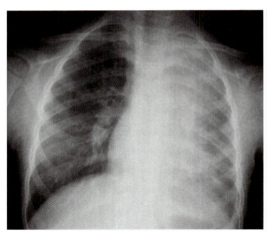

a）NPPV 導入前　　　　b）導入 3 時間後
〔F$_i$O$_2$ 0.5, IPAP/EPAP 14/10〕

図1　3歳男児：インフルエンザ肺炎（2009 H1N1）・無気肺
　　呼吸窮迫を認め，PICU にて NPPV 開始．呼吸努力の改善，導入前後の胸部 X 線では左無気肺の軽減がみられた（a, b）．鎮静薬としてデクスメデトミジン使用，NG チューブ挿入，NPPV は 1 日半で離脱できた．

表2　小児急性期治療における NPPV 禁忌（案）

A．気道の開存が困難…球麻痺・多量の分泌物・気道異物
B．著しい誤嚥のリスク（咳反射・嚥下機能の障害）
C．呼吸停止，重度呼吸不全，（ARDS）
D．不安定な循環動態，多臓器不全
E．興奮状態，治療に非協力的
F．マスク密着が困難な顔面外傷や熱傷，解剖学的異常，最近の上気道あるいは上部消化管手術の既往

喉頭・気管/気管支軟化症，心原性肺水腫，さらに，喘息・細気管支炎に代表される下気道閉塞病態にも，NPPV が有効であるとの報告[7]が多数出てきています．最近の無作為前向き研究では，小児急性呼吸不全に対して NPPV は，コントロール群に比べ有意に呼吸数・脈拍数を改善させ，気管挿管率も 28％（vs 60％）と低く，NPPV が気管挿管回避に寄与する可能性が示されています[8]．

経験を積んだ施設で，気管挿管に速やかに移れる環境下であれば，気管挿管の適応に当てはまらない，あらゆる酸素化障害・換気障害あるいは著しい呼吸努力に対して，導入を検討してみる価値はあると考えられます（**図1**）．一方，最初から気管挿管が適切である患児も当然いるわけで，NPPV の限界を認識しておくことは重要です（**表2**）．

抜管後に NPPV は有用ですか？

A 呼吸不全リスク群に対する予防的適応と，抜管後呼吸不全に対する治療的適応に分けて考える必要があります[6]．長期の人工呼吸など抜管失敗のリスクが高いと思われる症例や，早めに抜管して NPPV でウィーニングをはかることが好ましいケース（神経筋疾患など）では，抜管後に予防的に NPPV を装着することがあります．一方，上気道狭窄・肺水腫・覚醒遅延等による抜管後呼吸不全が出現した場合に NPPV を導入することがありますが，逆に再挿管時期が遅れ，予後を悪化させる懸念があります（**メモ参照**[9]）．

> **メモ**
>
> ● 抜管後呼吸不全患者に対する NPPV は死亡率を高める!?[9]
>
> Esteban らによる，48 時間以上の人工呼吸器管理の後に抜管後呼吸不全に陥った成人患者の多施設ランダム研究では，抜管後に NPPV を適用された群において，再挿管までの時間が有意に長く，結果として死亡率の増加がみられました．NPPV に固執するあまり再挿管が遅れ，ひいては患者の予後悪化につながる危険性は，呼吸予備能力の乏しい小児ではよりいっそう認識されるべきです．

機器・設定について教えてください

A 新生児・小さな乳児では，鼻プロングあるいは鼻カニューレによる CPAP が一般的です．本邦では，吸気時の陽圧負荷に加えて呼気時の抵抗を減らす，インファントフローシステム®（エアーウォーター社）が普及しています．この方式は DPAP（directional positive airway pressure）と呼ばれ，通常の経鼻カニューレを用いて CPAP を付加する方法に比べ，呼気時の抵抗を減らす工夫がなされ，患児の呼吸仕事量を有意に減少させます．それに対して，乳児期以降（体重 4～5 kg 以上が目安）では，鼻あるいは口鼻マスクと流量可変式の人工呼吸器による CPAP あるいは bilevel positive airway pressure が適用されます．急性期においては，

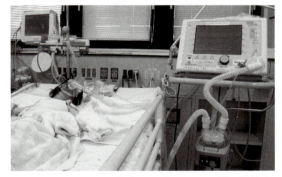

図 2 BiPAP Vision®（レスピロニクス社）装着中の患児
PICU にて，厳重なモニター管理下での導入，鎮静薬を使用．

NPPV 専用呼吸器の中でも吸入酸素濃度（F_IO_2）を調節でき，かつリーク補正に優れた

BiPAP Vision®（レスピロニクス社，現在製造中止：Respironics V60®へ移行）が使用されることが多いです（図2）．BiPAP Vision®での換気モードには，CPAPモードとBiPAPモード〔自発/時間サイクル（S/T）モード等〕があります．BiPAPモードでは，吸気圧（IPAP）と呼気圧（EPAP）を設定することで，CPAPモードで得られる肺胞拡張による酸素化能改善効果に加えて，換気補助による炭酸ガス排泄効果が期待できます．ただし，S/Tモードの場合，幼少児は吸気流速が少なく，自発呼吸に対するトリガー不良が問題になります．

インターフェイスの選択に関して注意することはありますか？

A 児の"快適性"の観点から，インターフェイスの選択およびその装着は大変重要といえます．経鼻プロング・鼻マスク（図3）・口鼻マスク（図4），さらに最近では小児用ヘルメット（図5）も使用されています．顔のサイズ・バリエーションが多様な小児患者に対して，成人用鼻マスクを小児の口鼻マスクとして代用しています（図4）．患児の不安軽減やフィッティングの問題で鼻マスクが好まれますが，口からのリークを減らし確実に陽圧をかけたいような急性期は，口鼻マスクのほうが有効です．胃膨満による嘔吐や誤嚥のリスクを考慮する必要があり，胃管の留置が必要です．その他，眼方向へのリーク・マ

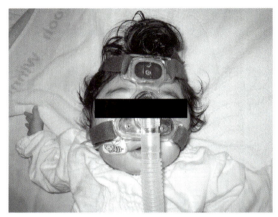

図3 **小児用鼻マスク**
口からのリークが問題となるが，快適性には優れる．

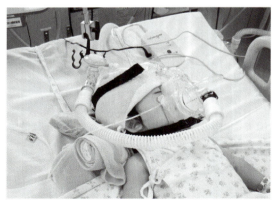

図4 **口鼻マスク**
成人用鼻マスクを代用．NGチューブ挿入，皮膚保護材の貼付，ネブライザー回路を装着．

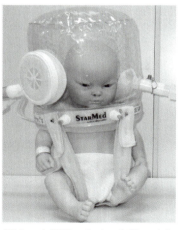

図5 **小児用ヘルメット型マスク**
（スターメッド社）

スクが当たる部分（特に鼻根/鼻梁部）の皮膚損傷の有無は重要なチェック項目で，皮膚保護材の使用や，数時間ごとにマスクを外し除圧・観察に努めることが求められます．また，リークが多いとヘッドギアを強固に締めがちですが，ある程度のリークは許容します．

鎮静・鎮痛は必要ですか？

NPPVをうまく適用するためには，鎮静を要することは多々あります．鎮静薬として，デクスメデトミジン・ミダゾラム・麻薬等の経静脈麻酔薬に加えて，抱水クロラール・フェノバルビタール等の間欠投与が行われます．呼吸状態のさらなる悪化をきたす可能性があること，また過剰な鎮静は，鎮静を減らすという，そもそものNPPVの利点を損ねる結果になることに留意する必要があります．実際，デクスメデトミジンは呼吸抑制が少なく，近年NPPV施行時の鎮静に用いる頻度が増えています．

NPPVが有効かどうかの判定は？　どの時点で気管挿管に踏み切るべきでしょうか？

一般的に有効例では，装着後より呼吸努力の改善，呼吸数や脈拍数の減少，血液ガス所見の改善がみられます．通常これらの反応は，1～2時間以内にみられることが多く，逆にこの時間単位で改善が得られない場合，気管挿管への移行を考慮する必要があります．また，患児が興奮する場合，鎮静薬を使用すべきか，あるいは気管挿管に踏み切るべきか，判断しなければなりません．種々の研究で，NPPV反応群では数時間以内に脈拍数・呼吸数およびPCO_2の改善が示されています[2,8]．一方，NPPV装着1時間後のF_IO_2が再挿管の予測因子となりうる（反応群0.48 vs 非反応群0.8），という報告もあります[10]．

実際にどのように導入するのですか？　成功の鍵は？

1）患児の好む体位で，術者が声かけをしながら，ゆっくりマスクを当てる（いきなりストラップで固定しない!!）．
2）低圧CPAP（4～6 cmH₂O）で開始，F_IO_2は導入時高めで設定．
3）患児が慣れてきたところでストラップを固定，その際に眼球圧迫・眼方向へのエアーリークに注意し，下顎側のリークは多少容認する．
4）ゆっくりと圧を上げていき，必要に応じてIPAPをかけていく．
　➡CPAP（EPAP）：5～10 cmH₂O/IPAP：EPAP＋5～10 cmH₂O　で調整
5）導入後1時間以内にバイタルサイン・呼吸努力・血液ガスの変化を観察し，NPPV継続か否かを判断する．
6）マスクの当たる部分に皮膚保護材を敷き，胃管を留置する．

NPPVによる呼吸管理が患児にとって好

ましいと考えられるのであれば，「気管挿管管理より手間がかかるし，ケアも大変である」ことを肝に銘じ，導入時にはベッドサイドにはりついて観察する覚悟が必要です．

ネーザルハイフロー®との使い分けは？

 ネーザルハイフロー®（high flow nasal cannula）は，ここ数年でNPPVにとって代わる有用なツールとして地位を確立しつつあり，特に鎮静に難渋する小児患者にはメリットが大きく，実際にその使用が増えています．

NPPV受容が困難な乳幼児や頻回に気道分泌物除去が必要な病態ではネーザルハイフロー®が有利ですが，より確実に気道内陽圧をかけたい場合，NPPVの方が奏効するケースがあるのは事実で，うまく使い分ける必要があります．

[文　献]

1) Nørregaard O：NIV：indication in case of acute respiratory failure in children. In "Noninvasive Ventilation, 2nd eds" Euro Respir Mon 41：110-132, 2008
2) Essouri S, Chevret L, Durand P et al：Noninvasive positive pressure ventilation：five years of experience in a pediatric intensive care unit. Pediatr Crit Care Med 7：329-334, 2006
3) Teague WG：Noninvasive ventilation in the pediatric intensive care unit for children with acute respiratory failure. Pediatr Pulmonol 35：418-426, 2003
4) Shah PS, Ohlsson A, Shah JP：Continuous negative extrathoracic pressure or continuous positive pressure for acute hypoxemic respiratory failure in children. Cochrane Database Syst Rev 2008（1：CD003699）
5) 丸川征四郎 監修：急性期NPPV実践マニュアル．急性期NPPV研究会，2007
6) 志馬伸朗：小児に対する非侵襲的換気：未開の分野への挑戦．日本集中治療医学会雑誌15：472-474，2008
7) Carroll CL：Noninvasive ventilation for the treatment of acute lower respiratory tract diseases in children. Pediatric Emergency Med 10：90-94, 2009
8) Yanez LJ, Yunge M, Emifork M et al：A prospective, randomized, controlled trial of noninvasive ventilation in pediatric acute respiratory failure. Pediatr Crit Care Med 9：484-489, 2008
9) Esteban A, Frutos-Vivar, Ferguson ND et al：Noninvasive positive-pressure ventilation for respiratory failure after extubation. N Engl J Med 350：2452-2460, 2004
10) Bernet V, Hug MI, Frey B：Pridictive factors for the success of noninvasive mask ventilation in infants and children with acute respiratory failure. Pediatr Crit Care Med 6：660-664, 2005

Ⅴ 侵襲的陽圧換気法

12 IPPV（間欠的陽圧換気）

兵庫医科大学
小児科学講座　尾迫貴章（おさこたかあき）

 point

- 人工呼吸器管理の適応を知る．
- 酸素化/換気のどちらを改善させるのかが設定変更のカギ．
- 管理中の患児の呼吸状態を正確に把握し，呼吸器設定の変更を理論的に適切に行えるようにする．
- DOPEにつき把握する．
- s-IMV管理の限界を知る．

Q 間欠的陽圧換気とは何ですか？ s-IMVとは異なるものですか？

間欠的陽圧換気（intermittent positive pressure ventilation：IPPV）とは，その意のとおり"間欠的"に"陽圧"をかけ，換気をさせる方法です．一部の特殊な呼吸器を除き，一般的に用いられている人工呼吸器管理は，この間欠的陽圧換気です．ただこのモードは，呼気時に圧を大気圧に開放することで換気させるため，いわゆる呼気終末陽圧（positive end-expiratory pressure：PEEP）はありませんでした．

このPEEPを用いた間欠的陽圧換気，つまりIPPV＋PEEPを持続的陽圧換気（continuous positive pressure ventilation：CPPV）といいます（気道内圧は常に陽圧になるので"持続的"と表現されます）[1]．

これらIPPV/CPPVは，陽圧をかけ換気させることのみを指す言葉であり，患児の自発呼吸に関しては考慮されていませんでした．

多少語弊があるのですが，患児の自発呼吸を無視して強制的に陽圧をかけ換気を行う，といったところでしょうか．これでは，患児の呼気により強制換気が始まり，ファイティングを起こし，気胸等の合併につながってしまいます．これを改善し，患児の吸気開始に合わせて強制換気が入るようにしたモードを，同期的間欠的強制換気（synchronized intermittent mandatory ventilation：s-IMV）といいます．皆さんがご存知のモードです．

現在の人工呼吸器管理では，s-IMVモードを選択することで，例えば自発呼吸を鎮静薬・筋弛緩薬等で消したとしても，設定された回数の換気は行われますし（いわゆるCMV），設定呼吸回数を0にしても，自発呼吸が存在すればいわゆるCPAPモードで管理可能となります．何かと便利なモードですね．またまた語弊があるかもしれませんが，

間欠的陽圧換気といえば s-IMV と思って頂いて結構かと思います．この章では s-IMV に基づいての回答をお示ししていくことにしたいと思います．

TOPICS

≪PEEP≫
PEEP は，末梢気道閉塞・狭窄や肺胞虚脱を防止・軽減させる効果により機能的残気量を増加させるとともに，換気血流不均等を改善させるため，肺での酸素化を改善させます．

Q 従量式換気と従圧式換気の違いは？

 従量式とは，設定した一回換気量で一回の吸気を行う換気モードです（ex. volume controlled ventilation：VCV）．利点としては，基本的に分時換気量を希望する一定量に保つことができるため，換気自体を主な目的とする疾患（神経筋疾患/頭蓋内疾患/中枢性無呼吸等）や肺合併症のない術後管理には適しているといえます．しかし，一方で欠点もあり，気管チューブからのリークが多いと低換気になる恐れがあること，肺コンプライアンスが低いと（ARDS 等）過剰加圧になる（圧損傷＝barotrauma）恐れがあること，などが挙げられます[2]．

従圧式とは，一回の吸気を決められた気道内圧で送気する換気モードです．利点としては，気管チューブのリークにかかわらず希望する気道内圧で管理することができるため，小児，特に圧損傷を受けやすい新生児や乳児における人工呼吸器管理において，好んで用いられるモードといえます（ex. 圧制御換気：pressure controlled ventilation：PCV）．また，設定気道内圧を設定時間内維持することで，比較的換気量を保つことができ，肺胞を虚脱させにくくすることで，換気不均等分布を改善することができます．このため，肺コンプライアンスの低い ARDS 等には良い適応だといえます．しかし，気道抵抗や肺胸郭コンプライアンスによって一回換気量が変化するため，換気は不安定となりうる欠点があります[2]．

簡潔に述べるならば，上記のような違いになるのですが，厳密にいえば，従量式は"設定した一回換気量が送気されると呼気相へ移行するモード"であり，従圧式は"設定した気道内圧に達すると呼気相へ移行するモード"なのです．現在の s-IMV では，吸気から呼気へ移行する仕組みとしては，①容量サイクル式：設定した一回換気量が送気されたら呼気へ移行，②圧サイクル式：設定した気道内圧に達したら呼気へ移行，の従来の仕組

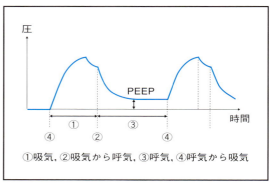

図1　s-IMV と人工呼吸器の各時相
（文献3を参照して作成）

みだけでなく，③時間サイクル式：設定された吸気時間に達したら呼気へ移行，といった仕組みが，①＋③や②＋③といった組み合わせで用いられているのが現状です．また，プレッシャーサポート（pressure support：PS）では，吸気が弱くなってきて流量が減弱したら呼気へ移行，という，④流量サイクル式を用いています（図1）[3]．

TOPICS

≪プレッシャーサポート≫

s-IMV は，自発呼吸と強制換気の開始のタイミングを合わせるだけです．患児の吸呼気の時間は設定により決まっています．呼気に転じたくても空気を押し続けたりします．その点，プレッシャーサポートでは，吸うスピードや吸気時間も患者に依存しますし，患者が吸うのをやめたらすぐにサポートを中止して，呼気へ移行します．患児の自発呼吸を大切にした方法だといえます．

プレッシャーサポートは，自発呼吸に対してサポートするものです．s-IMV で併用すると，強制換気以外の自発呼吸に対し，その自発呼吸すべてをサポートします．また，自発呼吸だけのプレッシャーサポートで良好に管理（PEEP＋PS）することができれば，プレッシャーサポートの圧設定を徐々に下げていくことで，自然なウィーニングが可能となります．

もちろん，欠点もあります．換気量は患児に依存するので，低換気となる可能性があります．また，「プレッシャーサポートを著しく低く設定」すると，細い挿管チューブによる吸気努力の増大から，呼吸苦の増悪を認めることを経験します．これは注意すべき点です．

Q 人工呼吸器管理の適応は？

皆さんは人工呼吸器管理をされたことがありますか？　呼吸が苦しそうで，酸素投与にも反応が乏しくて…といった状況が最も一般的かと思います．

小児は，その解剖学的・生理学的特徴から低酸素低換気に陥りやすく，心肺停止は呼吸原性に由来するものが多数を占めます．そのため，いち早く呼吸窮迫を見つけ，介入することが必要です[4]．しかし，それでも呼吸不全に陥る場合もあります．介入を続けても呼

表1　人工呼吸器管理の適応　（文献3より引用）

- 呼吸筋の機能不全：呼吸筋疲労／胸郭異常／神経筋疾患
- 呼吸中枢抑制状態：鎮静筋弛緩薬投与／頭部外傷／頭蓋内疾患
- 気道抵抗の増大や閉塞：気管支喘息／上気道狭窄閉塞
- 改善しない低酸素血症や低換気
- PEEP を必要とする状態：ARDS／無気肺
- 過剰な努力呼吸を要する状態
- 末梢組織および心筋の酸素消費軽減が有効な症例：心術後
- 末梢組織への安定した酸素供給を必要とする疾患：ショック／Sepsis／心肺機能停止後
- 気道防御反応が低下した状態

吸不全の改善を認めない場合や，切迫する呼吸不全もしくは呼吸停止状態の患児には，人工呼吸器管理が必要になります．人工呼吸器管理および気管挿管の適応について，具体的な動脈血液ガス分析の検査値を記載している教科書もありますが，それは患児の臨床的な印象を裏づけたり治療に対する反応の評価には有用ですが，呼吸不全の確認には必須ではなく，参考にしかすぎないことを忘れないでください．臨床症状・経過で判断することが大切なのです[4]．

また，呼吸不全以外の患児にも人工呼吸器管理の適応はあります．それらをまとめて表1にお示しします[3]．

 初期設定はどのようにすればよいですか？

 前述したように，小児を対象とする場合はPCVがよく用いられます．人工呼吸器管理を開始する際に最初に悩むのは，初期設定をどうするかだと思います．

表2　人工呼吸器の初期設定　(文献3より引用)

1. 使い慣れたモード（PC-s-IMV＋PS）を選択．人工呼吸の設定は以下を目指す．
    ・十分な酸素化と換気
    ・呼吸労作の軽減
    ・人工呼吸器との同調
    ・高い吸気肺胞圧の回避

2. 開始時のF_iO_2は1.0とし，SpO_2が92～94％を維持するように酸素濃度を下げる．重症ARDSでは，人工呼吸器による圧損傷を最小限にするために，SpO_2 88％は許容してもよい．

3. 開始時の一回換気量は，8～10 mL/kgとし，血液ガス検査所見を参考に調整する（神経筋疾患の患者では，空気飢餓感から10～12 mL/kgの一回換気量が必要なことがある）．ARDSの患者で30 cmH$_2$O以上の高い吸気圧を回避するために，一回換気量を5～8 mL/kgに設定し管理することが推奨されている．

4. 呼吸数・分時換気量は患児の必要性に応じて設定する．呼吸数は年齢と疾患に応じて設定する．一般的に思春期は12回/min，新生児は24回/min．一番の目標はpHを正常化することで，次は$PaCO_2$である．

5. 吸気時間は，患児の年齢と疾患の経過により決定する．肺機能の正常な新生児は0.35～0.6秒，2歳以上は0.85～1.0秒．吸気：呼気比（I：E ratio）は患者に応じて設定する．健常肺では，1：2で開始し，ARDSなどで極めて酸素化が困難な場合は吸気時間を1秒以上とし，I：E比が1：1を要する場合がある．喘息やBPDのような呼気閉塞性疾患の患者では，十分な呼気時間が必要で，auto-PEEPを回避するために，I：E比が1：3.5～4となることもある．吸気や呼気のパラメーターは，I：E比の影響を受けることを認識しておく．

6. 肺胞を虚脱させず適切に維持するために，PEEPを使用する．びまん性の肺損傷では，PEEPは酸素化を改善し，F_iO_2を下げられる．換気量が同じなら，PEEPは平均気道内圧を上昇させ，呼吸モードによってはPIPも上昇させ，ARDSで好ましくない結果をもたらす可能性がある．健常肺の小児では，PEEPは5 cmH$_2$Oで開始する．15以上のPEEPが必要となることは稀．

7. トリガー感度は，吸気を開始する呼吸努力が最少となるように設定する．感度を下げ過ぎたために起きるautocyclingに注意．

8. 酸素化不良，換気不全，高度の最大吸気圧は人工呼吸器設定の同調の障害と関連していることがあり，人工呼吸器設定を変更しても改善しない場合は，鎮静・鎮痛・筋弛緩薬を考慮する．

9. 上記8の状態や，APRV/HFOなどへの変更が必要であれば，速やかに小児集中治療医または，他の専門家に助けを求める．

教科書によって多少ばらつきがあるので，ここでは Society of Critical Care Medicine 編集の Pediatric Fundamental Critical Care Support (PFCCS) を参考にしたいと思います[3]（表2）.

Q 管理開始後の呼吸器の設定変更は，どのようにすればよいですか？

A 人工呼吸器管理となった患児は，その大多数が呼吸不全の状態であったと想像されます．では，呼吸不全とは何でしょうか？ 呼吸不全とは"酸素化・換気のいずれか，もしくは両方が不十分な臨床状態"と定義されます[4]．であれば，酸素化を改善させるべきなのか換気を改善させるべきなのか，もしくは両方を同時に改善させるべきなのかを判断することで，呼吸器設定の変更を行いやすくなります．

酸素化に影響する因子には，吸入酸素濃度（F_IO_2）と平均気道内圧（mean airway pressure：MAP）があります（表3）．F_IO_2を上げれば酸素化はよくなります（なるはず）が，可能であればF_IO_2は 0.6 以下での管理を目標とします．というのも，過剰な酸素投与は肺実質には有害だといわれているからです．だからといって，低酸素血症になっては，元も子もありません．ここでMAPを考えてみます．表3を見ればおわかり頂けるように，MAP に大きく影響する因子は PEEP です．

酸素化改善が不良な場合には，PEEP を 2〜3 cmH_2O ずつ上げてみます．これで酸素化が改善するとF_IO_2を下げることができるため，高濃度酸素による肺傷害の risk を軽減することになります．しかし，PEEP も良いことずくめではありません．陽圧換気に共通することですが，①胸腔内圧上昇による静脈還流の低下から生じる心拍出量減少，②高圧管理による圧損傷（barotrauma），③高圧管理による気胸発症，などの合併症があります．また PCV では，PEEP のみを上げると PIP との圧較差が小さくなることで Vt. が減少し，換気が悪化することがあります．ですから，高濃度酸素と同様，high PEEP も両刃の剣なのです．実際の現場では，8〜10 cmH_2O 程度の PEEP で管理可能なことがほとんどです．

厳密には，肺胞低換気による低酸素血症なのか，拡散障害によるものなのか，換気血流不均等（シャント様効果か生理学的死腔様効果か）によるものなのか，により，F_IO_2を変えるのがよいのか，MAP（PEEP）を変える

表3 酸素化と換気

酸素化＝MAP（平均気道内圧）と F_IO_2
MAP＝PEEP＋(PIP−PEEP)×Ti×RR/60
　PIP：peak inspiratory pressure（最高気道内圧）
　Ti　：inspiration time（吸気時間）
　RR：respiratory rate（設定呼吸数）

換気＝minute ventilation volume：MVV（分時換気量）
　MVV＝Vt.×RR
　　Vt：tidal volume（一回換気量）
　　PCV では PIP/PEEP の差が大きいほど，Ti が長いほど，Vt. は増加する

表4　酸素化の指標

- ●P/F ratio＝PaO_2/F_IO_2
  [ARDSの場合]
  ・mild：200＜P/F ratio＜300 with PEEP or CPAP≧5 cm H_2O
  ・moderate：100＜P/F ratio≦200 with PEEP≧5 cm H_2O
  ・severe：P/F ratio≦100 with PEEP≧5 cm H_2O
  と定義されている
  ・値が低いほど，状態は重篤と考える
- ●O.I.：MAP×F_IO_2/PaO_2（×100）
  ・＞15でHFO管理考慮，＞25でNO吸入療法考慮
  　＞40でECMO開始考慮（ただし施設や経過により違いあり）
  ・値が高いほど，状態は重篤と考える

のがよいのか，の違いはあります[5]が，前述の方法で対応は可能です．

酸素化の評価には経皮的動脈血中酸素飽和度（SpO_2）モニターが簡便ですが，厳密な評価をするには動脈血液ガス分析が必要です．皆さんはP/F ratioという言葉をご存知でしょうか（表4）？　これは，特に急性呼吸窮迫症候群（acute respiratory distress syndrome：ARDS）に対して用いられることが多く，動脈血中酸素分圧（PaO_2）測定が必要です．酸素化能を簡便に評価するP/F ratioは確かに有用なのですが，酸素化に関与する因子であるMAPの影響は考慮されていません．このMAPを考慮した酸素化の指標の一つが，oxygen index（O.I.）です（表4）．実際には，これらの指標や経過を基に，呼吸器設定を変更します．

換気に影響する因子には，一回換気量と呼吸数があります．換気が不良の場合，一回換気量や呼吸数を上げるようにします（表3）．PCVの場合には，PIPとPEEPの差を大きくすれば，一回換気量は増加します．換気の評価には呼気終末炭酸ガス分圧（end tidal CO_2：$etCO_2$）測定（カプノメーター）が簡便です．ただし，気管チューブからのリークが多いと，実際に血液ガス分析にて得られる二酸化炭素分圧との乖離が大きくなるため，その点については注意が必要です．

Q 間欠的陽圧換気中の注意点は？

 人工呼吸器管理を始めたことで安心してはいけません．どうしても"呼吸"にばかり眼を向けてしまいますが，PALSに則って気道・呼吸・循環・神経学的評価を順に確認していくことは重要です．モニタリングを含めて，詳細は各項を参照ください．

ただ，それらの中でもPALSで特に強調されるのが"DOPE"です（表5）[4]．これを常に考えながら対応することが大切です．

表5　DOPEとその対応　（文献4より引用）

- Displacement：逸脱
    - 原因：食道挿管/片肺挿管/中抜け等による
    - 対応：チューブ位置の確認/カプノメーター/再挿管
- Obstruction：閉塞
    - 原因：分泌物貯留/出血/チューブの屈曲
    - 対応：気管吸引/気管支鏡/再挿管
- Pneumothorax：気胸
    - 原因：高圧管理/ファイティング
    - 対応：胸腔穿刺吸引（胸部X線を待つ必要なし）
- Equipment failure：使用機器の異常
    - 原因：酸素切れ/電源切れ/不慮の呼吸器設定変更など
    - 対応：機器や電源・酸素供給源の確認

Q 間欠的陽圧換気の限界は？

 人工呼吸器設定を上げても酸素化・換気の改善を認めず，鎮静・鎮痛薬を増量もしくは筋弛緩薬投与を考慮せざるを得ない状況や，他の特殊な呼吸器モード（APRV/HFO等）に変更せざるを得ない状態であれば，速やかに集中治療専門医に，可能であれば小児集中治療専門医に相談してください[3]．

[文　献]

1) 中根正樹，田勢長一郎：CPPVの適応と人工呼吸器設定，注意事項"呼吸管理Q&A"相馬一亥，岡元和文 編．総合医学社，pp 146-152, 2004
2) 桜井淑男，田村正徳：小児の呼吸管理"呼吸管理の最新戦略"安本和正 編．克誠堂出版，pp 178-135, 2005
3) Society of Critical Care Medicine：Pediatric Fundamental Critical Care Support. 2008
4) American Heart Association：PALSプロバイダーマニュアル AHA準拠日本語版．シナジー，2008
5) 山田芳嗣：PaO_2の維持．人工呼吸 26：135-143, 2009

V 侵襲的陽圧換気法

13 APRV（気道圧開放換気）

University of Alberta, Stollery Children's Hospital, Paediatric ICU　川口　敦

 point

- APRV（airway pressure release ventilation）とは，高 PEEP による CPAP に，非常に短時間の圧解放相を付加した換気様式である．
- 臨床所見，グラフィックス，血液ガスなどをみながら，肺胞が虚脱しない（十分な auto PEEP がかかる）適切な T low を設定する．
- 小児に対しての，現時点での明確な適応基準，エビデンスはない．
- 小児に対しても，ARDS などに対する lung protective strategy の一環として使用することができる．また，無気肺解除など，レスキュー的な使用法も考えられる．

APRV とは何ですか？

airway pressure release ventilation（以下 APRV）は，1987 年に Stock と Downs らにより，低コンプライアンスの肺疾患者に対し，持続的気道陽圧（以下 CPAP）と間欠的な圧解除時間（以下 T low）を用いることで，肺胞を虚脱させることなくリクルートメントできる人工呼吸様式として報告されました[1]．言い換えれば，APRV は BIPAP（高低の陽圧相とその時間を設定し，患者の自発呼吸運動を残したまま肺気量を変えうる換気法）の高圧相がより長く，低圧相が非常に短くなった inversed ratio ventilation ということもできます．すなわち，換気中どの phase においても自発呼吸運動が可能であるという特徴も，もち合わせています．

どのような小児患者に使用したらよいのですか？

基本的には，酸素化の著しく悪化している（ないし予想される）症例に対し用いますが，現時点では，小児に対する明確な導入適応基準はありません．ただ，最近では成人と同様に，acute respiratory distress syndrome（以下 ARDS）など，肺のコンプライアンスが低下した患者に対して，open lung & lung protective strategy の一環として使用することが多くなってきています[2〜4]．また小児分野においてもその特性を最大限に生かすため，自発呼吸を維持しながら使用することが原則となりますので，筋弛緩薬を使用せざるを得ない場合あるいは「良質な」自発呼吸を維持できないような場合は，良い適

応とはいえません．逆に自発呼吸が維持管理できる場合には，PSVなどの通常人工呼吸設定に比べて肺血流量が増加するなどの利点が指摘されており，先天性心疾患の一部あるいはECMO（extracorporeal membrane support）などを導入中の患者にも良い適応となる可能性があります[5]．また，末梢気道の閉塞による難治性の無気肺に対し，lung recruitmentの一法として使用することもあります（筆者らの経験では，ほぼすべての症例で，導入半日後には合併症なく無気肺解除ができています）．

Q 実際の設定方法を教えてください

設定方法はシンプルです．吸入酸素濃度，P high（高いほうのCPAP），P low（低いほうのCPAP），およびそれぞれの圧を与える時間（T high，T low）を，以下に示すような方法で設定していきます．おおよその初期設定については，**表1**を参考にしてください[6]．P highは，肺を押しつぶす力に対抗できる圧力，肺胞開存のために必要な肺胞内圧，肺に水分移行させないための圧力，自発呼気・吸気が努力性でなくなる圧力を意識しながら，設定します．血圧低下など循環抑制の程度をみながら微調整を行います．P lowは，呼気時気道抵抗を最小限にし，受動的肺収縮を助けるために，基本的には0 cmH_2O にします．懸念される肺胞虚脱に関しては，T lowを短くし，内因性PEEPを発生させることで解決させます．ただ，症例によってはこの方法ではPEEPを保つことが難しい場合がありますので，その場合はごく低めのP low（4〜6 cmH_2O）を付加するという方法もあります．T lowは，時定数（コンプライアンス×気道抵抗）により調整を行います．ARDSのようなコンプライアンスが低い症例では，時定数が小さく，T lowを非常に短くする必要があります．逆に，喘息のような気道抵抗の高い症例では，T lowを長くする必要があります．Habashiらは，呼気流量が最大呼気流量の40〜50％になるように設定すると，肺胞の虚脱と再開通の繰り返しによる，ずり応力を軽減できるとしています[6]．実際には，フロー曲線を参考にしながら臨床症状，画像所見，血液ガスを参考にし，設定していきます（**図1，2**）．また，圧を解放することは二酸化炭素の排出という目的だけではなく，胸腔内圧の上昇による循環抑制への代償とも，捉えることができます．

表1 小児における初期設定

- **新規挿管患者**
  - P high* ：望ましいプラトー圧
    （通常20〜30 cmH_2O）
  - P low ：0 cmH_2O
  - T high ：3〜5秒
  - T low ：0.2〜0.8秒
- **通常の陽圧換気から変更**
  - P high ：VCVではPplat，PCVではPpeak
  - P low ：0 cmH_2O
  - T high ：3〜5秒
  - T low ：0.2〜0.8秒
- **HFOVから変更**
  - P high* ：MAP＋2〜4 cmH_2O
  - P low ：0 cmH_2O
  - T high ：3〜5秒
  - T low ：0.2〜0.8秒

VCV：volume control ventilation
PCV：pressure control ventilation
＊低コンプライアンスあるいは肥満患者では，P high＞30 cmH_2O 必要なことがある．
＊P high＞25 cmH_2O では低コンプライアンス回路を推奨する．
（文献6を参照して作成）

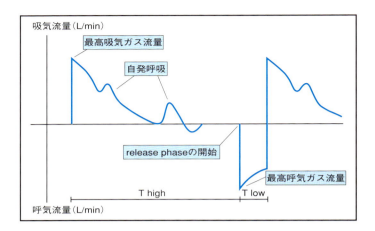

図1 APRVにおける典型的な流量-時間曲線

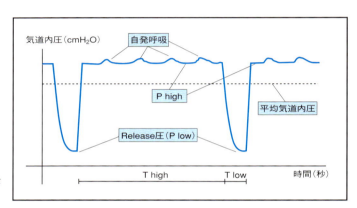

図2 APRVにおける典型的な圧-時間曲線

Q 実際の集中治療室での管理方法を教えてください

 しばしば，気道周囲からのエアリークが多く，APRVによる管理に難渋することがあります．これに対しては，積極的に適正サイズ，カフあり挿管チューブへ入替えることで対応します．また，長期にわたる高い圧での管理が必要な患者では，気胸などの合併症が起こることがあります．適宜，胸部CTなどでリクルートメント可能な肺野が残っているか，過膨張になっていないかなどの評価が必要となります．また，明確な変更基準はありませんが，酸素化が著しく悪化してきている症例などに対しては，高頻度振動換気（以下 HFOV），ECMO（膜型人工肺）などへの変更も考慮します[4]．

また鎮静に関しては，小児という特性上，最低限安全に人工呼吸，集中治療管理を行えるように管理します．換気分布をより均等に保つ，循環抑制を軽減するなどの目的から，可能なかぎり自発呼吸を残すように努力します[6,7]．筆者らの経験では，導入後に鎮静薬の増量や筋弛緩薬の使用が必要な症例はほとんどなく，ほぼ全症例で自発呼吸下での管理を行うことができています．

実際のウィーニング方法を教えてください

 小児に関して確立した方法はありません．初期段階としては，CPAP 時間（T high）を伸ばし，release time（T low）を減らしていきます．完全に release time をなくし，simple CPAP とし，その後さらに PEEP を下げていく方法と，途中で従来式の換気方法に変更する方法があります．施設により慣れた方法を選択すればよいと思います．ただ，急激な肺胞虚脱を防ぐため，P high はゆっくり下げるほうが無難です（2～3 cmH₂O/day ぐらい）．P high を下げるよりも T high を伸ばすほうを重視しましょう．最終的には，try & error で行っていきます．

APRV の限界，悪い点は何ですか？

究極的には HFOV と異なり，肺のコンプライアンスや気道抵抗により換気量が大きく変化し，いわゆる volutrauma（容量損傷）が起こる可能性が出てきます．また，従来型換気モードに比べプラトー圧，平均気道内圧が高くなるため，循環動態の悪化について慎重に対応する必要があります[8,9]．また，肺胞虚脱を防ぐための適当な内因性 PEEP を厳密に維持管理するには，非常に細やかな管理を要します．そのため，人工呼吸器およびグラフィックモニタリングへの深い理解を持ち合わせることが前提となります．

さらに，使用できる人工呼吸器機種が限られていることや，比較的新しいモードであり，治療におけるエビデンスに乏しいことなどの限界があります．今後，小児においても大規模スタディーなどでその適応・管理方法などを検討していく必要があります．

[文　献]

1) Downs JB, Stock MC：Airway pressure release ventilation：a new concept in ventilator support. Crit Care Med 15：459-461, 1987
2) Jones R, Roberts T, Christensen D：Airway pressure release ventilation in pediatric population. Respir Care 49：1414, 2004
3) Schultz TR et al：Airway pressure release ventilation in pediatrics. Pediatr Crit Care Med 2（3）：243-246, 2001
4) Yehya N et al：High frequency oscillation and airway pressure release ventilation in pediatric respiratory failure. Pediatr Pulmonol 49（7）：707-715, 2014
5) Walsh, MA, Merat M et al："Airway pressure release ventilation improves pulmonary blood flow in infants after cardiac surgery." Crit Care Med 39（12）：2599-2604, 2011
6) Habashi NM：Other approaches to open-lung ventilation：airway pressure release ventilation. Crit Care Med 33：S228-S240, 2005
7) Putensen C et al：Long term effects of spontaneous breathing during ventilator support in patients with acute lung injury. Am J Respir Crit Care Med 164：43-49, 2001
8) Kollisch-Singule M et al：The effects of airway pressure release ventilation on respiratory mechanics in extrapulmonary lung injury. Intensive Care Med Exp 3（1）：35, 2015
9) Kawaguchi A et al：Hemodynamic changes in child acute respiratory distress syndrome with airway pressure release ventilation：a case series. Clin Respir J 9（4）：423-429, 2014

V 侵襲的陽圧換気法

14 HFOV（高頻度振動換気）

東京都立小児総合医療センター
救命・集中治療部 集中治療科　齊藤　修

point

- HFOVは，比較的安全に，高い平均気道内圧の維持が可能である．また吸気，呼気両相とも能動的に調整が可能で，一回換気量は解剖学的死腔よりも小さい．そのため，制限した一回換気量を用いる肺保護戦略に則った換気様式であるといえる．
- 肺コンプライアンスの低い疾患に最良の適応をもち，酸素化指数を治療の指標として用いる．
- 十分な肺容量を得るための sustained inflation，平均気道内圧により，酸素化を調整する．
- 振動数，stroke volume で換気を調節するが，permissive hypercapnea の概念に基づき，高二酸化炭素血症の過度の是正は行わない．

Q HFOVとは，どのような換気様式ですか？

A 高頻度振動換気法（HFOV：high-frequency oscillatory ventilation）とは，高頻度の振動で換気を行う換気様式を指します．ピストンやリニアモータを利用して，高頻度に，かつ高速に，気流の方向を切替えて換気を行います．その頻度は 15 Hz（900 回/min）にも及ぶ場合があり，吸気だけでなく呼気も能動的に行われます．また，比較的安全に高い平均気道内圧（mean airway pressure：mPaw）を用いながら，一回換気量が解剖学的死腔よりも少ないという点が，通常の換気様式と大きく異なります．近年提唱されるようになった，制限した一回換気量を用いた人工呼吸法，すなわち肺保護戦略の概念は，この HFOV の臨床応用への理念と合致します．さらに，病理学的にも肺損傷を抑えることが示されるようになり[1]，HFOV は，いっそう注目を浴びる換気様式となりました．

しかし，理論を実践で実証することは難しく，2012 年 7 月で終了した英国の OSCAR（High Frequency OSCillation in ARDS，Novalung R100, Metran）[2]と，カナダを中心とした OSCILLATE（The OSCILLation for ARDS Treated Early, Sensormedics 3100B HFOV, Carefusion）trial[3]では，成人 ARDS に対して大規模 RCT が行われましたが，HFOV の優位性を示すことはできませんでした．HiFi study（後述）の再来ともいえますが，鎮静薬の最小化を含めたプロトコルやリクルートメント可能な（heterogeneous ではなく，homogenous のほうが，mPaw の効果を発揮できる）患者選択といった症例ごとのきめ細かいケアも呼吸管理には重要です[4]．小児においては，なおのこと様々な全

身管理が呼吸器管理に付随するわけですが，今後も HFOV の可能性を信じてさらなる RCT の結果が待たれます．

HFOVは，どのようにして生まれたのですか？

A この独特な換気様式は，宮坂により最初に考案されました．さらにその発想に，大きなスピーカーを用いての呼吸抵抗測定中に，スピーカーの振動に合わせてマウスピースより二酸化炭素が検出されたという，過去の研究データを有した Bryan AC が着目し，1970 年代初頭に初めて臨床応用に向けての共同の開発研究が開始されました[5]．その後，動物実験での評価を得て，CO_2 排泄における振動数 15 Hz の優位性や，sustained inflation（SI）を併用した HFOV の有効性が次々と報告されるようになり，HFOV が世に広まるようになりました．

1980 年代には，通常の呼吸管理の結果としての慢性肺疾患の発生で予後の改善を得られずにいた低出生体重児に，臨床応用が進められました．しかし，開発者らが提唱した十分な mPaw で肺容量確保に努めるという概念を理解しないまま，従来の人工呼吸器（conventional mechanical ventilation：CMV）では管理不能な症例に，極めて小さい一回換気量（すなわち stroke volume：SV）と低い mPaw で HFOV を管理し，barotrauma を防ごうとする臨床研究が行われました．さらに，この不適切な使用法が混在した状況の中で，1989 年 HIFI study group などの大規模臨床研究報告がなされました[6]．これらの研究により，CMV と比較した場合，HFOV は死亡率や気管支肺異形成の発生率に差がなく，むしろ気腹や頭蓋内出血のリスクを増す可能性があるといった結果が報告されました．これは，すべて HFOV の特性を十分に理解せずに，とにかく高い吸気圧が有害であるという考えに基づき，mPaw を低く維持することに主眼をおき，肺容量確保のための十分な mPaw や SI を用いなかったためといわれています．さらには，共同研究実施施設間の合併症頻度に極端な差があるなど，決して科学的に適正な多施設共同研究とはいえませんでした．しかし，不幸なことに世界的潮流は，この HIFI study group の発表に大きく影響を受け，HFOV はその可能性を一時閉ざされてしまいました．

その一方で，HFOV の特性を理解し，肺容量確保に重きをおくグループの研究も，地道に継続されました．これらの研究の結論で，HFOV は十分な mPaw の使用により CMV よりも酸素化能に優れ，中枢神経を含む重度の合併症の頻度を増すものではない，という報告がなされました．そうして 1990 年代には，乳児から小児呼吸不全症例へも適応を拡大し，肺容量確保に重きをおいた使用方法の広がりにより，その成績を伸ばしていくことになりました[7]．

2000 年代になると，大規模臨床研究で，新生児領域でも HFOV と中枢神経の合併症との関連を否定する報告が多くなり，復権を果たしました[8]．また，成人領域における急性呼吸促迫症候群（acute respiratory distress syndrome：ARDS）の報告で，制限した一回換気量が，呼吸器関連肺損傷（ventilator induced lung injury：VILI）を軽減し，予後を改善すると報告され[9]，解剖学的死腔よりも少ない換気量で高頻度に換気（振動）させる

換気様式 HFOV の使用は，究極の肺保護戦略として，いっそう脚光を浴びるようになりました．そして，成人用機種の開発と並行して，MOAT study group に代表されるように，成人 ARDS においても安全かつ効果的であるという報告がなされました[10]．

現在までの認識は，ARDS における換気様式としては急性期の酸素化能の改善は得られるものの，CMV と比較して十分な有意差をもって予後の改善を示すまでには至らず，吸入 NO 療法（iNO）や，腹臥位療法などと併用する rescue therapy の一つとして捉えられています．しかし理論上，究極の肺保護戦略に則った換気様式として，患者予後の改善につながる大きな可能性を秘めていると考えられます．

HFOV の酸素化はどのようにして維持されますか？

A 一般に人工呼吸器下では，より大きい肺容量確保により，その酸素化能を高めることができることが知られています．このため，呼吸不全が重症であるほど，酸素化を得るためには，循環への影響とのバランスで，至適な肺容量確保にいっそう努めなくてはなりません．

肺容量の意義を考える場合，圧容量曲線がしばしば用いられます．肺を空気で膨らませた場合，圧容量曲線は，吸気時と呼気時とでは異なる緩やかなS字状の曲線を描きます（**図1**）．すなわち，吸気時の曲線よりも，呼気時の曲線は上方に位置することになります．こうした特性は hysteresis と呼ばれます[11]．このことから，同じ圧条件でも一度十分に膨らんだ肺は，呼気時には，より大きい容量が得られることがわかります．さらに，緩やかなS字状曲線の中に，lower inflection point（LIP）と upper inflection point（UIP）と呼ばれる肺容量の増加率が大きく変わる屈曲点があることがわかります．LIP は，圧の増加に伴い大きく肺容量増加率が増す下側の屈曲点，UIP は，それ以上圧を増やしてもあまり効率良い肺容量増加を得られない屈曲点を意味します．こうした点を考えると，人工呼吸管理を行うときは，この上側の屈曲点（UIP）付近で，かつ呼気側で換気を行うことが，肺容量確保の面で最も効率的であるといえます．HFOV で より効率の良い酸素化を得ようとした場合も，同様に考えることがで

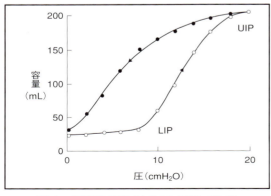

図1 圧容量曲線（文献7を参照して作成）

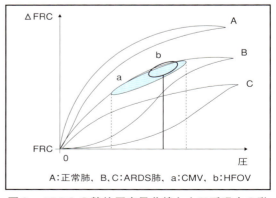

A：正常肺，B, C：ARDS肺，a：CMV，b：HFOV

図2 ARDS の静的圧容量曲線と人工呼吸中の動的圧容量曲線

きます．すなわち，SI（sustained inflation または sigh：深吸気）で，一度 UIP を超える肺容量を確保し，そこから少し呼気側の圧曲線を降りた UIP 近傍で mPaw を確保するということです（図2）．Goddon らは，呼気側でこの肺容量が急速に変わる屈曲点を，point of maximum curvature change（PMC）と呼び，この PMC 付近で HFOV の mPaw を維持することが酸素化には最適であるとし，さらにこの PMC が，圧容量曲線吸気側の LIP よりも 6 cmH$_2$O 高いところであると動物実験を通して報告しました[12]．これがそのまま臨床に当てはまるものではないとしても，SI を用いて，肺容量を十分に得た後に，この PMC 付近で肺容量を維持できる mPaw を保つことが重要と考えられます．特に，ARDS などの重症呼吸不全時の静的圧容量曲線は，重症であるほど横に寝てしまいます（図2 B→C）．そのため，実際の臨床の現場で，この PMC を意識した呼吸器設定だけでは十分な酸素化が得られない可能性も残りますが，十分な圧力が肺容量を確保し，それにより，最も効率の良い酸素化が得られるということを理解するには，重要な研究と考えられます．

Q sustained inflation，sigh とは，どのようなものですか？

 HFOV で適切な酸素化能を維持するためには，前述のように十分な肺容量確保が重要です．このため，HFOV 導入時や，吸引などにより肺胞内圧が減弱する状態を生じた場合には，十分に圧をかけ直す必要が生じます．HFOV 下の この肺リクルートメント手技を，sustained inflation（SI）または sigh と呼びます．SI は主に，一定時間，mPaw より高い圧を加えて元に戻す prolonged sigh や，短い加圧時間を繰返す short duration repeated sigh，HFOV 時の振動を伴ったまま，mPaw を一時的に，または段階的に上げる pulsatile sigh があります．いずれも加圧と その持続時間が肺容量確保には有用といえますが，Pellicano らは，pulsatile sigh を段階的に，6 分間かけて mPaw よりも 12 cmH$_2$O 上げる escalating recruitment で，最良に肺容量や酸素化能の改善を得たと報告しています[13]．

肺コンプライアンスに対して必要以上に圧をかけることは，静脈還流の阻害や，肺血流の減少，心抑制といった循環不全，脳圧亢進などの合併症を生むことになりますが，HFOV の良い適応となる，ARDS などの肺コンプライアンスの低い疾患にとっては，広がりにくい肺に圧をかけることで，縦隔越しに循環に影響を及ぼすことはありません．肺コンプライアンスの低い疾患には，十分な肺リクルートメント手技としての SI は，非常に重要になります．

Q HFOV のガス交換機序は，どのようなものですか？

 HFOV におけるガス交換の機序は，完全には理解されていません．主に考えられている機序は以下の 7 つですが（図3），いずれのガス交換機序も独立しているのではなく，様々な組合せでガス交換を促します．また，振動圧波形や その他の要素に様々に影響を受けるものの，HFOV 時の換気能は，おおよそ周波数（f）と一回換気量（V_T）の 2 乗にそれぞれ比例します[14] (f)×(V_T)^2．しかしながら，一回換気量の増量で得られる換気

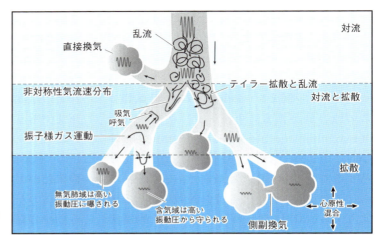

図3　HFOV時のガス交換機序
（文献10を参照して作成）

の改善は，肺保護戦略の概念に逆行し，総じてHFOVの利点を損なうことを忘れてはいけません．

1．direct bulk convection（直接対流）

口側近傍の気管気管支分岐に位置する肺胞が，対流により直接換気を受けます．CMVにおいては大きな役割を果たしますが，HFOV時には，原則的には比較的低い役割分担となります．

2．molecular diffusion（分子拡散）

対流よりもはるか遠位にある最小細気管支，肺胞レベルでは，HFOV時もCMVの場合もガス分子の拡散が主体となり，換気が行われます．

3．high-frequency pendelluft（振り子様ガス運動）

肺全体を局所ごとにみると，肺胞単位間には抵抗とコンプライアンスの違いがあり，それが時定数の異なる換気単位をつくることになります．この局所の時定数の違いが，肺胞間のガスの流れ（振子様ガス交換）をもたらし，HFOVでは，それが増強される可能性があります．こうした状況は，健常な肺でも存在することが知られます．

4．Taylor dispersion and turbulence（テイラー拡散と乱流）

中枢側気道のCO_2の排泄に重要といわれている様式であり，流れがあると分子の拡散がより増強されるというものです．乱流が生じやすい中枢側気道（対流と拡散が重なり合うところ）では乱流渦が生じ，その結果，新鮮ガスと肺胞ガスが混合され，より換気が促されます．

5．asymmetry velocity profile（非対称性気流速分布）

吸気時には，気道内の中心部は速い気流があり，気管壁に近い気流は比較的遅い気流となります．一方，呼気は気道の中心部も気管壁に近い部位も均一な速度の気流となります．この結果，吸気呼気を総合すると，気流は気管の中心部が遠位に向かい，気管壁側は口側に向かうこととなります．

6．cardiogenic mixing（心原性混合）

心拍動の動きが，肺組織を直接振動させ，特に心臓近傍での肺胞のガス交換を促します．つまり，心拍動がある人は，それだけでも換気効果があるということになりますが，この種のガス交換能と同程度の換気は，HFOVでも得られていると考えられます．

7．collateral ventilation（側副換気）

　肺胞間 pathway（気道間の Lambert 管や肺胞間の Kohn 孔）における換気方法です．CMV でも HFOV でも存在していますが，気流に対する抵抗は大きく，自ずとその寄与は限定的となります．また小児において，その pathway そのものの発達も未成熟であるといわれています．

HFOV の適応を教えてください

　一般には，新生児から成人に至るまで広く CMV での管理が困難な症例が適応になります．特に，肺が脆弱な未熟児では，CMV を経ずに直接 HFOV が適応される場合もあります．

　HFOV は極めてコンプライアンスの低い肺で，安全に気道内圧を上げられる手段として使われる一方で，気胸など肺損傷のある症例で，気道内圧を比較的低く保つ目的での使用も行われます．喘息や RSV による細気管支炎，慢性肺疾患のような下気道病変など，気道抵抗が高い症例でも有効であったという報告もありますが[15]，一般的には，先天性気管狭窄など気道抵抗の高い狭窄性病変は振動効率が落ちるため，使用は避けたほうがよいと思います．

　新生児領域では，かつて問題とされた中枢神経合併症は現在否定されており，気管支肺異型性症候群などの慢性肺疾患を予防する可能性も示唆され，広く適応を有しています．また，小児から成人に至るまで，VILI などを考慮した ARDS に対する治療戦略，すなわち，米国 ARDS network による大規模臨床研究で示された制限した一回換気量が推奨されていますが[9]，解剖学的死腔量よりも はるかに少ない一回換気量で人工呼吸を行う HFOV は，究極の肺保護戦略といえます．このため，ARDS などで CMV による管理が困難となる疾患群は，すべて HFOV の良い適応となります．

酸素化指数（OI：oxygenation index）とは，何ですか？

　呼吸不全経過中の酸素化能の評価に，その時々の mPaw を加味した指標で，HFOV 使用時にしばしば用いられるものです．P/F 比の逆数に，そのときの mPaw を掛け合わせたもので，この値が高値をとるほど重症低酸素血症であるといえます．HFOV 下では，mPaw の重要性が当初より認識されているため，この指標を用いて重症度を判断することが重要です．さらには小児領域ではこの OI（oxygenation index）の治療後の経過で予後を予測しうることまで報告されています[16]．

$$OI = 100 \times mPaw \times F_IO_2/PaO_2$$

　我々は，この OI を指標として，段階的に評価介入し，治療手段を挙げていく方法を導入しています．すなわち，CMV で管理を開始し，OI>20 となるか，もしくは ARDS により，長期の人工呼吸管理が予想され VILI を考慮した場合に，HFOV の適応とします．OI>20 の基準は，Bollen らの研究が一つの根拠となります（図4）[17]．もちろん，ECMO（extracorporeal membrane oxygenation）を避けるために，iNO や腹臥位療法が併用されることも しばしばです．OI>40 では，ECMO の適応を考慮します．

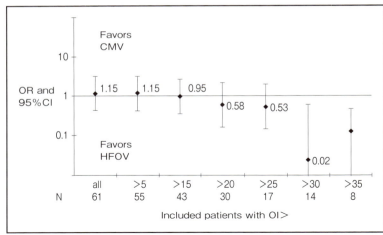

図4 HFOVと酸素化能
（治療開始時のOIと死亡率の関係）
OIが高いほど，HFOVの有効性が示されている．

（文献17より引用）

HFOVの実際の初期設定は，どのように決定したらよいのでしょうか？

A HFOVは，その独特の機構により，吸気呼気両相ともに能動的であり，酸素化（PaO_2），換気（$PaCO_2$）をそれぞれ独立して調整可能であるという特徴があります．

酸素化を規定するものは，酸素濃度と肺容量に影響するmPaw, SIです．換気を規定する因子はSVと振動数です．以下に，我々の施設で使用しているメトラン社製R100人工呼吸器（図5）の使用方法について述べます．

開始時F_IO_2は1.0を原則とします．続いて，CMVのmPawに5cmH$_2$O程度高めにしたmPawを設定します．我々の経験では，肺野の含気の程度によっては10cmH$_2$Oを加える場合もありますが，平均するとDerdakらと同様に，mPawは30cmH$_2$O程度となる場合が多いです．SIは，HFOVのmPawに5〜10cmH$_2$O加えた圧を経験的に使用しています．次いでSVですが，CMVの一回換気量と異なる点は，振動数や気管内チューブ径，肺損傷の程度に強く影響を受け，実際のパネル表示より，肺実質にはかなり減衰したガス容量が送気されることです．小児の場

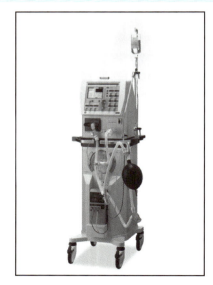

図5 R100

合，R100の表示上でAmplitude 70 cmH$_2$O程度を一つの目安としますが，原則は腹壁から大腿部中頃まで振動が伝わる程度に設定することが重要です．最終的には，初期設定か

ら血液ガスを採取し調節をしていくことになります．最後に振動数ですが，R100 は，振動数を小さくすると，より大きな SV の出力が可能となります．また，SV を一定とした場合でも，理論上，振動の肺末梢側への伝達効率が上がります．例えば，振動数を 12 Hz から 10 Hz に落とした場合は，$PaCO_2$ の改善がみられますが，これは実際の肺にかかる SV が増し，結果的に一回換気量を増やしたことと同じになるからです．このため，低い振動数では，結果的に大きな一回換気量で HFOV を施行する危険性に留意する必要が生じます．また CO_2 排出促進のために故意に気管チューブのカフをデフレートする考えもありますが，本来の肺容量確保とは目指す意味合いが異なることは注意が必要です．一般的に，新生児では 15 Hz，小児，成人では 12～10 Hz の設定にする場合が多いです．

Q HFOV 管理中は，どのようなことに注意をしたらよいですか？

HFOV は，痰が多いと振動が肺胞まで届かず，良い結果が得られません．また，臨床上胸郭，腹壁の震えが減弱します．そのために気管吸引を施行する必要が生じますが，気管吸引後は肺容量の低下が生じますので，十分な SI を用い，肺容量を再確保します．前述のように，様々な SI のかけ方がありますが，我々は，mPaw に 10 cmH_2O ほどの圧を加えたものを SI 用の圧として，5～10 秒ほど振動なしで 2～3 回かけています．循環血液量が十分でない場合や，肺コンプライアンスの低下が著しくない場合には特に，HFOV 導入直後や SI 中に，血圧低下が起こることがありますので，超音波検査や，中心静脈圧などを参考にして，十分量の輸液を行うこと，至適な SI 圧を模索することが重要です．また，胸部 X 線などで肺野の過膨張所見が認められた場合は，mPaw が高すぎることを考慮します．急性期は F_IO_2 0.6 程度に下げられる至適 mPaw を模索し，その後，肺コンプライアンスの改善に伴って，mPaw を 1 cmH_2O ずつ慎重に下げていきます．

また，初期設定を終えた後は，過度の $PaCO_2$ の是正は VILI を招き，HFOV の利点を損なうことになりますので，permissive hypercapnia の概念に基づき[18]，高い $PaCO_2$ は許容することになります．pH＞7.25 程度を目標に，場合によっては重炭酸ナトリウムを使用します．最近の動物モデルで，デマンドフローを HFOV 下に用いて，ガス交換能を改善させたという報告もありますが[19]，現在のところ HFOV 使用下の急性期には，自発呼吸を抑制するために，鎮静薬，筋弛緩薬を併用したほうがよいでしょう．

Q HFOV の離脱はどのように決定したらよいですか？

我々は，HFOV から CMV に移行する目安を，mPaw が 18 cmH_2O，F_IO_2 が 0.4～0.5 程度としています．mPaw 22～24 cmH_2O，F_IO_2 0.4 を用いている施設もあります[20]．CMV に変更後も，肺容量確保が重要であることには変わりありませんので，PEEP（positive end-expiratory pressure）は高めにすることが肝要です．

[文　　献]

1) Imai Y et al：Comparison of lung protection strategies using conventional and high-frequency oscillatory ventilation. J Appl Physiol 91（4）：1836-1844, 2001
2) Young D, Lamb S, Shah S, et al：High-Frequency Oscillation for Acute Respiratory Distress Syndrome. The New England journal of medicine 2013
3) Ferguson ND, Cook DJ, Guyatt GH et al：High-Frequency Oscillation in Early Acute Respiratory Distress Syndrome. The New England journal of medicine 2013.
4) Malhotra A, Drazen JM：High-Frequency Oscillatory Ventilation on Shaky Ground. The New England journal of medicine 2013
5) Bryan AC：The oscillations of HFO. Am J Respir Crit Care Med 163（4）：816-817, 2001
6) The HIFI Study Group：High-frequency oscillatory ventilation compared with conventional mechanical ventilation in the treatment of respiratory failure in preterm infants. N Engl J Med 320（2）：88-93, 1989
7) Arnold JH et al：High-frequency oscillatory ventilation in pediatric respiratory failure. Crit Care Med 21（2）：272-278, 1993
8) Courtney SE et al：High-frequency oscillatory ventilation versus conventional mechanical ventilation for very-low-birth-weight infants. N Engl J Med 347（9）：643-652, 2002
9) The Acute Respiratory Distress Syndrome Network：Ventilation with lower tidal volumes as compared with traditional tidal volumes for acute lung injury and the acute respiratory distress syndrome. N Engl J Med 342（18）：1301-1308, 2000
10) Derdak S et al：High-frequency oscillatory ventilation for acute respiratory distress syndrome in adults：a randomized, controlled trial. Am J Respir Crit Care Med 166（6）：801-808, 2002
11) West JB：Pulmonary pathophysiology. In"The Essentials, 7th ed"Lippincott Williams & Wilkins. Philadelphia, 2008
12) Goddon S et al：Optimal mean airway pressure during high-frequency oscillation：predicted by the pressure-volume curve. Anesthesiology 94（5）：862-869, 2001
13) Pellicano A et al：Comparison of four methods of lung volume recruitment during high frequency oscillatory ventilation. Intensive Care Med 35（11）：1990-1998, 2009
14) Pillow JJ：High-frequency oscillatory ventilation：mechanisms of gas exchange and lung mechanics. Crit Care Med 33（3 Suppl）：S135-S141, 2005
15) Berner ME, Hanquinet S, Rimensberger PC：High frequency oscillatory ventilation for respiratory failure due to RSV bronchiolitis. Intensive Care Med 34（9）：1698-1702, 2008
16) Arnold JH et al：High-frequency oscillatory ventilation in pediatric respiratory failure：a multicenter experience. Crit Care Med 28（12）：3913-3919, 2000
17) Bollen CW, van Well GT, Sherry T et al：High frequency oscillatory ventilation compared with conventional mechanical ventilation in adult respiratory distress syndrome：a randomized controlled trial［ISRCTN24242669］. Crit Care 9：R430-439, 2005
18) Hickling KG, Henderson SJ, Jackson R：Low mortality associated with low volume pressure limited ventilation with permissive hypercapnia in severe adult respiratory distress syndrome. Intensive Care Med 16（6）：372-377, 1990
19) van Heerde M et al：Demand flow facilitates spontaneous breathing during high-frequency oscillatory ventilation in a pig model. Crit Care Med 37（3）：1068-1073, 2009
20) Fessler HE et al：A protocol for high-frequency oscillatory ventilation in adults：results from a roundtable discussion. Crit Care Med 35（7）：1649-1654, 2007

VI 小児のECMO/PCPS

15 小児の呼吸 ECMO/PCPS

静岡県立こども病院 循環器集中治療科　大﨑真樹（おおさきまさき）

point

- ECMOは，心肺機能が戻るまでの間の呼吸循環をサポートする治療であり，原疾患そのものを治療しているわけではない．
- 一般的な人工呼吸療法で酸素化・ガス交換が保てなくなったら，VLI（人工呼吸器由来肺障害）が進行する前にECMOを考慮する．
- 小児の呼吸ECMO離脱率は，約60％である．
- V-V ECMOとV-A ECMO，どちらも長所短所がある．近年はV-Vが主流になりつつあるが，病態・症例に応じて使い分けを．

Q PCPSとECMO，用語の違いは何ですか？

A PCPSはpercutaneous cardiopulmonary support（経皮的心肺補助装置），ECMOはextracorporeal membrane oxygenation（体外膜型人工肺）の略です．日本の成人領域では，大腿から送脱血管を入れた呼吸循環補助をPCPS，呼吸補助を主目的とする時をECMOと呼んでいますが，小児領域では呼吸補助，呼吸循環補助とも，ECMOと称することが多いです．血液を一度体外に出してガス交換を行った後，再び体内に送り込んで呼吸±循環を補助するという原理はどちらも同じであり，両者を区別せずにECLS（extracorporeal life support，体外心肺補助）と呼ばれることもあります．本稿では，小児の呼吸補助ということで，以下ECMOに統一します．

Q ECMOの仕組み，回路はどうなっていますか？

A 一般的なECMOの概念図を，図1に示します．体内から静脈血をポンプで脱血し，人工肺で酸素化と二酸化炭素の除去を行い体内に戻すという，非常に簡単な原理です．実際には，これに圧モニターや流量計，抗凝固薬のルート，再循環回路などが加わるため，もう少し複雑になります（図2 a, b）．

血液ポンプには，ローラー型と遠心型の2種類があります．遠心型は高流量を送り出すことができますが，同じ回転数でも血圧や血液の粘稠度によって流量が変化する，流量が少なくなると血流量が安定しない，などのデ

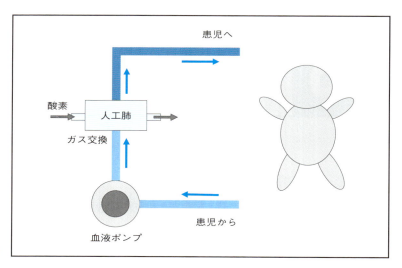

図1　ECMOの概念図

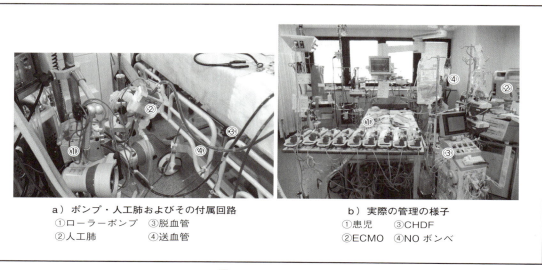

a）ポンプ・人工肺およびその付属回路
①ローラーポンプ　③脱血管
②人工肺　　　　　④送血管

b）実際の管理の様子
①患児　　③CHDF
②ECMO　④NOボンベ

図2　ECMO回路

メリットがあります．逆に，ローラー型は少量でも流量を正確に規定できますが，溶血が起こりやすい，回路が閉塞した場合に回路破裂が生じうる，などのデメリットがあります（**表1**）．当院では体重に応じて，10 kg以上の児には遠心ポンプを，10 kg以下ならローラーポンプを用いた回路を使用しています．

人工肺は，多数の微小孔を有する中空ファイバーから構成されており，ファイバー内を気流，その外側を血液が流れることにより，ガス交換が行われるようになっています．ファイバーの気流側に結露が生じ，ガス交換が悪化することがありますが，これには定期的な高流量ガスフラッシュが有効です．また，微小孔から血漿成分がゆっくりと染み出してくるため（plasma leakage），徐々にガス交換効率が悪くなっていきます．およそ1週間〜10日程度で，人工肺の交換が必要となることが多いです．

血液が常に人工肺を通過し高サイトカイン

表1 遠心ポンプとローラーポンプの比較

ローラーポンプ	遠心ポンプ
高流量は難しい 低流量でも安定 （小さい児向き）	高流量が可能 低流量では不安定 （大きな児向き）
回転数と血流量が比例する．血圧などの因子に影響されない	血圧や血液の粘稠度により血流量が変化
血球破壊が多い	血球破壊が少ない
回路閉塞時などは極端な陽圧，陰圧が生じうる	回路内が過度の陰圧，陽圧にならない
回路内に弁機構が不要	弁機構が必要

血症となるため，当院では，ECMO 症例全例に CHDF を併用して，これらの除去を行っています．全身状態が悪く自尿が不十分な児でも，水分バランスや電解質管理が容易になります．

カニュレーション部位は，15〜20 kg 以下の児であれば内頸動静脈，それ以上の児では大腿動静脈が第一選択となります．体表面積から必要な流量を計算し（心係数で 3.0 程度），その流量を流すことができるカニューレを決定し，挿入予定の血管に十分な太さがあるかどうかを，事前にエコーで確認します．実際に補助循環を始めてみると十分な流量がとれないことも多く（特に脱血側），追加の静脈カニューレが必要となることもあります．大腿動脈カニュレーションを行っていると，その下肢の血流不全が起こることもあり，その場合は，さらに末梢動脈に部分的に送血を行います[1]．

Q V-V ECMO と V-A ECMO の違いは何ですか？ どちらを選ぶべきですか？

 V-V ECMO では，静脈血を脱血し酸素化した後，再び静脈系に送り返します．これに対して V-A ECMO では，静脈血を脱血した後，心臓をバイパスして動脈系に送り返します．V-V ECMO のメリットとしては，小さい体格の児（15 kg 程度まで）なら内頸静脈からダブルルーメンカテーテル 1 本で回せる，冠血流の酸素化が保証される，などが挙げられます．デメリットとしては，循環補助にならない（肺高血圧時の右心不全や敗血症時の心筋抑制などでは循環補助が必要となります），酸素化された血液の一部が再び ECMO 回路に引かれ再循環するため効率が悪い，などがあります．これに対して V-A ECMO では，呼吸循環とも確実に補助でき，右室負荷も取れるのですが，冠血流の酸素化が未知数，中枢神経を含め体循環に梗塞が起こりうる，左心室にとっては後負荷が増大するなどのデメリットがあります（表 2）．

2004 年の ELSO registry[2] では，小児の呼吸 ECMO 2,762 例のうち，V-A が 1,663 例（60％），V-V が 793 例（29％），V-V で開始し V-A へ変更したのが 163 例（6％）でした．以前は V-A ECMO が主流でしたが，最近は呼吸 ECMO ならば，まず V-V からでよい，とする意見も多くみられます[3]．どちらが絶対に正しいというものではありませんので，両モードの長所短所を理解したうえで，患児の病態によって，どちらが より適切かを判断する必要があります．

表2　V-V ECMO と V-A ECMO の比較

	V-V ECMO	V-A ECMO
補助対象	呼吸補助のみ	呼吸循環補助
心負荷	心臓への負荷は変わらない	右心室＆左心室とも前負荷は減少する 左心室への後負荷は増加
冠血流	確実に酸素化される	酸素化は不確定 （自己の拍出量および肺静脈酸素飽和度に依存）
効率	一部の血液が再循環するため効率が落ちる	再循環はない
その他	体循環に梗塞を生じにくい	主要臓器に梗塞が生じうる
	小さい児ではダブルルーメンカテーテル1本で回せる	動脈への処置（血管再建や結紮など）が必要となる

 ## 小児での呼吸 ECMO の適応は？

　一般的に「通常の人工呼吸管理では酸素化の維持あるいは二酸化炭素の排出が著しく困難な場合」と認識されていますが，明確な適応基準は存在せず，各施設が症例ごとに判断しているのが現状です[4]．無理に人工呼吸器の換気条件を上げて VLI（ventilator induced lung injury，人工呼吸器由来の肺障害）を生じる前に，ECMO の使用を考慮することが大切です．

小児領域では HFO（high frequency occilation：高頻度振動換気）や APRV（airway pressure release ventilation），一酸化窒素ガスや仰臥位などを用いても OI（oxygenation index，OI＝100×MAP（平均気道圧）×F_1O_2／PaO_2）が 40 以上，年長児や成人領域では P/F ratio（$PaO_2÷F_1O_2$）＜100 などが，比較的よく用いられている基準です．また，中枢神経系に大きな障害がないことや，他に不可逆な病変がないことなども，条件に挙げられます．ECMO は決して原疾患を治療しているわけではありません．原疾患の治療をする間，VLI を防ぎ呼吸循環の補助をして時間をかせぐ治療，ということを念頭において，患児ごとに適応を考える必要があるでしょう．

実際の運用はどうすればよいでしょうか？

　V-V ECMO では，SaO_2 が 80％台後半となるように血流量を上げていきます．V-A ECMO では SaO_2 がほぼ 100％となるので，SvO_2^- が 70〜75％を下回らないように調節します．V-V では，人工呼吸器設定は最低限肺胞が虚脱しないレベルまで下げて肺を休め回復を待ちます（lung rest）．PEEP 5〜10cmH_2O，PIP＜25cmH_2O，RR＜10/min，F_1O_2＜0.3 が大まかな目安です．V-A では冠動脈，また送血部位にもよりますが，上半身の血液の酸素化が本人の肺静脈血に一部依存しますので，肺損傷を心配しないレベルまで下げた後は，あまり条件を下げすぎないようにします．V-A では ECMO の送血が左心室の後負荷となりますので，積極的に血管拡張薬を用いて血圧を下げます．また，心筋の酸素消費量を下げて心機能を回復させる（cardiac rest）ために，強心薬も中止

します．補助導入直後は全身状態が悪く，多くの場合 capillary leakage が起こっており，安定した脱血を得るために大量の輸液が必要となることもよくあります．循環が安定した後も脱血不良を起こさないように，CVPを5～10 mmHg 程度に保つようにします．

体外に出された血液は，ECMO 回路内面および人工肺などの異物に常に接し，血栓をつくりやすい状態となるため，抗凝固療法が必要となります．ヘパリン or メシル酸ナファモスタット（フサン®）などを持続注入し，ACTを200秒前後でコントロールします．ショック・DIC などの導入前の状態や，FFP 使用の有無などで抗凝固薬の必要量が大きく異なるため，特に導入直後は，安定するまでは最低でも1時間ごとに ACT を測定する必要があります．離脱に向けて血流量を下げてくると，人工肺の中に血流速度の遅くなる部位ができるため，ACT は やや長めにコントロールします．易出血状態にあることを考慮して血小板は8万以上，fibrinogen＞100 mg/dL を保

ちます．カニュレーション部位からの出血や気道出血には常に注意し，頭蓋内出血や脳梗塞の可能性もあるため，定期的な神経学的チェック，また乳児では，毎日頭部超音波検査を行います．その他に感染症，血栓症，ECMO 回路の固定などや，突然の回路トラブルなどにも気をつけねばなりません．

肺の状態が改善してくるにつれ，V-V ECMO では徐々に SaO_2 が上がってきますので，人工呼吸器の条件を上げつつ血流量 or ガス流量を減らしていき，十分な酸素化が保たれているようなら離脱を試みます．V-A ECMO の場合は，胸部X線写真で肺が改善してきたら，ゆっくりと血流量を下げ，エコーで心機能および SaO_2 の変化を評価し，血流量を心拍出量の20～30％まで下げられたら離脱を考慮します．

以上は，あくまで一般論であり，実際には施設・医師によって やり方や基準が異なっています．自分の慣れた方法やマンパワーなどを考慮して，各施設の状況に合わせて運用すべきでしょう．

 予後は？

 2016年の ELSO registry [5] では，小児呼吸 ECMO の離脱率は66％，退院率は58％となっています（表3）．神経学的予後に関しては，新生児領域では約1/3に軽

表3 ELSO registry による小児＆新生児 ECMO の成績（2016年）

	総数	離脱（率）	生存退院（率）
新生児			
呼吸補助	28,723	24,155（84％）	21,274（74％）
循環補助	6,269	3,885（62％）	2,599（41％）
心肺蘇生	1,254	806（64％）	514（41％）
小児			
呼吸補助	7,210	4,787（66％）	4,155（58％）
循環補助	8,021	5,341（67％）	4,067（51％）
心肺蘇生	2,788	1,532（55％）	1,144（41％）

（文献5より引用）

度〜中等度の運動認知障害が起こるとされていますが，小児呼吸ECMOでの大規模な調査はなく，今後の研究が待たれるところです．

［文　献］

1) Conrad AS, Dalton JH：Extracorporeal life support. In "Roger's Textbook of Pediatric Intensive Care" eds. Nichols GD, Ackerman DA, Carcillo AJ et al. Lippincott Williams & Wilkins, Philadelphia, pp544-563, 2008
2) Conrad AS, Ryucus TP, Dalton H：Extracorporeal life support registry report 2004. ASAIO 51：4-10, 2005
3) Pettignano R, Fortenberry J, Heard M et al：Primary use of venovenous approach for extracorporeal membrane oxygenation in prediatric acute respiratory failure. Pediatr Crit Care Med 4：291-298, 2003
4) Bohn D：Acute hypoxic respiratory failure in children In "ECMO Extracorporeal Cardiopulmonary Support in Critical Care" eds. VanMeurs K, Lally PK, Peek G et al. ELSO, Ann Arbor, Philadelphia, pp329-361, 2005
5) Extracorporeal Life Support Organization. International Summary. (on-line) http://www.elsonet.org/index.php/registry

VII 呼吸管理下の補助療法

16 サーファクタント補充療法

テネシー大学/
LeBonheur 小児病院 PICU/CVICU　木村 大

 point

- サーファクタント補充療法の確立された疾患としては，未熟児における呼吸窮迫症候群（RDS），新生児の胎便吸引症候群（MAS）や敗血症/肺炎が挙げられる．新生児の肺出血においても，サーファクタント補充療法は，合併症や死亡率を下げる可能性がある．
- 新生児 RDS においては，サーファクタントの量的欠乏が認められる．それに対し，急性呼吸窮迫症候群（ARDS）では，サーファクタントの不活性化が認められる．
- 新生児 RDS に対するサーファクタント補充療法には，予防的投与と治療的投与があるが，患者の状態が安定し次第，できるだけ早期に投与すべきである．
- 最近の小児 ARDS に対するサーファクタント補充療法の RCT では，酸素化，人工呼吸器の期間および，死亡率の改善は認められませんでした．したがって，小児 ARDS においては，サーファクタントのルーチン投与は，今のところ勧められません．今後，どのような病因による ARDS にサーファクタントが有効であるか研究が進むことが期待されます．
- 成人の ARDS においては，現在のところサーファクタントの有効性は証明されていない．しかし，今後の ARDS の原因などによる階層別の臨床試験の結果が期待されている．

Q サーファクタント補充療法の適応疾患を教えてください

　サーファクタント補充療法の確立された疾患としては，呼吸窮迫症候群（RDS）となった未熟児，新生児の胎便吸引症候群（MAS）や敗血症/肺炎が挙げられます．最近の研究で，小児における一次性（肺炎などの肺疾患による）急性呼吸窮迫症候群（ARDS）においても効果があることがわかってきました．また，新生児の肺出血においても，サーファクタント補充療法は，合併症や死亡率を下げる可能性があります．

新生児集中治療室（NICU）だけではなく，小児集中治療室（PICU）においても，膜型人工肺（ECMO）が必要となりそうな症例や，先天性心疾患に合併した早産児など，サーファクタント補充療法の適応となる患者を受け持つことが多々あります．小児集中治療医としても，サーファクタント補充療法に慣れている必要があります．

肺サーファクタントの構成と活性について教えてください

肺サーファクタントは、Ⅱ型肺胞上皮細胞で産生され、肺胞の表面に分泌されます。肺サーファクタントは、リン脂質80％、中性脂質8％、蛋白質12％から構成されています。肺サーファクタントの生理的な基本的な特徴としては、次の3つが挙げられます。

1) 肺の表面張力を下げて、肺胞の虚脱を防ぐこと.
2) 水と空気の界面で吸収されること.
3) 肺胞表面の収縮と拡張に伴って、肺胞の表面に広がっていくこと（上流の気道に流れていくとされています）．

天然肺サーファクタントの成分のうち、リン脂質が表面活性作用をもっているとされています．

それに対して、肺サーファクタントの4種類の特異蛋白質（サーファクタントプロテイン：SP-A、B、C、D）は、表面活性作用以外に、免疫防御作用や粒子クリアランス作用を有しています．SP-AとSP-Dは生体防御蛋白の一種で、微生物と結合したり、遊走、サイトカイン機能、貪食といった白血球の作用を調整しています．SP-BとSP-Cは、サーファクタントの表面活性作用発現に必須で、先天性SP-B欠乏症は、致命的な呼吸不全の原因となります．一方で、先天性SP-C欠乏症は、慢性間質肺疾患と関連があるとされています．

サーファクタントの種類を教えてください

日本では、ウシ由来のサーファクテン®が主に用いられています．海外ではそのほかにも、動物由来の天然サーファクタント Survanta、Infasurf（Calfactant）、Curocurf などや、合成サーファクタントである Exosurf が承認されて使われています．天然サーファクタントは、細かく砕いた肺組織の脂質成分、もしくは動物の肺胞洗浄液から抽出されて作られています．新生児RDSにおける合成サーファクタントの効果を天然サーファクタントの効果と比較した研究では、共に有効であるという結果が得られていますが、天然サーファクタント抽出物を使用すると、補助呼吸の必要性がかなり早期に改善し、気胸のリスクもより減少しています．

新生児RDSにおけるサーファクタントの役割について教えてください

早産児においては、表面活性物質であるサーファクタントが生成されないうちに出生するため、肺胞が虚脱しRDSを発症します．その発生リスクは、在胎週数が少ないほど多くなります．在胎29週以下では、60％の確率でRDSを発症するという報告が

あります．その他のリスク因子としては，母体糖尿病，男児，敗血症，新生児仮死が挙げられます．逆に母体へのステロイド投与，早期破水ではリスクが下がるといわれています．

サーファクタントの投与法は，RDSの有無に無関係の予防的投与と，選択的投与に大きく分けられます．いずれの療法でも，早産児におけるRDSの発症率と重症度，気胸の発生率，死亡率の改善が認められています．在胎30週未満の母体ステロイド未投与例においては，予防的投与のほうが，慢性肺疾患の発生率を含めて，さらに有効であるとされています．選択的投与においても，在胎30週未満の母体ステロイド未投与例では，早期投与（生後2時間以内）のほうが，後期のレスキュー療法と比べて，より有効とされています．したがって，RDS児には，母体へのステロイド投与や在胎週数にかかわらず，気管挿管後すぐにサーファクタントを投与すべきと考えられています[1]．

サーファクタント投与により，超未熟児において，救命率が向上しましたが，慢性肺疾患の発症率には変化がありませんでした．在胎29週以降の早産児においては，慢性肺疾患の発症率が有意に減少しました．なお，サーファクタントは，神経発達学的障害の発生とは関係がないとされています．

> **メ モ**
>
> ● cardiac ICU の症例
>
> PICUにいると，新生児RDSのことを忘れてしまいそうになりますが，最近では，新生児期での先天性心疾患の手術症例も増えています．ファロー四徴症，総肺静脈還流異常などの根治手術などが，体重1,500g以下でも行われるようになってきました．特に早産児での術後の呼吸不全の鑑別疾患として，新生児RDSは重要です．

Q サーファクタントの投与法を教えてください

サーファクタントは，気管挿管チューブを通して直接肺に流し込むため，補充療法には気管挿管が必要となります．バイアルを液体に溶かし，投与量（1.5～4 mL/kg，サーファクタントの種類による）を通常4等分します．肺全体の異なる部分へ均等に広めるために，体位を変換しながら投与していきます．

サーファクタント投与にて，虚脱していた肺胞や肺区分が広がり，換気血流ミスマッチが改善するので，酸素化が速やかに改善します．肺コンプライアンス，機能的肺残気量，一回換気量等の肺機能の改善は，より緩やかに認められます．

サーファクタントはバイアルあたり約10万円と大変高額な医薬品ですので，取り扱いに注意しましょう．また，RDS以外の症例については，研修医の皆さんは上司と相談してから投与することをお勧めします．

RDS以外の新生児呼吸器疾患におけるサーファクタント療法について教えてください

　胎便吸引症候群（MAS）は減少しているとはいえ，依然として新生児に重篤な状態をひき起こす主な原因です．吸い込まれた胎便が胎児の肺につながる気道を塞ぎ，炎症を起こし，サーファクタントの不活性化が生じます．結果として，無気肺やV/Qミスマッチを生じ，持続性肺高血圧症，呼吸不全に至ります．時に，膜型人工肺（ECMO）が必要となることもあります．満期児のMASに対するサーファクタントの3つの無作為化比較対照試験にて，ECMOを必要とする呼吸不全の発生率の減少，および早期の酸素化の改善を認めています[2]．また気胸，慢性肺疾患や死亡率に差は認められませんでした．これらの研究は，NO吸入療法導入以前に行われたものですので，NO吸入により肺合併症に違いを生じるかもしれません．

満期児の敗血症および肺炎に伴う呼吸不全においては，小規模の臨床試験ではあり，エビデンスレベルは低いのですが，サーファクタント補充療法により，酸素化の改善とECMO症例の減少を認めています[3]．新生児の肺出血については，いくつかの回帰的研究にて効果がみられているのですが，比較試験を計画するのは難しそうです．先天性横隔膜ヘルニアの動物モデルではサーファクタントの欠乏がみられましたが，大規模な臨床試験では結果の改善は認められていません[4,5]．未熟児慢性肺疾患では，死亡率の改善はみられませんでした[6]．また，先天性のサーファクタント欠乏症（SP-B）において，サーファクタント補充療法による結果の改善は認められておりません[7]．

小児の急性呼吸窮迫症候群（ARDS）におけるサーファクタントの使用法について教えてください

　新生児のRDSがサーファクタントの量的不足によるものであるのに対して，ARDSにおいては，炎症や血清蛋白などによる天然サーファクタントの不活性化が原因とされています（図1）[8]．新生児時期のRDSに対するサーファクタント補充療法がすでに確立された療法であるのに対して，小児期の呼吸不全に対するサーファクタント補充療法は，長年にわたり研究されてきたものの，近年までなかなか良い結果が得られなかった領域です．

2005年に発表された，小児における一次性（肺炎などによる）のARDSに対する無作為化比較対照試験（RCT）で，Calfactant投与にて死亡率の低下および投与12時間後の酸素化の改善が認められています[9]．この研究においては，80 mL/m^{2}のCalfactantが投与され，さらに12時間後に酸素化インデックス（OI）が7以上であれば，2度目のCalfactantが投与されています．Calfactantは，サーファクタントの一種で，蛋白成分のSP-Bを高濃度で含み，生体の肺サーファクタントに極めて近い特徴を有しています．このスタディでは，敗血症などによる二次性のARDSでは，ほとんど効果が認められませんでした．さらに2013年に発表されたより大規模なRCTにおいて，サーファクタント投与群は，コントロール群と比較して，酸素化，

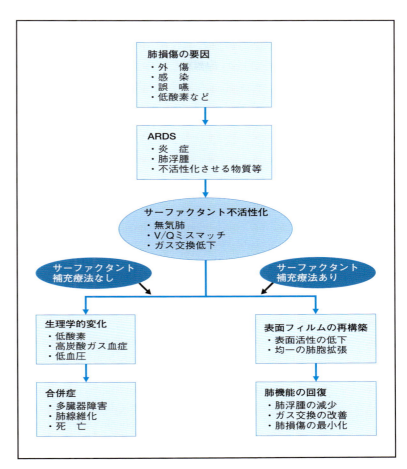

図1 ARDSにおけるサーファクタント不活性化と，サーファクタント補充療法による効果
(文献8を参照して作成)

人工呼吸器の期間，および死亡率の有意差を認めませんでした[10]．したがって，すべての小児ARDSの症例にルーチンに用いられるべきではありません．

しかしながら，小児のARDSは，いろいろな病因から成り立つ疾患群です．小児の溺水においてはサーファクタントは，酸素化を改善するとのいくつかの報告もあり[11]，今後どの病因によるARDSにサーファクタントが有効であるか，研究が進むことが期待されます．

成人のARDSに肺サーファクタント補充療法は効きますか？

A 成人のARDSでは，3つの大規模なサーファクタント補充療法のスタディーがなされましたが，生存率の改善は証明されませんでした．原因として，肺損傷の性質，治療のタイミング，サーファクタントの投与法や投与量によるものなのかは，はっきりしていません．また，人工サーファクタント（rSP-C）を用いた臨床研究のpost hoc analysisにて，肺炎もしくは誤嚥による一次性ARDSの生存率の改善が認められましたが[10]．続いて行われた最近の大規模な無作為化比較対照試験では，酸素化，人工呼吸の期間，生存率の改善は認められませんでした[11]．投与時にサーファクタントの活性が一部失われたこと，SP-Bではないことなどが原因と考えられています．さらに，最近の成人の一次性ARDSに対するカルファクタント補充療法の研究においても，酸素化，入院期間および死亡率の改善は認められませんでした[14]．したがって成人のARDSにおいても，サーファクタントをルーチンに用いることは勧められません．

[文　献]

1) Engle WA：Surfactant-replacement therapy for respiratory distress in the preterm and term neonate. Pediatrics 121：419-432, 2008
2) Stevens TP, Sinkin RA：Surfactant replacement therapy. Chest 131：1577-1582, 2007
3) Lotze A, Mitchell BR, Bulas DI et al：Multicenter study of surfactant (beractant) use in the treatment of term infants with severe respiratory failure. Survanta in Term Infants Study Group. J Pediatr 132：40-47, 1998
4) Lally KP, Lally PA, Langham MR et al：Surfactant does not improve survival rate in preterm infants with congenital diaphragmatic hernia. J Pediatr Surg 39：829-833, 2004
5) Van Meurs K：Is surfactant therapy beneficial in the treatment of the term newborn infant with congenital diaphragmatic hernia? J Pediatr 145：312-316, 2004
6) Pandit PB, Dunn MS, Kelly EN et al：Surfactant replacement in neonates with early chronic lung disease. Pediatrics 95：851-854, 1995
7) Whitsett JA, Weaver TE：Hydrophobic surfactant proteins in lung function and disease. N Engl J Med 347：2141-2148, 2002
8) Seeger W, Grube C, Gunther A et al：Surfactant inhibition by plasma proteins：differential sensitivity of various surfactant preparations. Eur Respir J 6：971-977, 1993
9) Willson DF, Thomas NJ, Markovitz BP et al：Effect of exogenous surfactant (calfactant) in pediatric acute lung injury：a randomized controlled trial. JAMA 293：470-476, 2005
10) Willson DF, Thomas NJ, Tamburro R et al：Pediatric calfactant in acute respiratory distress syndrome trial. Pediatr Crit Care Med 14：657-665, 2013
11) Attebery J, Remy K：Early exogenous surfactant therapy in pediatric near drowning may decrease acute lung injury. Am J Respir Crit Care Med 193：A2198, 2016
12) Taut FJ, Rippin G, Schenk P et al：A Search for subgroups of patients with ARDS who may benefit from surfactant replacement therapy：a pooled analysis of five studies with recombinant surfactant protein-C surfactant (Venticute). Chest 134：724-732, 2008
13) Spragg RG, Taut FJ, Lewis JF et al：Recombinant surfactant protein C-based surfactant for patients with severe direct lung injury. Am J Respir Crit Care Med 183：1055-1061, 2011
14) Willson DF, Truwit JD, Conaway MR et al：The Adult Calfactant in Acute Respiratory Distress Syndrome Trial. Chest 148 (2)：356-364, 2015

Ⅶ 呼吸管理下の補助療法

17 NO 吸入療法

自治医科大学とちぎ子ども医療センター
小児手術・集中治療部　多賀直行（たがなおゆき）

  point

- 一酸化窒素（NO）吸入療法とは，選択的に肺血管抵抗を下げる治療法である．
- 新生児遷延性肺高血圧症（PPHN）と心臓手術の周術期における肺高血圧の治療法として保険適用が認められている．
- NO そのものは大気汚染物質の一種で，その取り扱いには十分な知識と準備が必要である．

NO とは何ですか？

A NO とは一酸化窒素のことです．商品名はアイノフロー®で，専用の NO ガス管理システム：アイノベント®あるいはアイノフロー DS®を介して人工呼吸器の吸入気中に添加して投与します（図1）．NO は大気中に存在する窒素酸化物の一つで，自動車の排気ガス，工場の排ガスなどにも含まれる大気汚染物質として知られています．物理化学的性状は無色無臭で，沸点が－151.8℃と低く常温では空気よりやや重い気体として存在します[1]．

1987年に血管内皮細胞由来血管拡張因子（endothelium derived relaxing factor：EDRF）の本体であることが発見されて以来，生体内での NO の合成経路や作用機序などが解明され，NO が血管拡張作用以外にも，

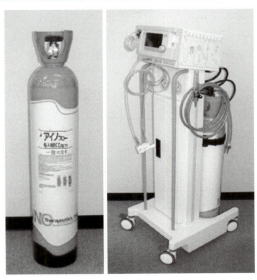

図1　アイノフロー®とアイノベント®
（エア・ウォーター株式会社より写真提供）

細胞間シグナル伝達分子として重要な役割を担っていることが明らかにされてきました[2]。臨床的には，1991年にFrostellらがヒツジの肺高血圧モデルで，NO吸入が肺動脈圧を低下させることを報告して以来，肺高血圧症に対する治療薬として数多くの臨床使用が報告されています[3]。

その作用機序は，肺動脈血管平滑筋細胞内のguanylate cyclaseの構成要素であるFeと吸入されたNOが結合することによってguanylate cyclaseが活性化され，細胞内のcyclic GMP濃度が上昇し，血管平滑筋が弛緩することによります[4,5]。

どのような疾患が適応でしょうか？

A NOは平成20（2008）年7月に新薬として承認されました。当初の効能・効果は，「新生児の肺高血圧を伴う低酸素性呼吸不全の改善」に限定されていましたが，平成27（2015）年に「心臓手術の周術期における肺高血圧の改善」に対しても使用が認められました。

表1に添付文書の抜粋を示します。

「新生児の肺高血圧を伴う低酸素性呼吸不全」とは，具体的には新生児遷延性肺高血圧症（PPHN）です。

先天性横隔膜ヘルニア（CHD）も新生児期に肺高血圧を伴う低酸素性呼吸不全をきたしますが，その病態には肺の低形成が大きく寄与しています。アイノフロー®の添付文書には，使用上の注意として「肺低形成患者」における安全性および有効性は確立されていない旨記載されています。

CHDに対するNO吸入療法は，ECMOの使用を回避し，生存率を改善するのではないかと当初は期待されていました。しかし，2010年にAARC（American Association for Respiratory Care）が発表した新生児の急性低酸素性呼吸不全に対するNO吸入療法のガイドラインでは，CHDに対してNO吸入療法を慣例的に行うべきではないとされています。その理由として，NO吸入によって酸素化の有意な改善が得られず，むしろNO吸入はECMOを必要とする率や死亡率を上昇させるリスクファクターであり，予後を悪化させる恐れがあると述べられています[6]。Puligandlaらによるシステマティックレビューでも，CHDに対するNO吸入は有益ではないと結論しています[7]。

心臓手術の周術期における肺高血圧症については後述します。

表1　アイノフロー®添付文書（抜粋）

【効能・効果】
新生児の肺高血圧を伴う低酸素性呼吸不全の改善
心臓手術の周術期における肺高血圧の改善

効能・効果に関連する使用上の注意
〈両効能共通〉
①在胎期間34週未満の早産児における安全性および有効性は確立していない．
②肺低形成を有する患者における安全性および有効性は確立していない．
③重度の多発奇形を有する患者における安全性および有効性は確立していない．
〈新生児の肺高血圧を伴う低酸素性呼吸不全の改善〉
①本剤は臨床的または心エコーによって診断された，新生児の肺高血圧を伴う低酸素性呼吸不全患者にのみ使用すること．
②先天性心疾患を有する患者（動脈管開存，微小な心室中隔欠損または心房中隔欠損は除く）における安全性および有効性は確立していない．
〈心臓手術の周術期における肺高血圧の改善〉
①術前投与時の安全性および有効性は確立していないため，リスク・ベネフィットを勘案し，本剤適用の要否を慎重に判断すること．

【用法・用量】
〈新生児の肺高血圧を伴う低酸素性呼吸不全の改善〉
●出生後7日以内に吸入を開始し，通常，吸入期間は4日間までとする．なお，症状に応じて，酸素不飽和状態が回復し，本治療から離脱可能となるまで継続する．
●本剤は吸入濃度20 ppmで開始し，開始後4時間は20 ppmを維持する．
●酸素化の改善に従い，5 ppmに減量し，安全に離脱できる状態になるまで吸入を継続する．
〈心臓手術の周術期における肺高血圧の改善〉
●小児：本剤は吸入濃度10 ppmで吸入を開始し，十分な臨床効果が得られない場合は20 ppmまで増量することができる．
●成人：本剤は吸入濃度20 ppmで吸入を開始し，十分な臨床効果が得られない場合は40 ppmまで増量することができる．
●症状に応じて，血行動態や酸素化が改善し，本治療から離脱可能となるまで継続する．なお，吸入期間は7日間程度までとする．
●離脱の際には，血行動態および酸素化の改善に従い，5 ppmまで漸減する．その後さらに漸減し，安全に離脱できる状態になるまで吸入を継続する．

用法・用量に関連する使用上の注意
〈両効能共通〉
①本剤を用いる場合は，専用の一酸化窒素ガス管理システム（アイノベント，アイノフローDSまたはアイノベント/アイノフローDSと同等以上の性能を有する装置）を用いること．
②本剤の吸入濃度は，小児では20 ppm，成人では40 ppmを超えないこと．吸入濃度がこれらを超えると，メトヘモグロビン血症発生および吸入二酸化窒素（NO_2）濃度増加の危険性が増加する．
③本剤の投与を急に終了または中止すると，肺動脈圧の上昇または酸素化の悪化がみられることがある．肺動脈圧の上昇または酸素化の悪化は本剤に反応しない患者においてもみられることがある．
〈新生児の肺高血圧を伴う低酸素性呼吸不全の改善〉
①本剤吸入開始時の吸入酸素濃度（F_iO_2）は1.0である．
②吸入開始後4時間以降に動脈血酸素分圧（PaO_2）>60 mmHgまたは経皮的動脈血酸素飽和度（SpO_2）>92%になれば本剤の吸入濃度を5 ppmに減量していく．
③F_iO_2を減量し，$F_iO_2=0.4〜0.6$でPaO_2>70 mmHgになるまで本剤の吸入濃度は5 ppmで維持する．
④離脱の際は，臨床的に安定していることを確認し，本剤を徐々に減量しながら慎重に終了する．終了前にF_iO_2を0.1増量してもよい．
⑤投与中止の際は，本剤の吸入濃度を1 ppmまで徐々に減量すること．1 ppm投与中，酸素化に変化がみられない場合はF_iO_2を0.1増量のうえ，本剤を中止し，患者の状態を十分に観察すること．酸素化が悪化する場合は本剤を5 ppmで再開し，12〜24時間後に本治療の中止を再考すること．
〈心臓手術の周術期における肺高血圧の改善〉
①本剤の効果は速やかに発現し，投与後5〜20分で肺動脈圧の低下および酸素化の改善がみられる．用いた用量で十分な効果が得られない場合，投与後10分間以上あけて，増量することができる．本剤投与後30分間経過し，血行動態や酸素化の改善がみられない場合は，本剤の投与中止を検討すること．
②離脱の際は，本剤の吸入濃度を1 ppmまで徐々に減量すること．1 ppmで血行動態および酸素化が安定している場合，12時間ごとに離脱を試みること．

【使用上の注意】
1．重要な基本的注意
②新生児の肺高血圧を伴う低酸素性呼吸不全の治療において，本剤の使用によっても酸素化の改善が認められない場合は，体外式膜型人工肺（ECMO）などの救命療法を考慮すること．
④離脱の際には，吸気中NO濃度，吸気中NO_2濃度，PaO_2，血中メトヘモグロビン（MetHb）濃度等のモニタリング項目の他，新生児の肺高血圧を伴う低酸素性呼吸不全の治療の場合，心エコー検査による右−左シャント消失の確認等，血行動態の評価も参考にすること．
⑤心臓手術の周術期における肺高血圧の治療の場合，本剤による治療は，循環動態および酸素化の緻密なモニタリング下で行うこと．

8．適用上の注意
①本剤は，吸気中NO濃度，吸気中NO_2濃度，PaO_2，血中MetHb濃度をモニターしながら投与すること．
②血中MetHb濃度は，本剤吸入開始後1時間以内に測定し，以降12時間以内は頻回に測定すること．また，24時間以降は少なくとも1日ごとに測定すること．
④血中MetHb濃度が2.5%を超える場合は，本剤吸入濃度の減量または投与を中止すること．その後も改善がみられない場合には，必要に応じてビタミンC，メチレンブルーまたは輸血で対処すること．
⑤吸気中NO_2濃度は，可能な限り定常状態において0.5 ppm未満を維持すること．濃度が0.5 ppmを超えた場合は，一酸化窒素ガス管理システムを点検し，原因を精査すること．可能であれば本剤またはF_iO_2を減量すること．

有効性が報告あるいは期待されている疾患は何ですか？

 NO吸入療法による効果が報告あるいは期待されている疾患を表2に示します．

表2の(1)①〜⑤までは，2013年の第5回肺高血圧症ワールド・シンポジウム（Nice2013）による肺高血圧症の分類に準じています[8]．その肺高血圧症の重症例に対するICUでの治療アルゴリズムでは，急性右心不全の後負荷軽減と肺高血圧クライシスの治療としてNO吸入療法が提案されています[9]．また特殊な状況としては，肺高血圧症妊婦の循環補助としても，その使用が提案されています[9]．

一方で，日本循環器病学会が中心となってまとめた肺高血圧症治療ガイドラインでは，NO吸入療法は，結合組織病に伴う肺動脈性肺高血圧症およびPPHNに対する治療としてClass Iの推奨がされていますが，他の分類の肺高血圧症に対する治療としては，慢性閉塞性肺疾患に伴う肺高血圧症に対してのみClass II bの推奨が示されています[10]．

小児の肺高血圧症も基本的にはNice2013によって分類されます．成人に推奨されている肺高血圧症の治療法は，小児の肺高血圧症

表2 NO吸入療法の効果が報告あるいは期待されている疾患

(1) 重症肺高血圧症
　①肺動脈性肺高血圧症
　　●特発性肺動脈性肺高血圧症
　　●遺伝性肺動脈性肺高血圧症
　　●薬物・毒物誘発性肺動脈性肺高血圧症
　　●各種疾患に伴う肺動脈性肺高血圧症
　　　・結合組織病
　　　・HIV感染症
　　　・門脈圧亢進症
　　　・先天性短絡性心疾患
　　　・住血吸虫症
　①' 肺静脈閉塞性疾患および/または肺毛細血管腫症
　①" 新生児遷延性肺高血圧症（PPHN）
　②左心系疾患に伴う肺高血圧症
　　●僧帽弁疾患・左室機能障害など
　　●先天性/後天性の左心流入路/流出路閉塞
　③肺疾患および/または低酸素血症に伴う肺高血圧症
　　●慢性閉塞性肺疾患
　　●間質性肺炎
　　●睡眠時無呼吸症候群
　　●肺胞低換気など
　④慢性血栓塞栓性肺高血圧症
　⑤詳細不明な多因子のメカニズムに伴う肺高血圧症
　　●サルコイドーシスなど
　　●腫瘍などによる血管外からの圧迫による
(2) 先天性心疾患の術中術後の肺高血圧症
(3) 心移植もしくは肺移植の術中術後の肺高血圧

に対してもその適用を考慮するべきであるとされています[11]．しかしその一方で，治療の根拠となる RCT 等のデータが成人と比較してわずかしかないことも事実です．NO 吸入療法の有効性に関しても成人と同様であると考えられています．

ただし，先天性心疾患に関連する肺高血圧症に対する NO の使用には注意が必要です．先天性心疾患に関連して肺高血圧症を示す症例は，成人では Eisenmenger 症候群が該当します．しかし小児では，先天性心疾患に対する外科治療の前後で肺高血圧症の病態が異なります．未治療の先天性心疾患患者では，左-右短絡量の増大すなわち Qp/Qs の増大による肺動脈圧上昇が大部分を占めます．これらの症例では，NO 吸入により Qp/Qs がさらに大きくなり急激に心不全が進行するため，NO の使用は禁忌と考えられます．一方，先天性心疾患に対する外科手術後に生じる肺高血圧症は肺血管抵抗の上昇がその本態です．したがって，NO 吸入療法が著効を示す可能性が非常に高いです．

また，添付文書にも禁忌として記載されていますが，生命維持を右-左短絡に依存している症例では，NO 吸入により右-左短絡量が減少し，血行動態が急激に悪化する危険性があります．

さらに，内科的な定義上は肺高血圧症ではありませんが，Fontan 手術や Glenn 手術などのいわゆる右心バイパス術の術後症例に対しても NO 吸入療法の有効性が報告されています[12]．右心バイパス術後の肺血流は，心室による駆動を受けず，中心静脈圧のみが駆動圧となります．そのため，肺血管抵抗が低いことが右心バイパス術後の肺循環（いわゆる Fontan 循環）を成立させるために必須です．NO 吸入療法は，肺血管抵抗を選択的に低下させることで Fontan 循環を安定させると考えられます．しかし右心バイパス術の適用は，術前の詳細な肺血管抵抗の評価により決定されるべきであり，右心バイパス術適用の境界領域の患者に対して，NO 吸入療法が予後の改善に貢献するか否かを検討した報告はありません．筆者は右心バイパス術後の NO 吸入療法は，術後急性期の循環動態が不安定な時期や低酸素血症を乗り切るための限定的な療法であると考えます．

ARDS に対する NO 吸入療法は，かつてはその有効性を期待されていました．しかし最近の報告では，NO 吸入開始後 24 時間の時点で P/F 比と oxygenation index の改善を認めましたが，成人でも小児でも死亡率の改善は認められず，NO 吸入によって腎障害発生のリスクが増加したため，ARDS に対する NO 吸入療法は有害な可能性があると結論しています[13]．

その一方で，ARDS の主な死因は肺以外の多臓器障害によるものであり，死亡を最終的な評価の指標とすることには問題があるのではないかという意見もあります．

以上を踏まえて，小児の ARDS に対する NO 吸入療法は，危機的な重症低酸素血症に対して ECMO を導入するまでの緊急退避的使用に限定するべきではないかと筆者は考えます．

成人の心臓移植もしくは肺移植の術中術後の肺高血圧症に対する NO 吸入療法は，その効果について賛否両論があります．心移植もしくは肺移植後の肺高血圧症に対して NO 吸入療法を行うと，他の外科手術後や内科的疾患による肺高血圧症に対して NO を使用した場合と比較して死亡率を改善するとの報告があります[14]．その一方で，NO 吸入療法は心移植後の循環系パラメーターを改善し右心機能を保護するが，死亡率は改善せず，肺移植後の NO 吸入療法でも，循環系パラメー

ターの改善を認めたが，人工呼吸期間・入院日数・死亡率は改善しなかったとする報告もあります[15]．肺移植の再灌流 10 分後から NO 吸入療法を開始しても，NO 非使用群と比較して酸素化・人工呼吸期間および 30 日後の死亡率に差がないとする RCT の報告もあります[16]．NO 吸入療法が心移植あるいは肺移植の周術期に使用されることは一般的になりつつありますが，それが予後の改善につながるか否かを明らかにするためには，大規模な試験を行う必要があります．小児に関しては，心移植あるいは肺移植後に NO 吸入療法を行った報告そのものが極めて少ないため，右心負荷あるいは低酸素血症の改善を目的とした緊急退避的な使用に限定されると考えられます．

また近年，心移植までのブリッジとして，あるいは最終的な治療として左心補助装置（left ventricular assist devices：LVAD）を装着する症例が徐々に増加しています．これらの患者の 5〜39％が LVAD 装着後に右心不全をきたすといわれています．NO 吸入療法は，右室の後負荷を低下させることによって LVAD 装着後の右心不全を改善し，LVAD 装着後の予後を改善するのではないかと期待されています．しかしこれまでに行われた前向き RCT の結果では，右心不全，右心補助装置装着の必要性，挿管期間のいずれも改善しませんでした[17]．

Q どのように投与するのですか？

　保険請求が認められる NO 吸入療法は，吸入用一酸化窒素製剤アイノフロー®と専用一酸化窒素ガス管理システム：アイノベント®，あるいはアイノフロー DS® を使用して人工呼吸器の呼吸回路内に NO を添加する方法のみです．人工呼吸器には

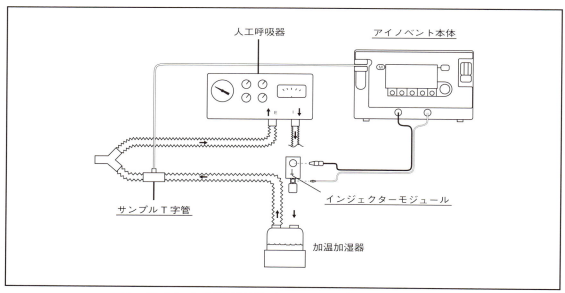

図2　アイノベント®の接続図（アイノベント®添付文書より抜粋）

nasal CPAP 専用装置も含まれます．気管挿管されていない患者に対して，鼻カニューラやヘッドボックス，クベウス内などに NO を添加して使用する方法は，保険請求上認められていません（2016 年 6 月現在）．

具体的な用法・用量，使用上の注意事項などは表 1 の添付文書抜粋を参照してください．また図 2 に NO を呼吸回路に添加する際の回路図を示します．

副作用はありますか？ また，その対策はどのようにすればよいのですか？

NO 吸入療法中に注意すべき副作用として，メトヘモグロビン血症，リバウンド現象および出血傾向があげられます．

肺胞から血中に拡散した NO は，ヘモグロビンと結合して活性を失いますが，このときメトヘモグロビンが生じます．メトヘモグロビンはシアンなどの陰イオンと結合しますが酸素とは結合しないため，血中メトヘモグロビン濃度が上昇すると赤血球の酸素運搬能が低下します．新生児，未熟児では血中メトヘモグロビン濃度が上昇しやすいといわれ，頻回に濃度測定を行う必要があります．血中メトヘモグロビン濃度の正常値は 1% 以下で，2.5% を超える場合には NO 吸入濃度の減量または中止が必要です．高度のメトヘモグロビン血症に対しては，メチレンブルー 1 mg/kg を静注投与する方法もあります．表 1 のアイノフロー®添付文書抜粋の適用上の注意事項を参照してください．

また，NO 吸入療法の中止にあたっては，リバウンド現象，すなわち NO 吸入中止後の肺高血圧症の悪化や酸素化の悪化に注意する必要があります．リバウンド現象が生じたときは，NO 吸入を 5 ppm で再開し，12 から 24 時間後に再度 NO 吸入を中止するか否か判断するように使用上の注意に記載されています．

海外の臨床試験では，NO 吸入療法中の血小板減少症が副作用として報告されています．成人では臨床的に出血傾向が生じるとの報告は見つかりませんが，早期産児では，生後 3 日以内に重症酸素化不良に対して NO 吸入療法を行うと，重症の脳室内出血の危険性を高める傾向があるとのシステマティックレビューがあり[18]，頭部エコーなどによる頭蓋内出血の検索を頻回に行う必要があると考えられます．

NO は室内環境に悪影響を与えないのですか？

NO は窒素酸化物いわゆる NOx の一つで，大気汚染物質です．そのため，PICU のような室内で使用する場合には，室内換気，患者の呼気に含まれる NO の排気などが問題となります．

NO そのものは不活性かつ不安定な化合物

であるため，空気中あるいは呼吸回路中の酸素と反応して NO_2 に変化し毒性を持つようになります．NO 吸入療法を行っているときには，NO そのものの毒性よりも NO_2 の毒性が，患者および医療従事者の双方にとって問題となります[19]．NO_2 は水に溶けにくいた

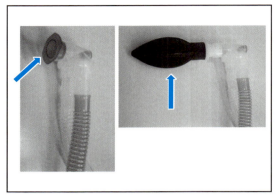
図3 呼吸回路閉鎖用のキャップとテスト肺

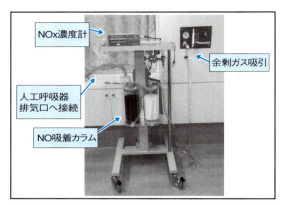
図4 NO排気システム

め，吸入されたNO₂の60％以上が末梢気道に到達し，肺胞上皮などに障害を与えるといわれています．そのためアイノフロー®の添付文書上も吸入気中のNO₂濃度をモニタリングし，0.5 ppmを超えないように注意を喚起しています．

NO/NO₂による室内気汚染の最大の原因は，気管内吸引などを行う際に，患者−呼吸回路の接続部をはずすことによって，大気中にNO/NO₂が流出してしまうことと，人工呼吸器の呼気排出口からのNO/NO₂流出の2つです．患者−呼吸回路接続部からの流出を最小限に抑えるには，閉鎖式気管内吸引回路の使用や，接続部をはずしたときに呼吸回路を閉鎖するための器具——テスト肺やキャップなど（図3）——の使用を徹底するしかありません．また，人工呼吸器呼気排出口の対策としては，排出口からの排気すべてを活性炭などの吸着カラム経由で中央の持続吸引排気システムに導くことが理想的です（図4）．NO吸入療法が開始された当初，排気システムが不十分であった時期のデータでは，人工呼吸器呼気弁周囲のNOx濃度が2.1〜5.2 ppm，病室内の濃度が0.1〜0.2 ppmと環境基準値（1時間値の1日平均：0.04〜0.06 ppm）を上回っており，77％の看護師に頭痛・頭重感，咽頭痛，悪心など，NOx急性中毒を思わせる自覚症状が認められたとの報告があります[19]．最近のPICUは，清潔度を保つために高性能の空調設備を有する施設が増えていると思われますが，NO/NO₂はいわゆる大気汚染物質の一種ですから，単に換気をよくするだけではなく，積極的に排気ガスとして処理し，汚染を拡大させない対策が重要です．

また，排ガス問題とは別に，NO吸入療法の際に環境衛生上注意するべきことがあります．それは，NOが呼吸回路中の酸素と水と反応して生じる硝酸/亜硝酸の問題です[19]．硝酸HNO₃および亜硝酸HNO₂は，水に溶けて腐食性を示すため，呼吸回路中に結露した水分の取り扱いに注意が必要です．患者の気管内に流れ込めば，気管粘膜の障害を引き起こす可能性がありますし，医療従事者の皮膚に付着すれば，皮膚障害を生じる可能性があります．NO吸入療法を行うにあたっては，常に，有害な物質を取り扱っていることに留意する必要があります．

[文　献]

1) 山口信行, 戸苅　創：一酸化窒素. "日常診療に役立つ　医療ガスと危機管理" 並木昭義, 山蔭道明 編. 真興交易医書出版部, pp139-149, 2002
2) Nathan SB, Ka B, Ferid M：Discovery of the nitric oxide signaling pathway and targets for drug development. Front Biosci 14：1-18, 2009
3) Frostel C, Fratacci MD, Wain JC et al：Inhaled nitric oxide. A selective pulmonary vasodilator reversing hypoxic pulmonary vasoconstriction. Circulation 83：2038-2047, 1991
4) Griffith MJ, Evans TW：Inhaled nitric oxide therapy in adults. N Engl J Med 353（25）：2683-2695, 2005
5) Wratney AT, Hamel DS, Cheifetz IM：Inhaled gases（Chapter 35）"Rogers' Textbook of Pediatric Intensive Care 4th ed" ed. Nichols DG. Lippincott Williams & Wilkins, a Wolters Kluwer business, Philadelphia, p279, pp534-536, 2008
6) DiBlasi RM, Myers TR, Hess DR：Evidence-based clinical practice guideline：Inhaled nitric oxide for neonates with acute hypoxic respiratory failure. Resp Care 55：1717-1745, 2010
7) Puligandla PS, Grabowski J, Austin M et al：Management of congenital diaphragmatic hernia：A systematic review from the APSA outcomes and evidence based practice committee. J Pediatr Surg 50：1958-1970, 2015
8) Simonneau G, Gatzoulis MA, Adatia I et al：Updated Clinical Classification of Pulmonary Hypertension. J Am Coll Cardiol 62(Suppl D)：D34-41, 2013
9) Zamanian RT, Kudelko KT, Sung YK et al：Current Clinical Management of Pulmonary Arterial Hypertension. Circ Res 115：131-147, 2014
10) 中西宣文, 安藤太三, 植田初江 他：循環器病の診断と診療に関するガイドライン（2011年度合同研究班報告）：肺高血圧症治療ガイドライン（2012年改訂版）http://www.j-circ.or.jp/guideline/pdf/JCS2012_nakanishi_h.pdf
11) Ghofrani HA, Distler O, Gerhardt F et al：Treatment of pulmonary arterial hypertension （PAH）：Updated Recommendations of the Cologne Consensus Conference 2011. Int J Cardiol 154S：S20-33, 2011
12) Yoshimura N, Yamaguchi M, Oka S et al：Inhaled nitric oxide therapy after Fontan-type operation. Surg Today 35：31-35, 2005
13) Gebistorf F, Karam O, Wetterslev J et al：Inhaled nitric oxide for acute respiratory distress syndrome （ARDS） in children and adults. Cochrane Database Syst Rev, Issue 6. Art. No.：CD002787. DOI：10.1002/14651858. CD002787.pub3. 2016
14) George I, Xydas S, Topkara VK et al：Clinical indication for use and outcomes after inhaled nitric oxide therapy. Ann Thorac Surg 82：2161-2169, 2006
15) Rea RS, Ansani NT, Seybert AL：Role of inhaled nitric oxide in adult heart or lung transplant recipients. Ann Pharmacother 39：913-917, 2005
16) Griffith MJ, Evans TW：Inhaled nitric oxide therapy in adults. N Engl J Med 353：2683-2695, 2005
17) Potapov E, Meyer D, Swaminathan M et al：Inhaled nitric oxide after left ventricular assist device implantation：a prospective, randomized, double-blind, multicenter, placebo-controlled trial. J Heart Lung Transplant. Off. Publ. Int. Soc. Heart Transplant 30：870-878, 2011
18) Barrington KJ, Finer NN：Inhaled nitric oxide for respiratory failure in preterm infants. Cochrane Database Syst Rev, Issue 3. Art. No.：CD000509. DOI：10.1002/14651858.CD000509.pub3 2007
19) 金子武彦：NO使用中の室内環境と医療従事者に対する配慮―労働衛生の視点から―. 臨床麻酔 33：973-983, 2009

VII 呼吸管理下の補助療法

18 腹臥位換気法

埼玉県立小児医療センター
救急科　隅　達則

point
- ●腹臥位換気法が，小児ARDS症例の長期予後を改善させたという明確な科学的根拠はない．
- ●腹臥位換気法を施行するにあたっては，適応を慎重に見極める必要がある．
- ●腹臥位換気法の統一した施行方法は，現在のところ確立していない．
- ●小児のハンドリングに不慣れな施設では，腹臥位換気法を施行すべきではないであろう．

Q 小児の呼吸管理における，腹臥位の位置づけについて教えてください

A　1974年にBryanが提唱して以来，小児ARDS症例に対しても，腹臥位換気法が一時的な酸素化能を改善させることは証明されてきました．近年になり，成人領域においては条件つきながらも腹臥位換気法がARDSの生命予後改善に寄与するという報告が散見するようになりましたが[1,2]，小児領域においては残念ながら長期的な生命予後や在院日数・人工呼吸器装着日数を改善させたという報告はなく，少なくとも現時点では，気管支拡張薬・NO吸入療法・ネーザルハイフロー療法・厳密な血糖コントロール管理などと同様，すべての症例に対し無分別に推奨するに足る明確な科学的根拠はありません[3,4]．

したがって，腹臥位換気法を施行するにあたっては，その適応症例を慎重に吟味する必要があります．

Q 腹臥位によって，どうして酸素化が改善するのですか？

A　体位変換による酸素化の改善について，その詳細なメカニズムは解明されていません．

現在考えられている機序として，一つには心臓や腹部臓器による肺への圧迫を解除し，横隔膜の可動域を改善させるというもの，もう一つは，背側に生じた無気肺を呼吸理学療法的に再拡張させ，換気分布の均等化や換気血流のバランスを改善させるというものが挙げられます．

重力の如何にかかわらず，背側肺のほうが腹側と比較し血流量が豊富であるといわれて

おり，結果，背側の無気肺は肺内シャントをより増悪させ，逆に背側無気肺の改善は，酸素化の改善に著明に寄与すると考えられています[5〜7]．

どのような症例が，あえて適応になりますか？

A NICU 以外でいえば，前記のような理由から，肺の炎症そのものよりも頑固な無気肺が酸素化を障害しているような症例，個人的な経験でいうならば，誤嚥性肺炎から ARDS をきたした重症心身障害児のように，解剖学的にも生理学的にも平素から喀痰排泄能が悪く，特に背側に無気肺を形成しやすいような症例には試みる価値があるかもしれません（図1）．

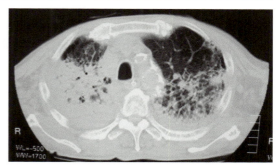

図1 背側に無気肺を形成した ARDS 患者の胸部 CT 所見

具体的な施行法を教えてください

A 腹臥位換気法の問題点として，明確な開始および終了の基準がなく，また，その有効性についても予測する術がない，といったことが挙げられます．そのような状況下，実のところ，どれくらいの時間や頻度で腹臥位を施行すべきか，適切な換気モードや鎮静・鎮痛の手段，筋弛緩薬使用の是非に至るまで，今日まで統一した基準はありません．30 分ごとに体位変換するやり方から，20 時間腹臥位を続けるものまで，非常にバリエーションがありますが，ここ最近は，12〜20 時間/day ほど行うのが主流のようです[8〜11]．

ただし，看護の実情など安全面を考慮すると，本邦では，日勤帯から準夜帯にかけ，8〜12 時間程度行うのが現実的ではないかと思います．

合併症，および禁忌を教えてください

A 鈍的外傷（特に頸髄損傷が疑われるような場合）の急性期は，禁忌と考えてよいでしょう．

ショック症例や心臓血管外科術後症例のように循環動態が不安定な患児に対しても，あえて施行すべきものではありません．

重度な肺水腫を形成しているような症例では，腹臥位にすることによって健常肺にまで病変を拡大させてしまう恐れがあります．

また，脳性麻痺のような重症心身障害児の

18. 腹臥位換気法

場合，無理な体位が刺激となり，不随意運動の誘発や過度の筋緊張亢進により胸郭のコンプライアンスが悪化し，酸素化不良や換気不全の原因となることがあるため，注意が必要です．

合併症として最も注意すべきものは，チューブ閉塞・片肺挿管・事故抜管などのチューブトラブルが一番でしょう．その他，循環動態の変動・血管アクセスの事故抜去・腹部臓器損傷・褥瘡などに注意する必要があります[12]．

その他に注意すべき点があれば教えてください

腹臥位換気法は，小児では比較的簡単に施行でき手間がかからない半面，マイナートラブルも多く，先に述べたような致死的な合併症を生じるリスクもはらんでいます．ただでさえ，小児の気管チューブは成人のそれに比し圧倒的に事故を起こしやすいため，少なくとも，小児の呼吸管理や看護に不慣れな施設で安易に腹臥位を試みるべきではありません．むしろ，あえて腹臥位換気法まで検討しないといけないような小児例は，基本的には小児専門施設への搬送が検討され，それらで管理されるべきであると考えます．

[文 献]

1) Guérin C, Reignier J, Richard JC et al：Prone positioning in severe acute respiratory distress syndrome. N Engl J Med 368：2159-2168, 2013
2) Beitler JR, Shaefi S, Montesi SB et al：Prone positioning reduces mortality from acute respiratory distress syndrome in the low tidal volume era：a meta-analysis. Intensive Care Med 40：332-341, 2014
3) Randolph AG：Management of acute lung injury and acute respiratory distress syndrome in children. Crit Care Med 37：2448-2454, 2009
4) Curley MA, Hibberd PL, Fineman LD et al：Effect of prone positioning on clinical outcomes in children with acute lung injury：a randomized controlled trial. JAMA 294：229-237, 2005
5) Jolliet P, Bulpa P, Chevrolet JC：Effects of the prone position on gas exchange and hemodynamics in severe acute respiratory distress syndrome. Crit Care Med 26：1977-1985, 1998
6) Lamm WJ, Graham MM, Albert RK：Mechanism by which the prone position improves oxygenation in acute lung injury. Am J Respir Crit Care Med 150：184-193, 1994
7) Numa AH, Hammer J, Newth CJL：Effect of prone and supine position on functional residual capacity, oxygenation, and respiratory mechanics in ventilated infants and children. Am J Respir Crit Care Med 156：1185-1189, 1997

8) Curley MAQ, Thompson JE, Arnold JH：The effects of early and repeated prone positioning in pediatric patients with acute lung injury. Chest 118：156-163, 2000
9) Relvas MS, Silver PC, Sagy M：Prone positioning of pediatric patients with ARDS results in improvement in oxygenation if maintained＞12h daily. Chest 124：269-274, 2003
10) Curly MAQ, Arnold JH, Thompson JE et al：Clinical trial design—effect of prone positioning on clinical outcomes in infants and children with acute respiratory distress syndrome. J Crit Care 21：23-37, 2006
11) Fineman LD, LaBrecque MA, Shih MC et al：Prone positioning can be safely performed in critically ill infants and children. Pediatr Crit Care Med 7：413-422, 2006
12) Girard R, Baboi L, Ayzac L et al：The impact of patient positioning on pressure ulcers in patients with severe ARDS：results from a multicentre randomised controlled trial on prone positioning. Intensive Care Med 40：397-403, 2014

VIII その他の呼吸療法

19 吸入療法

静岡県立こども病院
小児救急センター
唐木克二（からきかつじ）

 point

- 吸入療法とは，治療を目的として，ガスや粒子化した薬剤を呼吸器に，あるいは呼吸器を介して作用させる方法である．
- 全身投与に対する吸入療法の一般的な利点は，標的部位を直接ねらうことでの薬剤使用量の減少と副作用の軽減を期待しうることである．
- 呼吸の様式等により，吸入薬の標的部位への到達度は変化する．
- 実際に吸入療法に用いられている薬剤の中には，適応外使用をされているものも多数あるため，それらを理解したうえでの適切な使用を心がける．
- 適応の検討，薬物動態，方法，安全性に注意を払いながら施行する必要があり，効果判定を適切に行うことが要求される．

吸入療法における小児の特徴は？

 薬剤による吸入療法では，標的部位に効果的にエアゾール粒子を沈着させる必要がありますが，その効果は，粒子のサイズ，呼吸様式，気道の構造や炎症等の病変，使用する薬剤量によって影響を受けます．粒子のサイズに関しては，一般に粒子径が 10 μm 以上のものは上気道に沈着し，遠位気道の病変に達するためには，粒子径が 1〜5 μm であることが必要です．

小児の吸入療法では，成人のような協力が得られないことも多く，吸入効率が成人に比べ劣ってしまうことは，しばしばあります．啼泣してしまった場合には，吸気速度は速く，吸気時間は短くなってしまうため，その結果として，病変部位まで到達する薬剤量を減少させてしまいます．実際には，口腔内を含めた上気道粘膜からも薬剤が吸収されることもあり，薬剤の種類によっては吸入療法の効果が発現しますが，それに伴い，副作用の発生する可能性が増えることもあります．吸入を母親の膝の上で行うなどして，泣かさない工夫が必要です．

吸入療法に使用できる薬剤と，その適応は？

 吸入療法に使用されるガスとしては，酸素や一酸化窒素（NO）（これらについては別項をご参照ください），セボフルランなどの吸入麻酔薬があります．治療ではあ

表1 吸入として使用される薬剤

●気管支喘息治療薬 　〔β刺激薬〕 　　・アドレナリン（ボスミン®） 　　・l-イソプレナリン塩酸塩（プロタノール-L®） 　　・dl-イソプレナリン塩酸塩（アスプール®） 　　・トリメトキノール塩酸塩（イノリン®） 　　・サルブタモール硫酸塩（ベネトリン®，サルタノール®，アイロミール®） 　　・プロカテロール塩酸塩（メプチン®） 　　・サルメテロールキシナホ酸塩（セレベント®） 　〔抗コリン薬〕 　　・イプラトロピウム臭化物（アトロベント®） 　〔ステロイド〕 　　・ベクロメタゾンプロピオン酸エステル（キュバール®） 　　・フルチカゾンプロピオン酸エステル（フルタイド®） 　　・ブデソニド（パルミコート®） 　　・シクレソニド（オルベスコ®） 　〔抗アレルギー薬〕 　　・クロモグリク酸ナトリウム（インタール®） 　〔β刺激薬＋ステロイド〕 　　・サルメテロールキシナホ酸塩・フルチカゾンプロピオン酸エステル（アドエア®）	●呼吸器官用吸入剤 　〔非イオン性界面活性剤〕 　　・チロキサポール（アレベール®） ●気道粘液溶解剤 　　・アセチルシステイン（ムコフィリン®） 　　・ブロムヘキシン塩酸塩（ビソルボン®） 　　・ドルナーゼアルファ（プルモザイム®） ●抗菌薬 　　・トブラマイシン（トービイ®） 　　・アムホテリシンB（ファンギゾン®） 　　・ペンタミジンイセチオン酸塩（ベナンバックス®） 　　・ザナミビル水和物（リレンザ®） 　　・ラニナミビルオクタン酸エステル（イナビル®） ●プロスタグランジンI_2誘導体製剤 　　・イロプロスト（ベンテイビス®） ●高張食塩液 ●生理食塩液

りませんが，機能検査薬としての^{133}Xeガス，^{81m}Krガスもあります．

　薬剤をエアゾールにして用いる吸入療法は，鼻炎治療などの耳鼻科領域で使用されるものがあったり，頻回注射を避ける目的で吸入用に開発されたインスリンや，吸入用成長ホルモン製剤が検討されていたりしますが，現在，小児で一般的に使用されうるものとしては，表1に挙げられているものがあります．

しかし，そのすべてに関して，常に効果が認められるわけではなく，使用した際に悪影響がみられることもあります．小児の吸入療法の中で評価が一定しているものとしては，気管支喘息発作に対する気管支拡張薬の吸入，気管支喘息長期管理に対するステロイド薬を中心とした吸入，クループに対するアドレナリン吸入が挙げられます．

気管支喘息発作に対しての吸入療法は？

　気管支喘息発作時の治療は，通常，酸素を使用しながらの短時間作用性β_2刺激薬による吸入療法を第一選択とします．β_2刺激薬によって気管支平滑筋を弛緩させ，気管支を拡張させるのが主な効果です．医療機関内で気管支喘息発作を認めた場合，初期評価をしつつ，酸素とともにネブライザーで短時間作用性β_2刺激薬の吸入をまず行います．治療時には，SpO_2を含めてバイタルサインをモニターします．国内でのネブライザー

に用いられる β_2 刺激薬は，サルブタモール（ベネトリン®）あるいはプロカテロール（メプチン®）です．1回の使用量としては，乳幼児で 0.1〜0.3 mL 程度，学童では 0.3〜0.5 mL 程度を，生理食塩液 2 mL あるいはクロモグリク酸ナトリウム（インタール®）1アンプル（= 2 mL）に溶かして用いられています[1]．吸入後 15〜30 分で吸入療法の効果を判定します．治療効果として不十分であれば，再度同じものを吸入させます．吸入は 20〜30 分ごとに反復可能ですが，効果が不十分な場合には，反復吸入を行いながらステロイド薬の全身投与にあたる内服もしくは静注などの，追加治療を検討します．計3回の吸入でも反応不十分の場合には，追加治療を行います．

追加治療にて十分な反応がみられない場合（気管支喘息の大発作の場合）には，イソプロテレノールの持続吸入療法を考慮します．l 体イソプロテレノールとして，5〜12.5 mg に相当する dl-イソプレナリン（アスプール® 0.5%）2〜5 mL または l-イソプレナリン（プロタノール®-L）10〜25 mL を生理食塩液 500 mL に希釈して，インスピロン®やジャイアントネブライザーを用い，フェイスマスクまたは酸素テントを使用して酸素濃度 50%，酸素流量 10 L/min などの条件で持続吸入を開始します．頻脈，血圧低下，血清カリウム低下，心筋障害などに細心の注意を払います．治療中は必ずバイタルサインの測定を行い，呼吸数，SpO_2，心拍数，心電図に関しては連続的にモニターします．イソプロテレノールは β_2 作用と β_1 作用があり，β_2 選択的薬剤に比べて循環器系の副作用が現れやすいため，心筋障害を含めた心電図変化にも注意が必要となります．効果は通常，治療開始後 30 分以内に確認できます．これで効果が得られない場合には，イソプロテレノールの増量（例えばアスプール® 0.5% 10 mL に生理食塩液 500 mL）を行うこともあります．治療中は，吸入液の減り方により噴霧量の把握ができますが，実際に患者が吸入した量を把握することはできないため，経時的に症状の変化，吸入の効果，副作用を詳細に観察しながら，使用する薬剤量を決定することになります．

メモ

●フルアゴニストとパーシャルアゴニスト

アドレナリンと同等の強い固有活性を有する β_2 刺激薬をフルアゴニストといい，気管支平滑筋の β_2 受容体の5％に結合することで，気管支平滑筋を完全に弛緩させます．一方，受容体と100％結合しても完全に弛緩されない薬剤をパーシャルアゴニストといいます．イソプロテレノール，プロカテロールはフルアゴニストに，サルブタモールはパーシャルアゴニストに分類され，理論上フルアゴニストの薬剤のほうに，より高い治療効果が期待されます[2]が，現時点では，その臨床的優位性は確立していません．

●イソプロテレノール持続吸入療法は，日本独自の治療法

海外では，β 刺激薬の持続吸入療法として，サルブタモールが用いられます．サルブタモールを 0.5 mg/kg/h 程度を，ネブライザーで持続吸入として使用します．

気管支喘息長期管理に対しての吸入療法は？

A 気管支喘息は慢性炎症を起こしているため，その長期管理に使用する薬剤は，原則として抗炎症作用を有するものになります．気管支喘息の長期管理の方法に関しては，日本小児アレルギー学会作成の「小児気管支喘息治療・管理ガイドライン」[1)]に，詳細に述べられています．この中で，小児気管支喘息の重症度を，①間欠型，②軽症持続型，③中等症持続型，④重症持続型，⑤最重症持続型の5段階に分類し，治療の手厚さも，それぞれに基本治療と追加治療が明記された，治療ステップ1〜4に区分した指針を示しています（表2〜4）．小児気管支喘息の長期管理に関する薬物療法は，吸入薬単独ではなく，他の薬剤も組合せながら用いることになります．重症度が低ければ，必ずしも吸入薬を用いるわけではありませんが，重症度が増すほど，特に吸入ステロイド薬が占める重要性が大きくなってきます．

吸入薬という観点からは，直接気道に到達して気道炎症を抑制する吸入ステロイド薬は，とても理にかなった薬剤であり，吸入ス

表2 小児気管支喘息の長期管理に関する薬物療法プラン（2歳未満）

	治療ステップ1	治療ステップ2	治療ステップ3	治療ステップ4
基本治療	発作の強度に応じた薬物療法	ロイコトリエン受容体拮抗薬[*1] and/or DSCG	吸入ステロイド薬 （中用量）[*2]	吸入ステロイド薬 （高用量）[*2] 以下の併用も可 ロイコトリエン受容体拮抗薬[*1]
追加治療	ロイコトリエン受容体拮抗薬[*1] and/or DSCG吸入	吸入ステロイド薬 （低用量）[*2]	ロイコトリエン受容体拮抗薬[*1] 長時間作用性 β_2 刺激薬 （貼付薬あるいは経口薬）	長時間作用性 β_2 刺激薬 （貼付薬あるいは経口薬） テオフィリン徐放製剤（考慮） （血中濃度 5〜10 μg/mL）

DSCG：クロモグリク酸ナトリウム
[*1]：その他の小児喘息に適応のある経口抗アレルギー薬（Th2サイトカイン阻害薬など）
[*2]：各吸入ステロイド薬の用量対比表（単位は μg/日）

	低用量	中用量	高用量
FP, BDP, CIC	〜100	〜200	〜400
BIS[*3]	〜250	〜500	〜1000

FP：フルチカゾン
BDP：ベクロメタゾン
CIC：シクレソニド
BIS：ブデソニド吸入懸濁液

[*3]：6ヵ月以上すべての年齢

①長時間作用性 β_2 刺激薬は症状がコントロールされたら中止するのを基本とする．経口薬は，12時間持続する1日2回投与の薬剤とする．
②テオフィリン徐放製剤は6ヵ月未満の児に原則として対象にならない．適応を慎重にし，痙攣性疾患のある児には原則として推奨されない．発熱時には一時減量あるいは中止するかどうかあらかじめ指導しておくことが望ましい．
③治療ステップ3以上の治療は小児の喘息治療に精通した医師の指導・管理のもとで行うのが望ましい．
④治療ステップ4の治療は，吸入ステロイド薬も高用量であるため，十分な注意が必要であり，小児の喘息治療に精通した医師の指導・管理のもとで行う．

（文献1より引用）

表3 小児気管支喘息の長期管理に関する薬物療法プラン（2〜5歳）

	治療ステップ1	治療ステップ2	治療ステップ3	治療ステップ4
基本治療	発作の強度に応じた薬物療法	ロイコトリエン受容体拮抗薬[*1] and/or DSCG and/or 吸入ステロイド薬（低用量）[*2]	吸入ステロイド薬（中用量）[*2]	吸入ステロイド薬（高用量）[*2] 以下の併用も可 ・ロイコトリエン受容体拮抗薬[*1] ・テオフィリン徐放製剤 ・長時間作用性 β_2 刺激薬の併用あるいは SFC への変更
追加治療		ロイコトリエン受容体拮抗薬[*1] and/or DSCG	ロイコトリエン受容体拮抗薬[*1] 長時間作用性 β_2 刺激薬の追加あるいは SFC への変更 テオフィリン徐放製剤（考慮）	以下を考慮 ・吸入ステロイド薬のさらなる増量あるいは高用量 SFC ・経口ステロイド薬

DSCG：クロモグリク酸ナトリウム
SFC：サルメテロールキシナホ酸塩・フルチカゾンプロピオン酸エステル配合剤
[*1]：その他の小児喘息に適応のある経口抗アレルギー薬（Th2 サイトカイン阻害薬など）
[*2]：各吸入ステロイド薬の用量対比表（単位は μg/日）

	低用量	中用量	高用量
FP, BDP, CIC	〜100	〜200	〜400
BUD	〜200	〜400	〜800
BIS	〜250	〜500	〜1000

FP：フルチカゾン
BDP：ベクロメタゾン
CIC：シクレソニド
BUD：ブデソニド
BIS：ブデソニド吸入懸濁液

①長時間作用性 β_2 刺激薬は症状がコントロールされたら中止するのを基本とする．長時間作用性 β_2 刺激薬ドライパウダー定量吸入器（DPI）は自力吸入可能な5歳以上が適応となる．
②SFC への変更に際してはその他の長時間作用性 β_2 刺激薬は中止する．SFC と吸入ステロイド薬の併用は可能であるが，吸入ステロイド薬の総量は各ステップの吸入ステロイド薬の指定範囲内とする．SFC の適応は5歳以上である．
③治療ステップ3の治療でコントロール困難な場合は小児の喘息治療に精通した医師の下での治療が望ましい．
④治療ステップ4の追加治療として，さらに高用量の吸入ステロイド薬や SFC，経口ステロイド薬の隔日投与，長期入院療法などが考慮されるが，小児の喘息治療に精通した医師の指導管理がより必要である．

（文献1より引用）

テロイド薬を単独で用いるか，吸入ステロイド薬に長時間作用性 β 刺激薬を追加して用いたりします．ただし，吸入用の長時間作用性 β 刺激薬に関していえば，患者自身の吸入が必要であるドライパウダーのタイプしかなく，吸入が自分で上手に行える年齢でしか使用できません．その他には，抗アレルギー薬で，中等症持続型以上の小児に対する肺機能

メモ

● 吸入器具の種類

　吸入器具には，ネブライザーと定量吸入器があります．ネブライザーはさらに，ジェット式，超音波式，メッシュ式に，定量吸入器は加圧式定量噴霧式吸入器（pressurized metered-dose inhaler：pMDI）とドライパウダー定量吸入器（dry powder inhaler：DPI）に分けられます．使用する薬剤の剤形により使用できる吸入器具が限定されてしまいます．治療を開始するときには，吸入効率や経済性などを考慮し，pMDI を選択したりもしますが，最終的には患者個人に合った方法で進めていきます．

表4　小児気管支喘息の長期管理に関する薬物療法プラン（6〜15歳）

	治療ステップ1	治療ステップ2	治療ステップ3	治療ステップ4
基本治療	発作の強度に応じた薬物療法	吸入ステロイド薬（低用量）*2 and/or ロイコトリエン受容体拮抗薬*1 and/or DSCG	吸入ステロイド薬（中用量）*2	吸入ステロイド薬（高用量）*2 以下の併用も可 ・ロイコトリエン受容体拮抗薬*1 ・テオフィリン徐放製剤 ・長時間作用性 β_2 刺激薬の併用あるいは SFC への変更
追加治療	ロイコトリエン受容体拮抗薬*1 and/or DSCG	テオフィリン徐放製剤（考慮）	ロイコトリエン受容体拮抗薬*1 テオフィリン徐放製剤 長時間作用性 β_2 刺激薬の追加あるいは SFC への変更	以下を考慮 ・吸入ステロイド薬のさらなる増量あるいは高用量 SFC ・経口ステロイド薬

DSCG：クロモグリク酸ナトリウム
SFC：サルメテロールキシナホ酸塩・フルチカゾンプロピオン酸エステル配合剤
*1：その他の小児喘息に適応のある経口抗アレルギー薬（Th2 サイトカイン阻害薬など）
*2：各吸入ステロイド薬の用量対比表（単位は μg/日）

	低用量	中用量	高用量
FP, BDP, CIC	〜100	〜200	〜400
BUD	〜200	〜400	〜800
BIS	〜250	〜500	〜1000

FP：フルチカゾン
BDP：ベクロメタゾン
CIC：シクレソニド
BUD：ブデソニド
BIS：ブデソニド吸入懸濁液

①長時間作用性 β_2 刺激薬は症状がコントロールされたら中止するのを基本とする．
②SFC への変更に際してはその他の長時間作用性 β_2 刺激薬は中止する．SFC と吸入ステロイド薬の併用は可能であるが，吸入ステロイド薬の総量は各ステップの吸入ステロイド薬の指定範囲内とする．
③治療ステップ3の治療でコントロール困難な場合は小児の喘息治療に精通した医師の下での治療が望ましい．
④治療ステップ4の追加治療として，さらに高用量の吸入ステロイド薬や SFC，経口ステロイド薬の隔日投与，長期入院療法などが考慮されるが，小児の喘息治療に精通した医師の指導管理がより必要である．

（文献1より引用）

の改善度は吸入ステロイド薬に劣るものの，喘息発作の予防効果，併用薬の減量効果，肺機能の改善が認められる，クロモグリク酸ナトリウムの吸入薬（インタール®）もあります．

気管支喘息の状態，患者の年齢や個性などを加味したうえで，使用する薬剤を選択することになります．

クループに対しての吸入療法と，その際の注意点は？

クループの上気道狭窄に対しては，まずは初期評価により重症度の判断を確実に行い，できるだけ患者を泣かせたり興奮させないようにしながら，酸素とともにアドレナリン（ボスミン®液）による吸入療法を行います．アドレナリンの α 作用は，粘膜浮腫の軽減に有効です．アドレナリン（ボスミン®液）1回 0.1〜0.3 mL を生理食塩液 2 mL に加えて，ネブライザーで酸素とともに吸入します．SpO_2，心電図を含めたバイタルサインのモニターも忘れずに行います．吸入後 10〜30 分で効果がみられ，数時間作用が持続します．

リバウンドといって，吸入療法により一時的に状態が回復した後に，再度元の状態か，あるいはそれよりも悪化した状態がみられることがあるため，その徴候がみられないか注意深く観察をします．少なくとも吸入後2～4時間は経過観察をするべきです．吸入で軽快しない場合，再度同量の吸入を試みますが，必要であれば重症度に合わせて，デキサメタゾン（デカドロン®）0.15～0.6 mg/kg の内服（最大16 mg）などの治療を併用します．

> **メモ**
>
> ●クループに対するアドレナリン吸入
>
> 　吸入用アドレナリン（ボスミン®液：0.1%l体アドレナリン）の適応には，クループの記載はなく「気管支喘息および百日咳に基づく気管支痙攣の緩解」に準じて使用する形か，あるいは適応外使用にあたるわけですが，添付文書通り（特に「重要な基本的注意」）に従うと，その使用がかなり限定されてしまう薬剤であり，多い量を安易に使用できません．ところが，海外でのクループ治療には，2.25%ラセミ体のアドレナリンを0.5 mL（およそ0.1%l体アドレナリン5 mLに相当します）が使用されたりします．これは蘇生時に使用するアドレナリンの量と比べてみても，相当な量です．
>
> 　また，最近，高流量鼻カニュラに使用されるベイポサーム社のVapotherm systemで気化させたアドレナリンを投与するという報告もあります[3]．

Q 呼吸管理中の吸入薬剤の投与法は？

 挿管している場合の吸入療法は，前述した本来の標的部位ではない上気道を介しての効果は望めず，加湿の影響や吸気抵抗の強い気管内チューブ壁への粒子の沈着などの問題があるので，使用量に比べると，実際に吸収できる薬剤の量は著しく減少してしまいます．そのため，使用する薬用量を増量し，よりいっそう効果的な方法が求められます．また注意点として，吸入の操作のために，患者に悪影響を与えるような回路内の急激な圧の変化や感染のリスクに関しても，十分配慮が必要となります．図1のようにして，流量膨張型バッグにネブライザーを接続して用いることも可能ですが，上記のことを踏まえたうえで，バッグをゆっくり押すなどの操作が要求されます．他にも，肺内パーカッションベンチレーターを使用しての吸入療法もありますが，こ

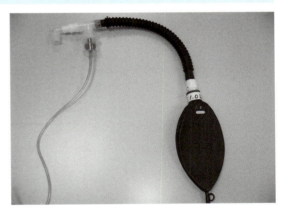

図1　流量膨張型バッグにネブライザーを接続した例

れは習熟した施設で行うのがよいでしょう．

　一般の人工呼吸管理中の吸入療法としては，気管支拡張薬がMDIもしくはネブライザーで使用されます[4～6]．DPIは有効ではありません．

MDIを使用するときには，MDIと人工呼吸器用のスペーサーを，呼吸器回路のY字コネクターから吸気回路側の18～30 cmの箇所に設置し，軽く振ったMDIをスペーサーに取り付けます．吸気の開始に合わせて薬剤の噴霧を行い，噴霧間隔を5秒以上あけながら6パフ以上の噴霧をします．患者の反応を評価し噴霧回数を決定しますが，必要なら40パフまで噴霧を行うことや，吸入効率を良くするために，吸気時間や一回換気量を増やしたりすることもあります．

　ネブライザーを使用するときには，人工呼吸器用ネブライザーを，呼吸器回路のY字コネクターより吸気回路側の18～30 cm以上離れた箇所に設置します．ネブライザーに薬剤と滅菌水を加えて作動させます．吸入開始時には，呼吸器回路内の酸素流量を6 L/min以上にしておきます．薬液がなくなるまでネブライザーを継続しますが，吸入効率を良くするために，吸気時間や一回換気量を増やしたり，可能であれば定常流を切ったりします．ネブライザーによる吸入療法の終了後は，人工呼吸器の設定を元に戻します．

　人工呼吸器下の吸入療法は，薬剤使用量は多いものの効果予測が難しいため，いずれの方法であっても，改善の程度や副作用の出現に注意した治療効果の判定を行って，吸入療法の要否や適切な薬用量を検討することが重要です．

[文　献]
1) 日本小児アレルギー学会：小児気管支喘息治療・管理ガイドライン2012．濱崎雄平，河野陽一，海老澤元宏，近藤直実 監修．協和企画，2011
2) Hanania NA：Beta-agonist intrinsic efficacy：measurement and clinical significance. Am J Respir Crit Care Med 165：1353-1358, 2002
3) Leung K, Newth CJ, Hotz JC et al：Delivery of Epinephrine in the Vapor Phase for the Treatment of Croup. Pediatr Crit Care Med 17：e177-181, 2016
4) Dhand R, Tobin MJ：Pulmonary perspective：inhaled bronchodilator therapy in mechanically ventilated patients. Am J Respir Crit Care Med 156：3-10, 1997
5) AARC Clinical Practice Guideline. Selection of device, administration of bronchodilator, and evaluation of response to therapy in mechanically ventilated patients. Respir Care 44：105-113, 1999
6) Wratney AT, Hamel DS, Cheifetz IM：Inhaled gas. "Roger's Textbook of Pediatric Intensive Care, fourth edition" eds. Nichols DG. Lippincott Williams & Wilkins, Philadelphia, pp 533-543, 2008

VIII その他の呼吸療法

20 呼吸理学療法

長野県立こども病院
リハビリテーション科　木原秀樹（きはらひでき）

point

- 小児における呼吸理学療法は，気道の確保，換気の促進，排痰の促進を目的に施行する．
- 日常の呼吸理学療法は，定期的な体位変換と必要時の吸引のみで，ルーチンに積極的な呼吸理学療法を行う必要はない．
- 分泌物貯留や無気肺などが確認された場合は，施行者の熟練度に合わせて排痰体位や呼気圧迫法（squeezing）などを行う．
- 徒手的な手技以外に，呼吸理学療法器具（IPVやEzPAPなど）を用いることも多くなっている．
- 小児における呼吸理学療法の施行は必要最低限とし，施行する際も，児に多大なストレスをかけないよう細心の注意を払う．

Q 小児における呼吸理学療法の適応は？

A 小児における呼吸理学療法は，以下を目的に，酸素化の維持と改善を図ります．そして，早期抜管や再挿管の予防に努めます．

- 気道の確保
- 換気の促進
- 排痰の促進

挿管や気管切開により人工呼吸器管理されている児に有効な呼吸理学療法の考え方を，図1に示します．気道内の分泌物を肺外に排出するために，吸引カテーテルで分泌物を吸引します．そのときに，吸引カテーテルの先に分泌物がない場合は，陰圧により分泌物が移動することはなく，肺内の空気が優先的に吸引されます[1]．そうすると，肺コンプライアンスの低い児の気道は狭窄し，分泌物の移動はより困難になります．呼吸理学療法では，分泌物より末梢への換気を促進し，患側肺を拡張させ，末梢に入った空気を利用し，吸引カテーテル先端まで分泌物を移動させるという考え方が重要です．

積極的な呼吸理学療法施行の適応となる病態に無気肺があります．低換気による無気肺，分泌物の閉塞による無気肺（閉塞性無気肺）は積極的な呼吸理学療法の適応になりますが，心拡大・変形などの気道の外側からの圧迫による無気肺（圧迫性無気肺または受動性無気肺），浮腫・軟化での気道狭窄による無

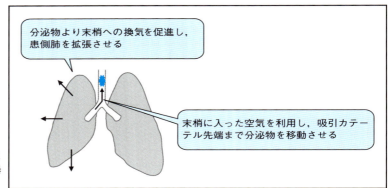

図1 有効な呼吸理学療法の考え方（挿管による人工呼吸器管理）

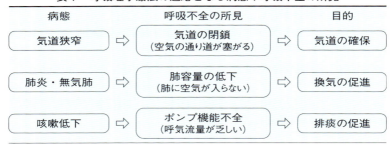

表1 呼吸理学療法の適応となる病態や呼吸不全の所見

気肺は適応になりません．呼吸理学療法の適応となる病態および呼吸不全の所見を表1に示します．積極的な呼吸理学療法の適応になりうる病態は無気肺以外に，気道狭窄・肺炎・咳嗽低下，呼吸不全の所見は気道の閉塞・肺容量の低下・ポンプ機能不全があります．

呼吸理学療法の手技と手順は？

呼吸理学療法には，呼吸コントロール，呼吸練習，気道クリアランス法，呼吸筋トレーニング，胸郭可動域練習，運動療法などの手技があります．呼吸理学療法の中で，小児で行われているのは**気道クリアランス法**で，名称どおり，気道内をきれいにし，肺胞の拡張を維持・改善することを目的にした方法です．気道クリアランス法には，体位排痰法といわれる手技がいくつかあります．手技には，体位変換（positioning），排痰体位（drainage position），軽打法（percussion），振動法（vibration），呼気圧迫法（squeezing），ゆすり法（shaking），バッグ加圧（bagging），吸引（suctioning）などがあります．これらの手技は，「NICUにおける呼吸理学療法ガイドライン（第2報）（2009）」[1]（以下，ガイドライン）で，エビデンスが確立し提言がされているものです．ガイドラインでは，各手技に関して，軽打法と振動法の施行はリスクが高いこと，呼気圧迫法の有効性が確立されたことを挙げています．このガイドラインはN-ICUにおけるものですが，一番繊細な新生児

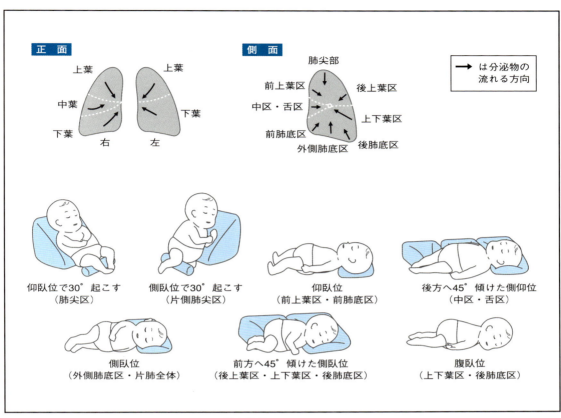

図 2　排痰体位（文献 2 を参照して作成）

表 2　呼気圧迫法（squeezing）の方法と注意点

【目　的】
呼気時の胸郭圧迫による呼気流量の増加を利用し，分泌物が気管支を閉塞している場合の貫通や末梢気道からの分泌物の移動を促す（排痰の促進）．さらに胸郭圧迫後の吸気時に肺・胸郭の弾性圧（陰圧）により虚脱した肺胞を再拡張させる（換気の促進）．

【方　法】
無気肺や気道内分泌物の貯留している肺野に相当する胸郭を，2〜4 指の指先で呼気時に圧迫する．あるいは胸郭全体を手掌で圧迫する．胸郭の呼吸の動きに合わせ，呼気の始めは軽く圧迫し，呼気の終了時には絞り出すように圧を少し強くする．人工呼吸管理中は人工呼吸器の呼気に同調し，自発呼吸がある場合は数回に 1 回圧迫する．
小児の場合，肺コンプライアンスが低く，胸郭圧迫による肺胞虚脱の可能性もあるため，バッグ換気との併用を薦める．

【注　意】
過度な圧迫は肋骨骨折などの合併症が懸念される．呼気終末陽圧をかけてあるときは残気量が低下するため，酸素化の低下に注意する．バッグ換気と併用して呼気圧迫法を行うと，小さな圧で十分な換気が得られる．この方法は無気肺治療に最も有効であるが，理学療法士または熟練者※が行うことが望ましい．

※熟練者とは，徒手的な手技を施行中に児の肺の状態に合わせて常に力加減や頻度を変化させることができる者．

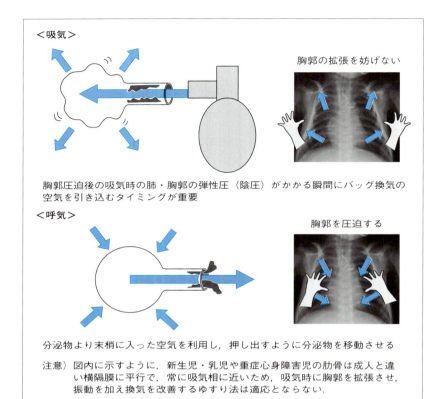

図3　呼気圧迫法のイメージ

　を対象としたガイドラインは，小児全般に適応になります．
　呼吸理学療法の手技の中でも排痰手技の基本である排痰体位を図2に，有効性が確立している呼気圧迫法の方法と注意点を表2に，呼気圧迫法のイメージを図3に，呼気圧迫法の様子を図4に示します．さらに，呼吸理学療法の手順を図5に示します．日常の呼吸理学療法は，定期的な体位変換と必要時の吸引のみで，ルーチンに積極的な呼吸理学療法を行う必要はありません．
　効果的な排痰には，重力（排痰体位），分泌物の性状（加湿や水分管理），十分な吸気量と呼気の速さ（呼気圧迫法）が重要です．下葉の排痰を促す排痰体位は腹臥位が最も有効ですが，腹臥位が困難な場合，左右の前傾側臥

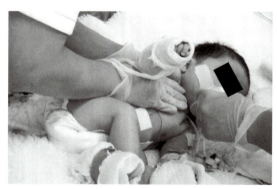

図4　呼気圧迫法（squeezing）実施場面

位（3/4腹臥位）でも有効性が確認されており[3]，積極的に施行します．先述したとおり，分泌物の移動には十分吸気量がポイントであり，排痰では，気道の確保と換気の促進を優先します．

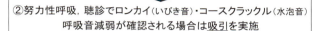

図5 呼吸理学療法の手順

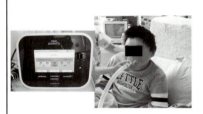

神経筋疾患児の無気肺予防
に対するカフアシストE70使用

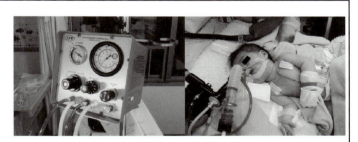

先天性心疾患児の無気肺に対する
パーカッションベンチレーター使用

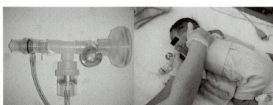

両下葉無気肺の患児に対する
EzPAP使用

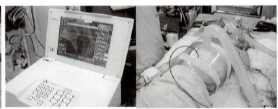

呼吸不全の患児に対する
RTXレスピレータ使用

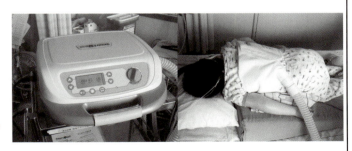

重症心身障害児の排痰促進に対する
スマートベスト使用

図6 呼吸理学療法器具

表3　EzPAPの使用方法と注意点

原理	50〜60 psiのガス源に接続し0〜15 LPM（L/min）の流量計で持続気道内陽圧（CPAP）を調節し，呼気終末陽圧をかける．コアンダ効果により4倍の吸気流速が得られ，気道確保と肺胞の再拡張により排痰を促す．
方法	肺胞の再拡張に必要な呼気時最大PEEP 15 cmH$_2$Oを目標に，5 LPMの流量から開始し流量を調節する．1 LPMの流量につきPEEP 1 cmH$_2$Oの上昇が目安である．常時酸素が必要な児にも使用できる．マノ（圧）メーターの接続や吸入療法の併用が可能である．長野県立こども病院では，吸入療法を併用しながら10〜12 LPMの流量で，1分間×3回を1セットとし，1日2〜3回程度行うことが多い．分泌物が多い児は1分間ごとに吸引を行う．
注意	マスクをしっかり当てて空気が漏れないようにする．中枢気道に分泌物がある場合，分泌物を末梢へ押し込む可能性も考えられる（施行前に吸引除去を）．自発呼吸が弱い児（者）は十分なPEEPがかからない．
コツ	排痰体位と併用すると効果的である．スタッフ複数で対応する場合，EzPAPに呼気圧迫法を併用すると，無気肺の改善により有効である．

　呼吸理学療法の歴史は軽打法や振動法から始まり，呼気圧迫法へと変化してきました．呼吸理学療法では徒手による手技の施行が主でしたが，呼吸理学療法器具を使用することも多くなっています．代表的な呼吸理学療法器具には，カフアシストE70（フィリップス・レスピロニクス）（機械的陽圧陰圧療法：mechanical insufflation-exsufflation；MI-E），パーカッションベンチレーター（パーカッショネアジャパン）（肺内パーカッション換気：intrapulmonary percussive ventilation；IPV），EzPAP（スミスメディカルジャパン）（気道陽圧システム：Positive Airway Pressure System；PAPS），RTXレスピレータ（アイ・エム・アイ）（陽・陰圧体外式人工呼吸器：biphasic cuirass ventilation；BCV），スマートベスト（東機貿）（高頻度胸壁振動法：high frequency chest wall oscillation；HFCWO）などがあります．各器具の写真を図6に示します．各器具は児の身体の大きさや肺の病態によって選択します．詳細な使用方法は専門書籍[4]を参照願います．呼吸理学療法器具の中でも，挿管下の児にはIPV，非挿管下の児にはEzPAPを使用することが多くなります．EzPAPは簡便に使用でき，乳幼児に実施しやすい器具です．EzPAPの使用方法と注意点を表3に示します．

呼吸理学療法実施における注意点は？

A　小児での積極的な呼吸理学療法施行（姿勢と体位管理以外）を慎重に検討する病態を表4に示します．小児の呼吸理学療法を施行する際にはリスク管理を徹底します．呼吸理学療法施行中は，モニタリングや呼吸状態（無呼吸，徐脈発作など）の観察に細心の注意を払い，必要に応じて吸入酸素濃度を上げます．呼吸理学療法はある程度の負担を児に強いりますが，児が不快な状態で呼吸理学療法を実施すると，有効な結果を得られません．例えば，児が啼泣したり全身が緊張したりすると，気道が狭窄し，胸郭が硬くなります．このような状況では，肺に十分な空気が入らず，分泌物の移動も困難になりま

表4　小児での積極的な呼吸理学療法施行を慎重に検討する病態

- 気管支攣縮が誘発されやすい（気道過敏性の亢進）
- 出血傾向がある（肺出血，血小板減少，低血圧など）
- 血行動態が不安定（頭蓋内出血，肺高血圧症など）
- 未処置の緊張性気胸
- 骨形成不全

す．したがって，児にストレスを与えないために，姿勢の工夫，手技の力加減や器具の設定を調整することによって負担軽減を図ることが大切です．また，児にやさしく介入していくためには，呼吸理学療法を行うタイミングも考慮する必要があります．鎮静を行っていない児であれば静睡眠時は避け，基本的にはミルク注入前（ミルク注入後は胃残量を確認する）に行います．

新生児や乳幼児は，成人と比べて骨形成が不十分ですが，胸郭は非常に柔軟であるため，適切に徒手的手技を行えば（骨形成不全を除く），肋骨骨折などのリスクは高くありません．しかし，胸郭が柔軟であるため，新生児・乳児期は，徒手的な手技は直接的に肺や循環へ影響を及ぼすことがあります．例えば，肺コンプライアンスが低い場合は，肺胞虚脱を起こすことや，先天性心疾患（congenital heart disease：CHD）により心拡大している場合は，循環動態が急激に変化する可能性があります．このような場合，手技の力加減や頻度を調整すれば施行可能ですが，効果がリスクを上回らない場合は，徒手的な手技を控えたほうがよいと思われます．

CHDは近年，手術施行年齢の若年化に伴い，新生児・乳児を対象とした手術数が増加

TOPICS

《小児における呼気圧迫法（squeezing）の有効性は？》

最近になって，新生児・乳児における呼気圧迫法の有効性が証明されてきています．人工呼吸管理中の新生児・乳児を対象にしたシステマティックレビューでは，軽打法や振動法よりも呼気圧迫法のほうが無気肺を改善させる[5]，呼気圧迫法は人工呼吸管理中の新生児の無気肺改善に有効で，どの体重の児にも安全に施行できた[6]，などの報告があります．

《サーファクタント洗浄と呼吸理学療法の併用（図7）》

新生児で広範な無気肺を発生した場合や，著しく酸素化が不良となった場合，サーファクタント洗浄に呼吸理学療法〔呼気圧迫法（squeezing）〕を併用すると，十分な効果が認められます[7]．

①児の患側肺を下にした側臥位をとり，サーファクタントを注入
②バッグ加圧と下側肺全体に呼気圧迫法を施行し，肺に満遍なくサーファクタントを分散させる
③患側肺を上にした側臥位とし，バッグ加圧と上側肺全体に呼気圧迫法を施行し，排痰を促す

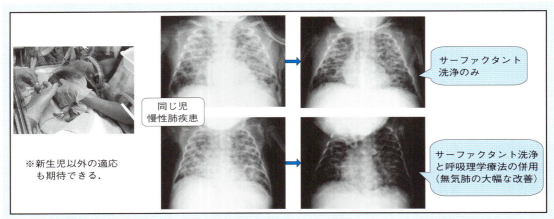

図7 サーファクタント洗浄に呼吸理学療法を併用したときの胸部X線写真比較

> **メ モ**
>
> ●呼気圧迫法（squeezing）と呼吸介助法は違う？
>
> 　呼気圧迫法は squeezing の用語のほうが有名です．呼気圧迫法は体位ドレナージの排痰体位を併用し，気道分泌物貯留部位の各肺葉に相当する胸壁上に限定して手技を加えます．呼吸介助法は呼気圧迫法と同様に，胸郭を徒手的に圧迫しますが，換気の改善を主たる目的とし，胸郭全体を動かすように施行し，必ずしも排痰体位を併用しません．そのような点に違いがあり，基本的には区別されるものとしています[8]．

しています．新生児・乳児では呼吸機能の未熟性に加え，その原疾患に基づく血行動態変化により呼吸障害を合併しやすくなります．肺血流量増加により，気管分泌物が増加しやすく，左心室拡大による気道圧迫から無気肺が生じやすくなります（特に左下葉）．肺血流量の増加に肺高血圧が加わると無気肺発生率が高くなり，さらに3歳未満，うっ血性心不全，気道疾患合併により，無気肺発生率はさらに高くなります[9]．CHDの中には血行動態が不安定で，血行動態の微妙な変化が致命的な状態悪化をひき起こす可能性が高い症例もあります．しかし，モニタリングなどのリスク管理を徹底すれば，周術期の呼吸理学療法は安全かつ有効に施行でき，CHD症例の呼吸器合併症の早期改善や早期退院を目指すことは，決して難しいことではありません[10]．

呼吸管理における呼吸理学療法は必要不可欠であり，適切な呼吸理学療法の施行は，児の病態改善に大きく貢献します．反対に，小児は呼吸予備能が非常に低く，適切でない手技や器具の施行は，容易に児に致命的な結果をもたらします．小児における呼吸理学療法の施行は，適応を見分け必要最低限とし，施行する際も児に多大なストレスをかけないよう細心の注意を払うことが大切です．

[文　　献]

1) 田村正徳, 宮川哲夫, 木原秀樹 他：NICU における呼吸理学療法ガイドライン（第2報）. 未熟児新生児誌 22：139-149, 2010
2) 木原秀樹：呼吸理学療法. 赤ちゃんにやさしい発達ケア　木原秀樹 編. メディカ出版, pp96-115, 2015
3) Takahashi N, Murakami G, Ishikawa A et al：Anatomic evaluation of postural bronchial drainage of the lung with special reference to patients with tracheal intubation：which combination of postures provides the best simplification? Chest 125：935-944, 2004
4) 木原秀樹：脳性麻痺. "理学療法 MOOK4　呼吸理学療法　第2版" 木原秀樹 編. 三輪書店, pp431-442, 2009
5) Hough JL, Flenady V, Johnston L et al：Chest physiotherapy for reducing respiratory morbidity in infants requiring ventilatory support. Cochrane Database Syst Rev 3：CD006445, 2008
6) 木原秀樹, 中村友彦, 廣間武彦 他：NICU における呼気圧迫法（squeezing）による呼吸理学療法の有効性と安全性の検討. 周産期新生児誌 42：620-625, 2006
7) 木原秀樹, 中村友彦, 廣間武彦 他：無気肺に対し気管内洗浄に積極的な呼吸理学療法を施行した早産児3例と ECMO 療法中3例. 未熟児新生児誌 18：249-254, 2006
8) 神津 玲：徒手的テクニック　呼吸介助〔法〕/呼気介助〔法〕・スクイージング. "呼吸理学療法標準手技" 千住秀明, 眞渕　敏, 宮川哲夫 監修. 医学書院, pp92-99, 2008
9) 人見眞理, 阪井裕一, 高田正雄：小児心臓手術後の無気肺発生に関する危険因子. 理学療法学 20：238-244, 1993
10) 木原秀樹, 安河内聰, 里見元義：先天性心疾患術後における呼吸理学療法の導入. 日小循誌 18：29-32, 2002

IX 人工呼吸管理をめぐる諸問題

21 小児のVAP（人工呼吸器関連肺炎）

名古屋市立大学大学院医学研究科
麻酔科学・集中治療医学分野 伊藤秀和，

兵庫県立こども病院
感染症科 笠井正志

 point

- VAPは人工呼吸器関連肺炎（ventilator associated pneumonia）の略語である．
- VAPの定義は「気管挿管による人工呼吸を開始してから48時間以上経過した後に発症する肺炎」である．
- 小児におけるVAP診断や治療のgold standardは存在しない．
- VAPの予防には，手洗いの励行等の標準的予防策が重要である．
- VAEはサーベイランスの新しい概念である．

Q VAPって何ですか？

人工呼吸器関連肺炎（ventilator associated pneumonia）の略語であり，「気管挿管による人工呼吸を開始してから48時間以上経過した後に発症する肺炎」と定義され，入院時や気管挿管時に肺炎がないことが条件です[1]．VAPは人工呼吸開始後4日以内に発生する早期VAPと，5日以降に発生する晩期VAPに分類されます．

VAPはPICUで人工呼吸管理をされている児の3〜10％に発生し，PICUおよびN-VCUで発生する院内感染としては2番目の頻度です[2]．VAPを合併すると人工呼吸器管理期間が平均3.7日延長し[3]，PICU在室日数が延長し死亡率が悪化するという報告があります[4]．またVAPが発生した場合は1患者あたり40,000ドル以上のコストがかかるといわれており[5]，VAPの発生は患者の予後だけでなく医療財政の面からも好ましいことではありません．

Q VAEって何ですか？

VAPは後述するように臨床症状と検査所見，および胸部X線から診断しますが，実際には胸部X線での浸潤影の判定には，主治医の主観が入り[6]，サーベイランスの方法としては不十分でした．そこで2013年1月に米国疾病予防管理センター（Centers for Disease and Control and Prevention：CDC）のサーベイランスシステム

表1　VAEの3つの段階の判定基準

VAC：人工呼吸関連状態（以下の2つをともに満たすこと）
・患者が人工呼吸器に接続され，1日の最小F_IO_2またはPEEP値が安定または低下していく状態が2日以上続くといった，安定または改善のベースライン的時期があり，そのベースライン的時期は1日の最小PEEPまたはF_IO_2が増加した日の直前の2日以上である．
・上記の後，患者が以下によって示される酸素化の悪化を少なくとも1つを満たす：
i．ベースライン的時期における1日の最小F_IO_2を0.20以上超える1日の最小F_IO_2が2日以上続く
ii．ベースライン的時期における1日の最小PEEPを3cmH_2O以上超える1日の最小PEEPが2日以上続く

IVAC：感染に関連した人工呼吸器関連合併症（以下の2つをともに満たすこと）
・患者がVACの判定基準を満たしている
・人工呼吸器管理を開始して3日目あるいはそれ以降で，酸素化の悪化の発症の2日前から2日後までの範囲で，以下の基準の両方を満たす：
i．体温が38℃を超えるか，36℃未満，または白血球が12,000/mm^3以上か4,000/mm^3以下
ii．表（省略）に示す新たな抗菌薬が開始され，4日以上継続されている

Possible VAP：人工呼吸器関連肺炎可能性例（以下の2つをともに満たすこと）
・患者がIVACの判定基準を満たしている
・人工呼吸器管理を開始して3日目あるいはそれ以上で，酸素化の悪化の発症の2日前から2日後までの範囲で，以下の基準のいずれか1つを満たす：
i．膿性呼吸器分泌物を伴わず，以下の検体のうち1つが定量的または半定量的閾値に合致して培養陽性：
　A）10^5CFU/mL以上の気管内吸引物の培養陽性，またはそれに相当する半定量的結果
　B）10^4CFU/mL以上の気管支肺胞洗浄液の培養陽性，またはそれに相当する半定量的結果
　C）10^4CFU/mL以上の肺組織の培養陽性，またはそれに相当する半定量的結果
　D）10^3CFU/mL以上の保護擦過検体の培養陽性，またはそれに相当する半定量的結果
ii．膿性呼吸器分泌物（低拡大視野＜100倍＞あたり25個以上の好中球または10個以下の扁平上皮細胞を含む，肺・気管支・気管からの分泌物として定義される）に加えて，以下の検体における上記基準を満たさない不十分な定性的・半定量的・定量的培養陽性：
　A）喀痰
　B）気管内吸引物
　C）気管支肺胞洗浄液
　D）肺組織
iii．以下のうち1つ以上当てはまる：
　A）胸水培養陽性（検体が胸腔穿刺またはチェストチューブの初回挿入時に得られているものに限り，留置中のチェストチューブから採取された検体は含めない）
　B）肺の組織病理で陽性（詳細略）
　C）レジオネラ属に対する診断検査で陽性
　D）インフルエンザウイルス，RSウイルス，アデノウイルス，パラインフルエンザウイルス，ライノウイルス，ヒトメタニューモウイルス，コロナウイルスに対する呼吸器分泌物の診断検査で陽性

（文献7を参照して筆者が作成）

（National Healthcare Safety Network：NHSN）は，表1のようにVAPの診断定義を大幅に改定しました[7]．この人工呼吸器関連状態（ventilator-associated condition：VAC），感染に関連した人工呼吸器関連合併症（infection-related ventilator-associated complication：IVAC）および人工呼吸器関連肺炎可能性例（possible ventilator-associated pneumonia：PVAP）を総じて人工呼吸器関連事象（ventilator-associated events：VAE）と呼びます．成人での報告ですが，VAPと同様にVACも人工呼吸器管理期間，ICU滞在日数，在院日数を延長させ，患者の死亡率も上昇させるという報告があります[8]．

VAEは人工呼吸器設定の変更という客観的事実で判定されるため，VAPにおける胸部X線写真の判定のように主治医の主観は入りません．しかし，VAEをひき起こす病態はVAPだけではなく，無気肺や肺水腫，

ARDS などが含まれますので，同一集団を対象に判定しても，VAE と従来の VAP の症例数は一致しません．伊藤らは，VAC の基準を満たした 16 例中，IVAC（または PVAP）の基準を満たしたのは 3 例のみであったと報告しています[9]．また，VAE の定義は 18 歳以上の成人を対象としているため，現時点では小児では後述する VAP の判定基準を用います．しかし，小児においても VAC は P-ICU における死亡を 2.30 倍に上昇させます[10]．VAE サーベイランスとそれに対する介入が患者の予後にどのような影響をもたらすのかが今後の課題です．

VAP の発生機序と危険因子を教えてください

A チューブのカフの周囲に貯留した細菌を含んだ分泌物や口腔内分泌物が垂れ込んで下気道に播種されることで感染が成立します[11]．病原菌は医療器具や周辺環境（空気中，水まわり）に存在し，患者やスタッフにより媒介されます．また稀ではありますが，前述した感染経路以外にも感染した静脈カテーテルからの血行性散布や腸内細菌の bacteria translocation により VAP が発生する場合もあります．

PICU 患者の VAP の危険因子を**表 2** に示します[2]．表に示した薬剤以外でもステロイドや H_2-blocker が VAP の発生に関与しています．また VAP を始めとした院内肺炎は，重症な基礎疾患，肺炎の増悪による呼吸不全の悪化，septic shock，不適切な抗菌薬の使用，非心臓手術の患者などが予後の悪化の予測因子であるために注意を要します．

表 2　VAP の危険因子

	オッズ比
遺伝子異常	2.37　(95% CI 1.01〜5.46)
PICU 外からの入室	8.90　(95% CI 3.82〜20.74)
再挿管	2.71　(95% CI 1.18〜6.21)
抗菌薬の先行投与	2.45　(95% CI 1.112〜5.405)
持続経腸栄養	2.29　(95% CI 1.093〜4.798)
気管支鏡	5.04　(95% CI 1.665〜15.266)
免疫抑制剤	4.8　 (p=0.04)
免疫不全	6.9　 (p=0.06)
筋弛緩薬	11.4　(p=0.002)
胃内容の誤嚥	5.05　(95% CI 3.28〜7.77)
3 日以上の人工換気	1.17　(95% CI 1.15〜1.19)
慢性閉塞性肺疾患	1.89　(95% CI 1.38〜2.59)
PEEP	1.85　(95% CI 1.30〜2.64)

（文献 2 を参照して筆者が作成）

VAP はどのように診断するのですか？

 前述した VAE の対象患者は 18 歳以上に限定されているため，小児に関してはこれまでどおり CDC の判定基準[12]（**表 3**）を参考に「肺炎を疑う」ことが重要になり

表3 VAPの判定基準

胸部X線	症状・徴候・検査
基礎疾患（肺疾患・心疾患）がない児では，1回の胸部X線で下記所見を1つ以上，基礎疾患をもつ児では2回以上続けて撮影した胸部X線で下記の所見を1つ以上認める． ・新規または進行性かつ持続性の肺浸潤陰影 ・硬化像 ・空洞形成 ・気瘤（1歳以下の乳児）	どの年齢の患者においても， 　以下のうち少なくとも1つを満たすこと： ・他に認められる原因のない発熱（38.0℃以上） ・白血球減少（4,000/mm³未満）ないし白血球増多（12,000/mm³以上） ・70歳以上の場合，他に認められる原因のない精神状態の変化 　さらに，以下のうち少なくとも2つ以上を満たすこと： ・膿性喀痰の新たな出現，あるいは喀痰の性状の変化，あるいは気道分泌物の増加，あるいは吸引の必要性の増加 ・咳，呼吸困難，あるいは頻呼吸が新たに出現または増悪 ・ラ音，あるいは気管支呼吸音 ・ガス交換の悪化（例：酸素飽和度低下（P/F ratio＜240），必要酸素量の増加，呼吸器設定の上昇）
	1歳以下の乳児において， 　ガス交換の悪化（例：酸素飽和度低下，必要酸素量の増加，呼吸器設定の上昇） 　さらに，以下のうち少なくとも3つ以上を満たすこと： ・他に認められる原因のない体温の不安定性 ・白血球減少（4,000/mm³未満）ないし左方移動（変動幅10％以上）を伴う白血球増多（15,000/mm³以上） ・膿性喀痰の新たな出現，あるいは喀痰の性状の変化，あるいは気道分泌物の増加，あるいは吸引の必要性の増加 ・無呼吸，頻呼吸，胸壁の陥没を伴う鼻翼呼吸，あるいは呻吟 ・喘鳴，ラ音 ・咳嗽 ・徐脈（100/min未満）あるいは頻脈（170/min以上）
	1歳を超える小児において， 　以下の少なくとも3つ以上を満たす： ・他に認められる原因のない発熱（38.4℃以上）または低体温（37.0℃未満） ・白血球減少（4,000/mm³未満）ないし白血球増多（15,000/mm³以上） ・膿性喀痰の新たな出現，あるいは喀痰の性状の変化，あるいは気道分泌物の増加，あるいは吸引の必要性の増加 ・咳，呼吸困難，無気肺あるいは頻呼吸が新たに出現または増悪 ・ラ音，あるいは気管支呼吸音 ・ガス交換の悪化（例：酸素飽和度低下，必要酸素量の増加,呼吸器設定の上昇）

（文献12を参照して筆者が作成）

ます．肺炎を疑った場合には，気管内吸引物のグラム染色を施行し，多数の白血球と細菌を認める場合はVAPの可能性があると判断しますが，さらに貪食像を認める場合には，その可能性が高くなるため治療を開始します．貪食像を認めない場合も患児のリスクを考え，必要と判断した場合は治療を開始します．治療を開始した場合は，その検体を培養しておくことを忘れてはいけませんし，全身状態が悪い場合は血液培養も考慮して下さい．

しかし，臨床症状や気管内吸引物の培養による診断では，気道内定着菌や口腔内常在菌の影響を受けるため，特異度が低く過剰診断になりかねません．気管支肺胞洗浄（bronchoalveolar lavage：BAL），検体保護ブラシ（protected specimen brush：PSB），気管支鏡を用いない気管支肺胞洗浄（non-bronchoscopic bronchoalveolar lavage：NB-BAL）によって採取した下気道の検体をグラム染色や

培養することで特異度を向上させることができます[2]．しかし，これらの方法は侵襲を伴うため，通常の方法では気管内吸引物が得られない場合や，通常の治療に反応しない多剤耐性菌が疑われる場合などに適応となります．

VAPの治療法を教えてください

A 小児においてVAP診療ガイドラインは存在しませんが，**表4**に示す成人領域のガイドラインが参考になります[11]．

初期治療は，患者のリスクと多剤耐性菌の可能性，院内の細菌の薬剤感受性の把握が重要です．小児においては，低年齢，PRISMスコア高値，PICU入院の既往，12ヵ月以内の抗菌薬の使用，慢性病棟への入院歴などで多剤耐性菌の可能性が上昇し[13,14]，免疫不全の児においては真菌の可能性も考慮します[15]．

抗菌薬の併用療法は，多剤耐性菌の可能性が低い場合や，原因菌がMRSAを含むグラム陽性球菌の場合は控えます．また，小児における耐性グラム陽性菌による院内肺炎のバンコマイシンとリネゾリドの比較検討では，リネゾリド群の方が患者の重症度が高かったにもかかわらず呼吸器症状が早期に改善し副作用に有意差を認めなかったという報告があります[16]．また，成人においては緑膿菌に対するトブラシン吸入の有効性が認められていますが，小児における検討はありません．重症心身障害児は嫌気性菌に侵されやすい場合もあり，チカルシン・クラブラン酸やクリンダマイシンなどのペニシリン耐性の嫌気性菌に有効な抗菌薬の選択も重要であるとの報告もあります[17]．

治療に関するgold standardは存在せず，患児の基礎疾患や先行投与された抗菌薬の種類，入院期間や気道分泌物のグラム染色の結果に加え，VAPが院内肺炎である以上，各施設の院内細菌の薬剤感受性を参考に抗菌薬を選択します．同じ細菌によるVAPでも施設が違えば選択する抗菌薬が変わる可能性もあります．

表4 成人領域のVAP診療ガイドライン

1．早期に適切な広域スペクトラムの抗菌薬を開始する．
2．最近投与した抗菌薬とは別の抗菌薬を使用する．
3．分別のある併用をする．
4．MRSAに対してはバンコマイシンか，場合によってはリネゾリドを使用する．
5．カルバペネム耐性アシネトバクター属に対してはコリスチンを使用する．
6．特定の耐性菌に対してはエアゾル化した抗菌薬の使用も考慮する．
7．培養の結果と患者の全身状態の改善を以ってde-escalationする．
8．ブドウ糖非発酵グラム陰性桿菌以外は，抗菌薬の使用期間は短くする．

（文献11を参照して筆者が作成）

VAP・VAE の予防法を教えてください

A　PICU で人工呼吸器管理を受けている児の予後を改善させるためには，予後を悪化させる VAP を予防することが重要です．日本集中治療医学会の人工呼吸関連肺炎予防バンドル（表5）[18]に加え，**表6**[19]を参考に VAP の予防を試みて下さい．

表5　人工呼吸関連肺炎予防バンドル（2010 改訂版）

1．手指衛生を確実に実施する
2．人工呼吸器回路を頻繁に交換しない
3．適切な鎮静・鎮痛をはかる．特に過鎮静を避ける
4．人工呼吸器からの離脱ができるかどうか，毎日評価する
5．人工呼吸中の患者を仰臥位で管理しない

（文献 18 より引用）

表6　小児における VAP 予防

		介入	エビデンスの質
通常の介入	VAP を減少させ，リスクも低い	NPPV の使用	中
		自発呼吸トライアルで抜管の可能性を毎日考慮	中
		計画外抜管を避ける	低
		通常の口腔ケア	低
		30〜45° の頭部挙上	低
		定期的な人工呼吸器回路の交換はしない	中
		カフありの挿管チューブの使用	低
		人工呼吸器回路内の結露の予防	低
特異的介入	VAP を減少させるかは不確定だが，リスクは低い	毎日の鎮静の中断	中
		予防的プロバイオティクス	低
		カフ上吸引	低
一般的には推奨しない	VAP を減少させるかは不確定で，リスクもある	ventilator-associated tracheobronchitis の治療	低
		選択的口腔内・腸管内除菌	低
	VAP を減少させない	クロルヘキシジンなどによる口腔ケア	中
		消化性潰瘍の予防	低
		早期の気管切開	低
		深部静脈血栓症の予防	低
	成人の VAP は減少させるが，人工呼吸管理期間や在院日数や死亡率は減少させない	銀被覆挿管チューブ	低
推奨しない	小児でのデータが限定され，予後も改善させずコストが不明確	閉鎖式吸引	低

（文献 19 を参照して筆者が作成）

[文　献]

1) 国立大学病院集中治療部協議会　ICU 感染制御 CPG 改訂委員会　編：人工呼吸器関連肺炎対策．"ICU 感染防止ガイドライン改訂第 2 版"　じほう，pp45-57，2013
2) Foglia E, Meier MD, Elward A：Ventilator-associated pneumonia in neonatal and pediatric intensive care unit patients. Clin Microbiol Rev 20：409-425, 2007
3) Fischer JE, Allen P, Fanconi S：Delay of extubation in neonates and children after cardiac surgery：impact of ventilator-associated pneumonia. Intensive Care Med 26：942-949, 2000
4) Elward AM, Warren DK, Fraser VJ：Ventilator-associated pneumonia in pediatric intensive care unit patients：risk factors and outcomes. Pediatrics 109：758-764, 2002
5) Rello J, Ollendorf DA, Oster G et al：Epidemiology and outcomes of ventilator-associated pneumonia in a large US database. Chest 122：2115-2121, 2002
6) Bradley JS：Considerations unique to pediatrics for clinical trial design in hospital-acquired pneumonia and ventilator-associated pneumonia. Clin Infect Dis 51 (Suppl 1)：S136-143, 2010
7) Centers for Disease Control and Prevention. National Healthcare Safety Network (NHSN). Surveillance for ventilator-associated events. Available from: http://www.cdc.gov/nhsn/acute-care-hospital/vae/
8) Klompas M, Khan Y, Kleinman K et al：Multicenter evaluation of a novel surveillance paradigm for complications of mechanical ventilation. PLoS One 6：e18062, 2011
9) 伊藤雄介，川崎達也，松井　亨 他：小児集中治療室における人工呼吸器関連肺炎および人工呼吸器関連事象サーベイランス．日本集中治療医学会雑誌 22：417-420，2015
10) Phongjitsiri S, Coss-Bu J, Kennedy C et al：The Centers for Disease Control and Prevention's New Definitions for Complications of Mechanical Ventilation Shift the Focus of Quality Surveillance and Predict Clinical Outcomes in a PICU. Crit Care Med 43：2446-2451, 2015
11) This official statement of the American Thoracic Society and the Infectious Diseases Society of America was approved by the ATS Board of Directors, December 2004 and the IDSA Guideline Committee O 2004. Guidelines for the Management of Adults with Hospital-acquired, Ventilator-associated, and Healthcare-associated Pneumonia. Am J Respir Crit Care Med 171：388-416, 2005
12) 森兼啓太：VAE．Jpn J Respir Care 32：200-205，2015
13) Toltzis P, Hoyen C, Spinner-Block S et al：Factors that predict preexisting colonization with antibiotic-resistant gram-negative bacilli in patients admitted to a pediatric intensive care unit. Pediatrics 103：719-723, 1999
14) Toltzis P, Yamashita T, Vilt L et al：Colonization with antibiotic-resistant gram-negative organisms in a pediatric intensive care unit. Crit Care Med 25：538-544, 1997
15) Jacobs RF：Nosocomial pneumonia in children. Infection 19：64-72, 1991
16) Jantausch BA, Deville J, Adler S et al：Linezolid for the treatment of children with bacteremia or nosocomial pneumonia caused by resistant gram-positive bacterial pathogens. Pediatr Infect Dis J 22：S164-171, 2003
17) Brook I：Treatment of aspiration or tracheostomy-associated pneumonia in neurologically impaired children：effect of antimicrobials effective against anaerobic bacteria. Int J Pediatr Otorhinolaryngol 35：171-177, 1996
18) 日本集中治療医学会 ICU 機能評価委員会：人工呼吸器関連肺炎予防バンドル 2010 改訂版（VAP バンドル）．Available from：http://www.jsicm.org/guide_sonota.html
19) Klompas M, Branson R, Eichenwald EC et al：Strategies to Prevent Ventilator-Associated Pneumonia in Acute Care Hospitals：2014 Update. Infect Control Hosp Epidemiol 35：915-936, 2014

IX 人工呼吸管理をめぐる諸問題

22 小児呼吸管理中の鎮静・鎮痛

広島大学大学院
救急集中治療医学　志馬伸朗

point

- 小児の人工呼吸管理中に使用される薬剤の種類（鎮静薬，鎮痛薬），効果，副作用，基本的な投与経路と投与方法について知っておく．
- 長期間の鎮静後には，離脱症候群が発生しやすい．減量しながら中止するなどの発生予防策を講じるとともに，スコアを用いて適切に診断評価する．
- 筋弛緩薬の利点と欠点を知る．
- 鎮痛・鎮静効果は，スケールを用いてすべての医療従事者が客観的評価する．
- 各現場で適切な鎮静アルゴリズムを考案，導入する．
- 鎮静の中断が適用できる可能性がある．

 どのような薬剤を使うのですか？

 気管挿管下の人工呼吸は，痛みを伴う侵襲的処置です．よって，これに伴う患者の不安感や苦痛を適切に緩和し，人工呼吸器との同調性を高め，事故抜管の危険性を減じるために，鎮痛・鎮静が行われます．重要なことは，①非薬物学的アプローチによる緩和処置も考慮すること，②薬物学的アプローチにおいては**鎮静（sedation）**と**鎮痛（analgesia）**を分けて，理解あるいは介入すること，です．鎮静は不必要であっても鎮痛は必要，といった場合があります．

基本的に，小児では薬物学的アプローチが必要であり，その場合，①鎮痛効果のある薬剤と鎮静効果のある薬剤を併用して，②経静脈的持続投与を基本とし，場合により間欠的投与を組み合わせて，③成人に比して比較的

表1　持続投与する薬剤の種類と投与量

持続鎮静の薬剤	一般名	持続投与量
麻薬系鎮痛薬	フェンタニル 塩酸モルヒネ ケタミン	1～3 μg/kg/h 15～20 μg/kg/h 0.5～2 mg/kg/h
ベンゾジアゼピン	ミダゾラム	0.06～0.12 mg/kg/h
α_2作動薬	デクスメデトミジン	0.2～0.7 μg/kg/h
筋弛緩薬	ロクロニウム	0.3～0.6 mg/kg/h

（文献1を参照して作成）

表2　間欠的投与する薬剤の種類・投与量・投与経路

種類	一般名	商品名（代表）	投与量	経路
バルビツレート	チオペンタール	ラボナール	3〜5 mg/kg	IV
	フェノバルビタール	ワコビタール	5 mg/kg	坐薬
ベンゾジアゼピン	ミダゾラム	ドルミカム	0.05〜0.1 mg/kg	IV
	ジアゼパム	セルシン	0.1〜0.2 mg/kg	IV
		ダイアップ	0.3〜0.5 mg/kg	坐薬
麻薬系鎮痛薬	モルヒネ	モルヒネ塩酸塩	0.05〜0.1 mg/kg	IV
	フェンタニル	フェンタニル	1〜2 μg/kg	IV
	ケタミン	ケタラール	0.5〜2 mg/kg	IV
			3〜4 mg/kg	IM
その他	プロポフォール	プロポフォール	0.5〜1 mg/kg	IV
	抱水クロラール	エスクレ	30〜50 mg/kg	坐薬
	トリクロホス	トリクロリールシロップ	20〜80 mg/kg	PO

（文献1を参照して作成）

深い鎮痛・鎮静レベルで使用することになります．現在使用される主な薬剤と，その投与量に関して，表1，2に示しています（用量はいずれも文献1を基に記載）．薬剤により鎮痛効果のあるもの，鎮静効果があるもの，両効果があるものがあります．例えば，麻薬系鎮痛薬には鎮痛・鎮静作用がありますが，**ベンゾジアゼピン系薬剤には鎮痛作用はありません**．

鎮痛・鎮静に伴う合併症は？

鎮痛・鎮静薬の多くは，意識レベルを低下させます．同時に呼吸抑制作用を示すため，過剰投与に人工呼吸期間の延長につながる可能性があります．過鎮静を避けるためには，客観的スコアを用いて鎮静レベルの適切な評価を行うことや，**薬剤を1日1回中断する作業**（daily interruption of sedatives：DIS）（p157）も考慮されます．また，

表3　鎮痛・鎮静薬の特徴と副作用

薬剤	鎮静	鎮痛	記憶消失	特徴	注意点
バルビツレート	強い	なし	なし	即効性・抗痙攣	血圧低下・喘息
ベンゾジアゼピン	強い	なし	強い	即効性・健忘作用・抗痙攣	呼吸抑制
オピオイド	あり	強い	なし	鎮痛強い 作用時間（モルヒネ＞フェンタニル）	低換気 消化管蠕動抑制 鉛管現象（フェンタニル）
ケタミン	強い	強い	なし	鎮静/鎮痛作用あり 血圧を下げない	分泌物増加・脳圧亢進＊・痙攣
プロポフォール	強い	なし	あり	気管支拡張	血管痛・小児適応なし
デクスメデトミジン	あり	あり	なし	即効性・抗痙攣 呼吸抑制ない，譫妄抑制	血圧低下・徐脈 鎮痛鎮静作用強くない

＊ ただし，近年の報告では脳圧上昇患者への投与により脳圧は低下するとされる．

（文献2より引用）

個々の薬剤に特徴的な副作用についても知っておきましょう（**表3**）[2]．

小児に対する使用が禁忌とされる薬剤に，プロポフォールがあります．特に高用量（>4 mg/kg/h），長時間（>48h）の使用に関連して**代謝性アシドーシス，徐脈性不整脈，横紋筋融解症を呈する致死的な合併症（propofol infusion syndrome）**が発生したとの報告があります．プロポフォールによる脂肪酸代謝異常とミトコンドリア機能異常が，その原因と推察されており，現在のところ16歳以下の小児に対する人工呼吸中の持続鎮静目的での使用は禁忌と考えられています（ただし，全身麻酔導入時などの単回的使用は，この限りではありません）[3]．

Q 離脱症候群とは何ですか？

 離脱症候群（withdrawal syndrome）は，主にベンゾジアゼピン系薬剤やオピオイド系薬剤の投与中止に伴って発生します．発生頻度は17〜50％に及ぶとの報告があり，余分な医学的介入を必要とするほか，患者家族への不安感を増すなどの問題があり，最も注意すべき合併症です．ミダゾラムの総投与量として60 mg/kg[4]，フェンタニルで1.5 mg/kgを超える場合[5]，発生率が高くなります．一般的には，**持続鎮静が5〜7日間を超えて投与されていて，急激に中止し**た場合に**発生**しやすいとされます．薬剤投与を中止して数時間〜数十時間後に，原因不明の中枢神経系合併症（過興奮，痙攣，幻覚や精神状態の悪化），自律神経系の異常所見（嘔吐，頻脈，高血圧，発熱など），あるいは低酸素血症が発生した場合，離脱症候群を疑います．離脱症候群を評価するためには，Finneganスコアや，WAT-1スコアが用いられます（**表4**）[6]．多くの離脱症候群は，見過ごされ適切に対処されていない可能性もあり，注意が必要です．

表4　withdrawal assessment tool-1（WAT-1）

過去12時間の記録より	軟便・下痢便 嘔気・嘔吐 体温>37.8℃	あり：1　なし：0 あり：1　なし：0 あり：1　なし：0	
刺激前2分間の観察*	鎮静状態（SBS） 振　戦 発　汗 調和のとれない繰返す運動 あくび，くしゃみ	SBS≦0：0 なし，軽度：0 あり：1 なし，軽度：0 2回以上：1	SBS≧1：1 中等度，重度：1 なし：0 中等度，重度：1 なしまたは1回：0
刺激後1分間の観察	触るとびくっと動く 筋緊張	なし，軽度：0 亢進：1	中等度，重度：1 正常：0
刺激後の回復	平静（SBS≦0）に戻るまでの時間	>5分：2　2〜5分：1　<2分：0	
		合計＿＿＿点（12点満点）	

SBS：state behavioral scale（**表6**）
*：「刺激」とはSBS評価のための刺激を指す（後出の**表6**参照）．

（文献6を参照して作成）

Q 離脱症候群の対策は？

 離脱症候群を回避する最もよい方法は，**鎮痛・鎮静薬の総投与量を減じる**ことです．このためには，適切な鎮痛・鎮静スコアを用いて至適投与量を評価すること，長期使用中の鎮静薬の日々の中断（DIS）を考慮すること，薬物以外の介入（例えば環境への配慮，声かけやタッチング，睡眠周期への配慮など）などが考慮されます．特に5日間を超える長期間使用例に関しては，薬剤を徐々に中止する必要があります．原則として，12〜24時間ごとに10〜20％程度ずつ減量することが推奨されます[7]．段階的な離脱を補助するための手段として，他のクラスの薬剤への変更（例えばデクスメデトミジンなど），経口薬や坐薬の併用，皮下注射への変更も考慮に値します．

Q 筋弛緩薬の適用は？

 筋弛緩薬による横隔膜運動の消失は，人工呼吸器との同調性を高め経肺圧を下げるなど肺庇護的な効果をもたらします．筋弛緩薬の適応は，重症呼吸不全や肺高血圧発作時の超急性期，あるいは低体温療法を施行する際のシバリング予防などで，いずれも必要性が危険性を上回る場合に限られます．筋弛緩薬を使用する場合にも，その必要性に関して定期的に検討し，持続投与を行っている場合には1日1回中止し，筋力の回復とともに鎮痛・鎮静レベルを確認することが推奨されます．

筋弛緩薬には鎮痛効果も鎮静効果もなく，ただ患者の外見上の反応を見えなくしている可能性があります．安易に筋弛緩薬が使用されると，鎮痛・鎮静状況の適切な評価が困難となり，時によって意識はあるが動けない，いわゆる"金縛り状態"に患者を陥らせる危険性を有しています．筋弛緩薬は，適切な鎮痛・鎮静薬の使用下で初めて使用可能なことを理解しましょう．

重症患者での筋弛緩薬の使用は，critical illness polyneuropathy and myopathy（CIPNM）のリスクを高めるとされています[8]．この結果として，呼吸筋機能不全から人工呼吸器離脱が遅れることになります．ステロイドと筋弛緩薬の併用投与で，ミオパチーの危険性が高くなるとされています[9]．また，非動化は静脈還流を阻害し浮腫形成を悪化させ，静脈血栓症のリスクを高めるほか，咳反射の消失から痰の自己喀出を阻害し，人工呼吸器関連肺炎の危険性を高めます．

Q 鎮痛・鎮静の評価方法は？

 鎮痛・鎮静効果は，個人的なばらつきが大きく，個々の状況別に至適な投与量を設定する必要があります．小児を対象として，その有用性が適切に評価されている鎮静スコアとしては，comfort-B（behavior）scale（**表5**）があります．本スコアは，評価

表5 comfort-B scale

項　目	基　準	点　数
覚醒度	深い眠り 浅い眠り ぼうっとしている はっきりと覚醒 過度に覚醒	1 2 3 4 5
平静/興奮	落ち着いている 少し不安 不安 非常に不安 パニック	1 2 3 4 5
呼吸の反応 (人工呼吸中のみ)	咳，自発呼吸なし 自発呼吸はあるが人工呼吸に対する反応がないか乏しい しばしば咳，人工呼吸に抵抗 人工呼吸に対して強い自発呼吸，あるいは定期的に咳あり 人工呼吸とファイティング：咳あるいは息こらえ	1 2 3 4 5
啼泣 (自発呼吸中のみ)	静かな呼吸，啼泣なし すすり泣き，うめき ひいひい泣く（単一の声） 啼泣 金切り声，悲鳴	1 2 3 4 5
全身の動き	動きなし 時々弱い動きあり 頻繁に弱い動きあり 四肢のみ活発な動きあり 頭頸部を含め活発な動きあり	1 2 3 4 5
筋緊張	完全に弛緩 筋緊張減弱 正常の筋緊張 筋緊張増強し手指足指の屈曲あり 過剰な筋強直と手指足指の屈曲あり	1 2 3 4 5
顔面筋	完全に弛緩 正常であり緊張所見なし いくつかの顔面筋に緊張あり 顔面全体に緊張あり 顔面の強いゆがみ，ひきつれ	1 2 3 4 5

当てはまる点数を合計する．≦10：過鎮静，23≦：鎮静不足

項目が多く，やや煩雑ですが，多くの臨床研究に使用されています．近年では，小児専用の鎮静-興奮評価スコア（state behavioral scale：SBS）も提唱されています（表6）[10]．鎮痛レベルの評価法として，言語や数字を理解できない小児で頻用されるのが，face scale（フェイススケール）（図1）です．これは，医療従事者による患者表情の観察により評価でき，簡便さが利点です．医療従事者の患者行動や容姿の観察による鎮痛評価スコアリングシステムとしては，children's hospital of east Ontario pain scale：CHEOPS（表7）があり，1～7歳までの患者に使用できます．重要なことは，**すべての医療従事者が鎮静・**

表6　state behavioral scale（SBS）

スコア	表記	定義
－3	無反応	自発呼吸なし 自発咳，吸引による咳反射なし 侵害刺激に反応なし ケア施行者への関心なし あらゆる刺激に苦痛の様子なし 動かない
－2	侵害刺激に反応	自発呼吸はあるが補助換気されている 吸引や体位変換により咳あり 侵害刺激に反応 ケア施行者への関心なし 動かない，または四肢の稀な動き，位置変化あり
－1	優しい触知や声に反応	自発呼吸はあるが不十分 吸引や体位変換により咳あり 触知あるいは声刺激に反応 ケア施行者に関心を示すが刺激をやめると消失 手技に対して苦痛 触知や声によるあやしで安静になる 四肢の稀な動き，位置変化あり
0	覚醒しており，安静を保てる	有効な自発呼吸あり 体位変換により，あるいは自発的な咳あり 声に反応する，あるいは無刺激で反応あり ケア施行者へ自発的な関心 手技に対して苦痛 触知や声によるあやしで安静になる 四肢の稀な動き，位置変化あり，あるいは落ち着かない もぞもぞした動きあり
＋1	落ち着きなく，安静を保てない	有効な自発呼吸あり，人工呼吸器との非同調 自発的な咳あり 声に反応する，あるいは無刺激で反応あり ケア施行者へ自発的な関心 間欠的に危険な行動 5分間の介入にもかかわらず安静を保てず，あやせない 落ち着かない もぞもぞした動きの増加
＋2	興奮	人工呼吸器での換気困難 自発的な咳あり 無刺激で反応あり ケア施行者へ自発的な関心 気管チューブを噛む，ラインを引っ張るなど危険な状態 あやしによる効果なし 落ち着かない もぞもぞした動き，ばたばたする，脚を蹴るなどの動きの増加

患者の反応を評価する（声かけ→優しい触知→侵害刺激の順に）．　　　　　　　　　　　　　　　（文献10を参照して作成）

鎮痛状態を客観的・定量的に把握することで，個々の施設の状況に応じて使いやすい指標を用いて，鎮静評価を行えばよいと思います．

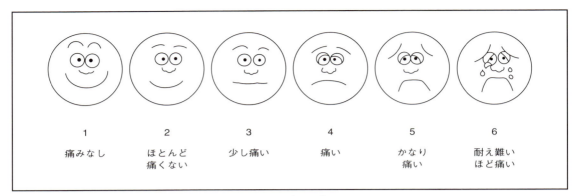

図1　フェイススケール

表7　CHEOPS

項　目	定　義	点　数
啼　泣	泣いていない	1
	しくしく泣く	2
	大声で泣く	3
表　情	普通	1
	しかめ面	2
	微笑み	0
発　語	喋らない，あるいは痛み以外の訴え	1
	痛みを訴える	2
	他のことをはっきり話す：訴えがない	0
姿　勢	じっとしている	0
	ばたばた動く	1
	弓なりに緊張，ふるえ，直立している，抑制されている	2
手の動き	傷に触ろうとしない	1
	傷に触ろうとする	2
脚	リラックスしている，穏やかな動き	1
	バタバタしている，蹴る，立ったり，抑制されている	2

13点満点．4点以上で「痛みあり」と評価．

鎮静アルゴリズム/プロトコールとは？

A 鎮痛・鎮静薬を臨床現場で正しく使用するためには，**個々の施設に適応した鎮痛・鎮静薬の使用方法（sedation algorithm）を作成し，運用する**のが望ましいと考えます．成人ICU領域では，アルゴリズムの適用が人工呼吸期間短縮など，患者予後改善に寄与する可能性も報告されています[11]．図2に，鎮静アルゴリズムの基本的な考え方を示しました．

しかし，鎮静アルゴリズム/プロトコールの臨床的有効性は未だ確立されていません．2015年，米国31のPICU，2,449名の小児急性呼吸不全患者を対象としたランダム化比較試験では，浅めの鎮静レベルを目標とした看

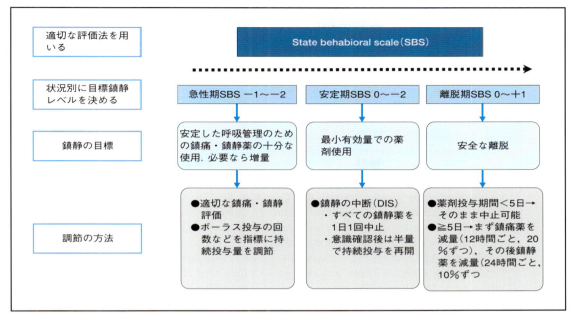

図2　sedation algorithm の例

護師主導の鎮痛鎮静プロトコールを用い，覚醒の評価，抜管準備テスト，鎮静調整，鎮静離脱を行う介入の有用性が評価されました．介入により，オピオイド使用量は減少し安静に覚醒している患者が増加するが，疼痛スコアが高い症例や興奮症例が多く，人工呼吸期間は不変との結果となり，小児における鎮痛鎮静管理の困難性が改めて指摘されました[12]．

鎮静薬の中断は？

　持続鎮静薬の投与を1日1回中断し，患者の意識状態を確認する手法（DIS）は，成人領域で鎮静薬の過剰投与防止から人工呼吸期間の短縮につながる可能性が指摘されてきました[13]．近年，小児患者を対象として，ミダゾラムとモルヒネによる持続鎮静を対照群として，DISの効果を評価したランダム化比較試験が報告されました[14,15]．DISにより，人工呼吸期間は有意に短縮し，PICU在室期間も短くなりました．さらに，事故抜管などの重篤な副作用は増加せず，ミダゾラムの総投与量と薬剤コストが減少しました．
本研究は，小児患者においてもDISが安全かつ有効に適用可能なことを示唆するものです．

[文　献]
1) Takemoto CK, Hodding JH, Kraus DM eds：Pediatric dosage handbook, 16th edition. Lexi-comp, Hudson, IL, USA, 2009

2) Bar-Joseph G, Guilburd Y, Tamir A et al：Effectiveness of ketamine in decreasing intracranial pressure in children with intracranial hypertension. J Neurosurg Pediatr 4：40-46, 2009
3) Kam PC, Cardone D：Propofol infusion syndrome. Anaesthesia 62：690-701, 2007
4) Fonsmark L, Rasmussen YH, Carl P：Occurrence of withdrawal in critically ill sedated children. Crit Care Med 27：196-199, 1999
5) Katz R, Kelly HW, Hsi A：Prospective study on the occurrence of withdrawal in critically ill children who receive fentanyl by continuous infusion. Crit Care Med 22：763-767, 1994
6) Franck LS, Harris SK, Soetenga DJ et al：The Withdrawal assessment tool-1（WAT-1）：an assessment instrument for monitoring opioid and benzodiazepine withdrawal symptoms in pediatric patients. Pediatr Crit Care Med 9：573-580, 2009
7) Carr DB, Todres ID：Fentanyl infusion and weaning in the pediatric intensive care unit：toward science-based practice. Crit Care Med 22：725-727, 1994
8) Garnacho-Montero J, Madrazo-Osuna J, García-Garmendia JL et al：Critical illness polyneuropathy：risk factors and clinical consequences. A cohort study in septic patients. Intensive Care Med 27：1288-1296, 2001
9) Martin LD, Bratton SL, O'Rourke PP：Clinical uses and controversies of neuromuscular blocking agents in infants and children. Crit Care Med 27：1358-1368, 1999
10) Curley MA, Harris SK, Fraser KA et al：State behavioral scale：a sedation assessment instrument for infants and young children supported on mechanical ventilation. Pediatr Crit Care Med 7：107-114, 2007
11) Arias-Rivera S, Sánchez-Sánchez Mdel M, Santos-Díaz R et al：Effect of a nursing-implemented sedation protocol on weaning outcome. Crit Care Med 36：2054-2060, 2008
12) Curley MA, Wypij D, Watson RS et al；RESTORE Study Investigators and the Pediatric Acute Lung Injury and Sepsis Investigators Network：Protocolized sedation vs usual care in pediatric patients mechanically ventilated for acute respiratory failure：a randomized clinical trial. JAMA 313：379-389, 2015
13) Girard TD et al：Efficacy and safety of a paired sedation and ventilator weaning protocol for mechanically ventilated patients in intensive care（Awakening and Breathing Controlled trial）：a randomised controlled trial. Lancet 371：126-134, 2008
14) Gupta K, Gupta VK, Jayashree M, Singhi S：Randomized controlled trial of interrupted versus continuous sedative infusions in ventilated children. Pediatr Crit Care Med 13：131-135, 2012
15) Verlaat CW, Heesen GP, Vet NJ et al：Randomized controlled trial of daily interruption of sedatives in critically ill children. Paediatr Anaesth 24：151-156, 2014

IX 人工呼吸管理をめぐる諸問題

23 人工呼吸器からのウィーニング

横浜市立大学附属市民総合医療センター
高度救命救急センター　六車　崇

 point

- 不要な人工呼吸管理の遷延は，合併症の発生頻度を増加させるため，ウィーニング臨床的に極めて重要な過程の一つである．
- 適切なウィーニング開始時期の選択には，呼吸循環状態を含む全身状態の十分な評価が必要である．
- ウィーニングの方法は，どれが有効ということはなく，患者の病態などに合わせて判断すべきである．
- 気管チューブの抜管に際しては，上気道の評価が必要である．
- ウィーニングや抜管の困難症例では，NIPPV などを介在させる方法もあるが，原因となる病態の改善が先決であり，再挿管を過剰に遅らせることは避けるべきである．

 ウィーニングとは何ですか？

　ウィーニング（weaning）とは，人工呼吸管理下にある患者が，人工呼吸器から離脱，気管チューブを抜去し，自発呼吸に至るまでの，すべての過程を指します．緩徐に進めることが必須とはいえないという視点から，liberation（解放）という用語が使われることもあります．人工呼吸は，重症患者に対する救命的治療として重要ですが，同時に，人工呼吸関連肺炎（ventilator-associated pneumonia：VAP）を含む様々な合併症を起こします．その発症率は，人工呼吸管理が長期化するほど増加します．そして一般に，陽圧換気に伴う呼吸筋の廃用性萎縮は，人工呼吸器装着期間が遷延するほど著明です．そのため，患者の呼吸循環状態の改善に伴い，できるだけ早く人工呼吸器から離脱し，気管チューブを抜去するように努めるべきです[1,2]．

　ウィーニングは，人工呼吸管理の最後の仕上げに位置しており，臨床的に極めて重要な過程の一つです．その失敗は，単に人工呼吸の再開に至るだけでなく，再挿管に至った場合には，呼吸不全や循環不全の悪化を招き，成功例と比較すると，著しく生命予後が悪いことが指摘されています．

 ウィーニング開始の条件には，どのようなものがありますか？

　患者の転帰は，原疾患の状態と同時に，人工呼吸管理に伴う合併症にも影響を受けます．なかでも VAP は，人工呼吸管理が 1 日延びるごとに，発生頻度が 1 ％ずつ増

加する[3]ともいわれています．このように，ウィーニングまでの時間が長くなればなるほど合併症が増加し，生命予後に大きな影響を及ぼすことになります．その一方で，ウィーニングの開始が早過ぎると，呼吸循環状態の再増悪により，かえって人工呼吸管理の延長につながるという側面もあります．そのため，ウィーニングによって起こる呼吸循環系の変化を想定して，ウィーニング前の全身状態を十分に評価し，必要に応じて改善しておくことが必要になります．不要な人工呼吸管理の遷延を避けるためにも，より適切なウィーニング開始時期の選択が重要なのです．

ウィーニングを開始するにあたっては，まずは，人工呼吸管理が必要になった病態が改善しているか否かを評価することが必要です．それらの病態が継続していた場合には，その解決を優先します．また，それに加えて，ウィーニング困難となるような他の病態を抱えていないことも，前提条件となります．

これらを考慮したウィーニングの開始基準としては，様々なものがあります[4]．表1に，一般的なウィーニング開始基準を示します．これらは，主に成人を対象としたものであり，小児に関して明確な基準といえるものはありませんが，留意すべきポイントには共通するものがあります．

酸素化能と換気能は，そのいずれか，もしくは両方が改善傾向にあるか，少なくとも増悪傾向にはないことが望ましく，たとえ増悪傾向であったとしても，早期に解決可能な軽度の増悪であることが必要です．呼吸状態を評価するうえでは，様々な換気力学的な指標やガス交換の指標があり，表1にも，その一部を示しています．しかしながら，これらの中にウィーニングの成否を確実に予測しうる指標はありません．その中でも，浅速呼吸係数（rapid shallow breathing index：RSBI）

表1　ウィーニング開始基準の一例

- 呼吸不全の原因が除去されているか，または軽快している
- 循環動態が安定している
  ドパミンまたはドブタミン≦5 μg/kg/min
- 意識レベルが保たれている
  GCS（Glasgow Coma Scale）＞11
  鎮静薬が投与されていない．または投与されていても容易に覚醒する．
- 貧血が是正されている
  hemoglobin≧8〜10 mg/dL
- 中枢温≦38〜38.5℃
- 酸素化能の指標
  PaO_2≧60〜80 mmHg（F_IO_2≦0.4）
  PaO_2/F_IO_2≧150〜200（F_IO_2≦0.4，PEEP≦5 cmH$_2$O）
  SaO_2≧90％（F_IO_2≦0.4）
  A-aDO_2≧350（F_IO_2=1.0）
  PEEP≦5〜8 cmH$_2$O
- 換気能の指標
  呼吸数≦35回/min または≧5回/min
  自発一回換気量＞5 mL/kg
  気道抵抗＜15 cmH$_2$O/LIPS
  肺コンプライアンス＞25〜30 mL/cmH$_2$O
  RSBI（rapid shallow breathing index）＜100回/min/L

上記は成人を対象とした基準の一例である．
ウィーニングに際して，すべての指標を満たす必要はない．
疾患や病態によっても基準を考慮する必要があることに留意．

は，成人では最も信頼度の高い因子と考えられていますが[5]，その有用性に関しての異論も多く，そして年齢によって生理学的な呼吸数や一回換気量が異なり，またカフなしチューブで気道管理されることが一般的な小児には，適用できません[6]．一つひとつの指標に依存することなく，身体所見を含めて総合的に評価することが必要です．

また，ウィーニングを開始することにより，人工呼吸器に依存していた呼吸仕事量は，患者に移行していくことになります．そのため，その呼吸仕事量の増加に十分対応しうるだけの酸素運搬能（血中酸素含量×心拍出量）

が維持されていることが必要です．すなわち，循環動態が十分に安定しており，かつ貧血がないことが求められ，それらに問題がある場合には，是正した後にウィーニングを開始することが前提となります．そして，心臓にとっては，陽圧人工呼吸により前負荷および後負荷が軽減された状況にあるため，ウィーニングにより前負荷過剰に陥らないよう，水分バランスや体重の変化，胸部単純X線所見などを参考に，適切な血管内水分量に調整することも必要です．

鎮静薬などの投与は中枢性の呼吸抑制をきたすため，その中止が望ましいことは，いうまでもありません．しかしながら，中止によってウィーニングの過程での事故抜管や，離脱症候群の可能性が示唆される場合もあり，自発呼吸と鎮静度のバランスを考慮して，必要最小限に調整することが必要になります．また，強い疼痛は呼吸運動を抑制するため，必要に応じて十分な鎮痛を考慮しなければなりません．年長児では，硬膜外麻酔などの使用が有用な場合もあります．

その他，高熱では組織の酸素需要が増加するため，コントロールされていない敗血症などの重症感染症がある場合には，ウィーニングは避けます．また，重症患者は低栄養状態により，呼吸筋量や筋力の低下に陥っていることが稀ではありません．呼吸筋力はウィーニングの成否に大きく影響するため，栄養状態の改善も，重要な要素の一つといえます．

メモ

●RSBI：rapid shallow breathing index

RSBIは，呼吸数（回/min）を一回換気量（L）で割って算出します．気道内持続陽圧（continuous positive airway pressure：CPAP）の下で，呼吸数と一回換気量を測定します．RSBI＜100または105回/min/Lが基準値として用いられます．RSBI＜105回/min/Lでの陽性的中率は0.78，陰性的中率は0.95という報告もあります[5]．

Q ウィーニング時のモニタリングには，何が必要ですか？

 ウィーニングを進めていく際には，呼吸器系だけではなく，循環器系にも負荷がかかることになります．そのため，ウィーニングを安全に行うためには，呼吸循環状態を客観的に評価することが必要です．そのためのモニタリングには，**表2**のように様々なものがあります．非侵襲的な通常の呼吸循環モニタで計測可能なものがある一方で，デバイスを挿入しなければ計測できない侵襲的モニタリングもあり，その適応は，患

表2　ウィーニング時のモニタリング

・呼吸器系
　呼吸数，SpO_2，$EtCO_2$
　動脈血ガス分析
　一回換気量，分時換気量

・循環器系
　心拍数，心電図，血圧
　尿量
　心拍出量，肺動脈楔入圧，肺動脈圧，SvO_2

・その他
　意識レベル
　代謝モニタ（V_{O_2}，V_{CO_2}）

者の病態や全身状態などに応じて判断するべきです．また，カフなしチューブで管理されている場合には，人工呼吸器のセンサでは正確な換気量が計測されていない可能性があり，その解釈には注意が必要です．

しかしながら，呼吸状態のモニタリングとしての呼吸数・SpO_2・血液ガス分析，循環モニタリングとしての心拍数・心電図・血圧・尿量，そして意識レベルの評価は，最低限必要になります．

ウィーニングに際しては，これらのモニタリングによる客観的指標とともに，呼吸パターンなどの理学所見をよく観察して，状態を判断します．

 実際のウィーニングは，どのように進めますか？

 ウィーニングの一般的な方法には，以下のようなものがあります．
1) 人工呼吸管理を継続したまま，その合間に自発呼吸トライアル（spontaneous breathing trial：SBT）を行う方法（ON-OFF法）
2) SIMV（synchronized intermittent mandatory ventilation）モードでSIMV回数を漸減する方法（SIMV漸減法）
3) PSV（pressure support ventilation）モードでサポート圧を漸減する方法（PSV漸減法）

1．ON-OFF法

SBTは，人工呼吸器による補助を最低限にすることにより，全身状態に悪影響を与えずに自発呼吸を維持できるかどうかを試行し，評価することを指します．それを用いてウィーニングを進めるON-OFF法は，PSVやSIMVなどのtriggered ventilationが普及する以前から用いられていた単純な方法です．

前述の条件が整いウィーニングの開始を決定したら，調節呼吸の状態から設定値の漸減などは行わずに，まず人工呼吸器を取り外し，一定時間の自発呼吸を観察した後，再び人工呼吸器を装着します．T-peaceを用いて，加湿酸素を投与下で自発呼吸を観察しますが，現在では，人工呼吸器を装着したまま，5 cmH_2O 程度のCPAP（continuous positive airway pressure）やPSVモードで，サポート圧3～7 cmH_2O 程度を使用して行うこともできます．T-peaceとPSVを用いたSBTでは，再挿管率には差がないことが報告されています．ただ，人工呼吸器を使用する方法は比較的簡便であるうえに，人工呼吸器の換気量モニタやアラームなどを使用できる利点があります．

SBTは，一般的には30～120分間継続するものとされていますが，一定の見解は得られていません．SBTに耐えられない症例は，開始から15分程度で判明し，30分間のSBTの場合と120分間の場合では，再挿管率の差はないことから，30分間が適切であろうとする報告[7]もあります．

SBTにおいては陽圧換気を突然中断するため，特に導入初期には，呼吸循環状態の厳重な観察が必要になります．呼吸循環モニタの値だけでなく，身体所見の評価も必要であり，また，その変化に対して迅速に対応することが求められるため，開始時には必ずベッドサイドにいて観察を行うことが必要です．現在，評価基準は確立されていませんが，呼吸循環状態の増悪に応じて判断することになります．

2．SIMV 漸減法

SIMV モードを用い，最大吸気圧または一回換気量を変更せずに，SIMV 回数のみを 2～4 回/min ずつ漸減していきます．呼吸循環状態の悪化がないことを確認しつつ，最終的には 4～6 回/min 程度まで下げていきます．

3．PSV 漸減法

PSV モードでサポート圧を 2～5 cmH$_2$O ずつ下げていき，最終的に 3～5 cmH$_2$O まで下げます．

ON-OFF 法と比較すると，SIMV 漸減法と PSV 漸減法では陽圧換気を漸減していくため，呼吸循環状態への影響は少ないと考えられます．一方で，成人患者では ON-OFF 法が最も早くウィーニングできたとの報告[8]もあります．ただ，長期にわたる人工呼吸管理後の症例や，SBT に耐えられなかった症例では，SIMV 漸減法や PSV 漸減法を段階的に行うことが必要なこともあります[4]．

これらのウィーニングの方法に関しては，ある方法が特に優れているというエビデンスはありません．個々の患者の状態や，各施設の状況を考慮して選択するべきです．

Q 気管チューブの抜去は，どのようにしますか？

 ウィーニングが問題なく進んだ場合には，気管チューブの抜去：抜管を考慮することになります．再挿管を要した場合には，合併症の発生率が増加し，転帰も悪化することが知られており[9]，抜管の判断には慎重を要します．

抜管後の患者は，自力で上気道の開存を維持し，喀痰の排出ができなければなりません．そのため，抜管に際しては，

- 舌根沈下を起こさない程度の意識レベルであること
- 上気道の閉塞や狭窄がないこと：気管チューブ周囲のリークの確認
- 咳嗽反射があり喀痰の排出が可能であること
- 気道分泌物の量が過多でないこと
- 咽喉頭機能が正常で，誤嚥の可能性が少ないこと

などが条件となります．

特に気管挿管が長期間になった場合には，気管チューブの接触に起因する上気道狭窄が問題になります．小児の場合は，声門下の輪状軟骨部近傍が最狭窄部であり，そこに気管チューブが接触することで浮腫や肉芽を生じ，声門下狭窄をきたします．そのため，急性期管理の時点で，気管チューブのサイズは周囲のリークを維持するように選択することが望ましいと考えられます．また，ウィーニング時にチューブ周囲のリークが認められない症例では，抜管を判断する前に，その原因（浮腫や不適切なチューブサイズなど）の改善を検討する必要があります．

Q 抜管後の呼吸不全に対しては，どのように対応しますか？

 再挿管症例では，抜管から再挿管までの時間が長いほど死亡率が増加することがわかっています[9]．抜管後は，ベッドサイドで厳重な観察を行うとともに，再挿管の

判断は迅速に行わなければなりません.

成人では,ウィーニング困難症例にマスクなどによる非侵襲的陽圧換気（non-invasive positive pressure ventilation：NPPV）を介在させることが有効と考えられています．抜管後の呼吸不全に対しても，NPPV を使用することで改善を期待できることもありますが，それを遷延させることは，死亡率を増加させます[10]．導入後には，ベッドサイドで観察を続け，改善がなければ再挿管を判断するべきです．

Q ウィーニング困難症例には，どのように対処したらよいですか？

A ウィーニングや抜管の成否は，ウィーニングの進め方や人工呼吸器のモードではなく，患者の病態改善の程度に依存しています．

そのため，ウィーニング困難症例では，まずは積極的な原因追及が必要です．原因検索にあたっては，まずはウィーニングの開始時に検索した表1の項目などを参考に，さらに上気道の問題の有無なども含めて検索し，原因となる病態の改善に努めます．

[文　献]

1) Ely EW, Baker AM, Dunagan DP et al：Effect on the duration of mechanical ventilation of identifying patients capable of breathing spontaneously. N Engl J Med 335（25）：1864-1869, 1996
2) Manthous CA, Schmidt GA, Hall JB：Liberation from mechanical ventilation：a decade of progress. Chest 114（3）：886-901, 1998
3) Fagon JY, Chastre J, Domart Y et al：Nosocomial pneumonia in patients receiving continuous mechanical ventilation. Prospective analysis of 52 episodes with use of a protected specimen brush and quantitative culture techniques. Am Rev Respir Dis 139（4）：877-884, 1989
4) MacIntyre NR, Cook DJ, Ely EW Jr et al：American College of Chest Physicians；American Association for Respiratory Care；American College of Critical Care Medicine：Evidence-based guidelines for weaning and discontinuing ventilatory support：a collective task force facilitated by the American College of Chest Physicians；the American Association for Respiratory Care；and the American College of Critical Care Medicine. Chest 120（6 Suppl）：375S-395S, 2001
5) Yang KL, Tobin MJ：A prospective study of indexes predicting the outcome of trials of weaning from mechanical ventilation. N Engl J Med 324（21）：1445-1450, 1991
6) Khan N, Brown A, Venkataraman ST：Predictors of extubation success and failure in mechanically ventilated infants and children. Crit Care Med 24（9）：1568-1579, 1996
7) Esteban A, Alía I, Tobin MJ et al；Spanish Lung Failure Collaborative Group：Effect of spontaneous breathing trial duration on outcome of attempts to discontinue mechanical ventilation. Am J Respir Crit Care Med 159（2）：512-518, 1999
8) Esteban A, Frutos F, Tobin MJ et al：A comparison of four methods of weaning patients from mechanical ventilation. Spanish Lung Failure Collaborative Group. N Engl J Med 332（6）：345-350, 1995
9) Epstein SK, Ciubotaru RL：Independent effects of etiology of failure and time to reintubation on outcome for patients failing extubation. Am J Respir Crit Care Med 158（2）：489-493, 1998
10) Esteban A, Frutos-Vivar F, Ferguson ND et al：Noninvasive positive-pressure ventilation for respiratory failure after extubation. N Engl J Med 350（24）：2452-2460, 2004

X 色々な小児疾患での呼吸管理

24 急性喉頭蓋炎・深頸部膿瘍

箕面市立病院
小児科 溝口好美

 point

- 急性喉頭蓋炎は，頻度的に稀な疾患であるが致死率が高く，典型的な症状に接したときに，まず本症を疑うことが大切である．
- 急性喉頭蓋炎は，突発的で急速に進行し，気道閉塞から窒息，呼吸停止，心停止へと進展するので，呼吸困難の程度を評価し，治療として気道確保が最も大切である．
- 急性喉頭蓋炎と診断，または疑った場合は，ミニマムハンドリングに努めて，患児の安静をはかる．
- 深頸部膿瘍は，進行すると膿瘍による気道閉塞や炎症が縦隔に波及して縦隔炎を合併する，致死的疾患である．そのため早期に診断し，治療することが大切である．
- 深頸部膿瘍では，絶えず気道が確保されているかに注意し，必要ならただちに気道確保をする．

急性喉頭蓋炎

Q 急性喉頭蓋炎は，どのような疾患ですか？

急性喉頭蓋炎は，クループ症候群の一つで，細菌感染による喉頭蓋を中心とした声門上の喉頭軟部組織の急性炎症です．クループ症候群の中では最重症で，急速に進行し，緊急度が高く，適切な処置をしないと窒息をきたし，呼吸停止から心停止へと進展します．いったん呼吸停止をきたすと，高い致死率を示します．

本邦では成人に多く，小児例は急性喉頭蓋炎全体の2～4％弱と少ないです[1]．2～8歳に発症し，3歳にピークがあります．乳児でも発症し，男女差や季節性はありません．

井上は，入院例では急性喉頭気管炎約30例に対して急性喉頭蓋炎1例の割合，外来では急性喉頭気管炎数百例に急性喉頭蓋炎1例程度の割合と報告しています[2]．

喉頭蓋炎の起炎菌としては，インフルエンザ菌b型(*Haemophilus influenzae* type b：Hib)によるものがほとんどです．稀に，肺炎球菌，黄色ブドウ球菌，A群溶血性連鎖球菌が原因になります．本邦では，Hibワクチンが2008年12月から任意接種として導入され，2013年4月から定期接種化されました．Hibワクチンが導入された諸外国同様，侵襲性Hib感染症は激減しています．現在，本症は以前にも増して稀な疾患となっていますが，典型的な症状に接したときに，まず疑うことが大切です（メモ参照）．

> **メモ**
>
> ● Hib ワクチン
>
> 　2008年12月から任意接種として導入され，2010年11月に公費助成の対象（5歳未満）となり，2013年4月から定期接種化されました．任意接種の期間（2008～2010年）と公費助成開始3年後の2013年の比較で，侵襲性Hib感染症の発症率は約1/50に減少しています[3]．
>
> 　欧米では，Hibワクチンの定期接種開始後に小児の急性喉頭蓋炎の発症率が開始前に比べて約1/10に低下しています．また，急性喉頭蓋炎の発症年齢の中央値は，定期接種開始後に35.5ヵ月から80.5ヵ月に上昇して，起炎菌としてHib以外のA群溶血性連鎖球菌などが増えています[4]．Hibワクチンの接種後にHibによる急性喉頭蓋炎の発症も報告されています[5]．

どんな症状を示しますか？

　発症の特徴は，突発的で，急速に進行することです．小児では，発症から入院までの期間は平均17.6時間と，24時間以内に急速に進行します（成人では平均2～3日）．

　高熱で発症し，吸気性喘鳴，強い咽頭痛や努力性呼吸を呈します．その後，声門上の炎症による狭窄の進行に従い，嚥下痛による流涎，含み声（muffled voice）を呈し，呼吸困難は進行して胸骨上や肋間の陥没呼吸，鼻翼呼吸，チアノーゼが出現します．患児は，気道確保目的に坐位で口を開けて下顎を前方へ突き出した姿勢をとるようになります．また，患児は，不安感が強く，落ち着きがなく不穏状態を示し，重症感が漂っています．失声症，嗄声，激しい咳は少ないです．多呼吸を呈しますが，40回/minを超えることは稀です．

検査には，どのようなものがありますか？

　血液検査では，白血球数は15,000～25,000/mm³と高値を示し，CRPも高値を示しますが，進行が急速なため検査時にまだ上昇を示していないこともあり，注意します．発症の過程で菌血症を呈するので，血液培養を採取します．血液培養は，80～90％に陽性を示しますが陰性のこともあるので，気道確保後に喉頭蓋周囲からスワブで培養を取っておきます．

　画像診断としては，単純X線頸部側面撮影と喉頭ファイバースコープがあります．単純X線頸部側面撮影では，以下の4つが喉頭蓋炎に特徴的です（**図1**）．ただし，所見がなくても喉頭蓋炎は否定できません．

1）hypopharyngeal space（下咽頭腔）の拡大
2）epiglottis（喉頭蓋）の腫脹：thumb sign
3）aryepiglottic fold（披裂喉頭蓋ヒダ）の腫脹
4）vallecula sign（喉頭蓋谷）の消失

　確定診断は，喉頭ファイバースコープにて

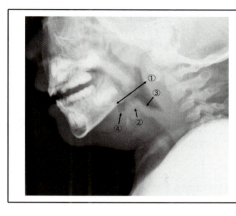

図1 頸部単純X線撮影側面
4歳男児急性喉頭蓋炎（来院時）．

① hypopharyngeal space（下咽頭腔）の拡大
② epiglottis（喉頭蓋）の腫脹（thumb sign）
③ aryepiglottic fold（披裂喉頭蓋ヒダ）の腫脹
④ vallecula sign（喉頭蓋谷）の消失

発赤，腫脹した喉頭蓋（cherry-red epiglottis）を認めることです．

血液検査および画像検査施行時には，注意，禁忌事項があるので，後述の「診断，治療において注意することは？」（次ページ）を参照してください．

治療は，どのようにすればよいですか？

A 治療は，気道確保と抗菌薬の投与が中心となり，気道確保を第一に考えます（図2）．

まず，誤嚥の可能性があるので急性期は絶飲食とし，高熱，嚥下困難にて脱水を呈していることもあるため，輸液を施行します．パルスオキシメーターにてSpO_2をモニターして，95%未満の場合は，酸素を投与して95%以上で管理します．可能なら加湿も施行します．

気道確保は，問診，身体所見から，急性喉頭蓋炎と診断または疑われて，上気道閉塞症状がある場合に施行します．麻酔科医，耳鼻咽喉科医および救急医に速やかに連絡をとり，手術室にて吸入麻酔下に自発呼吸を残して気道確保を施行します．セボフルランを用いた気道確保の有用性が報告されています．

喉頭展開時に，喉頭蓋ならびにその周囲の発赤，腫脹を確認し，急性喉頭蓋炎の確定診断をします．気管挿管施行時は挿管困難をきたすことが多く，集まった中で最も習熟した医師が挿管を行います．使用する気管チューブは，通常よりも0.5～1.0mm細い径のものを使用します．挿管不能時，患児が12歳以上では，輪状甲状間膜切開をただちに施行するか，輪状甲状間膜穿刺後に輪状甲状間膜切開を施行します．12歳未満では，輪状甲状間膜切開は禁忌であり，輪状甲状間膜穿刺をただちに施行します．

平均挿管期間は1～3日間とされ，その間は十分鎮静をして人工呼吸器管理として，抗菌薬を投与して炎症の鎮静化を待ちます．喉頭ファイバースコープにて喉頭蓋の炎症の改善を確認し，挿管チューブのリークが出現すれば抜管を考えます．挿管当初に事故抜管すると，再挿管は困難で予後は極めて悪くなるため，必要なら筋弛緩薬も追加して不動化に努めて，抑制帯の使用も考慮します．

喉頭蓋炎では速やかに経静脈的に抗菌薬を十分量投与します．最近のインフルエンザ菌は，β-ラクタマーゼ非産生性アンピシリン耐性（BLNAR）株が多いので，第一選択はセフォタキシムまたはセフトリアキソンを投与

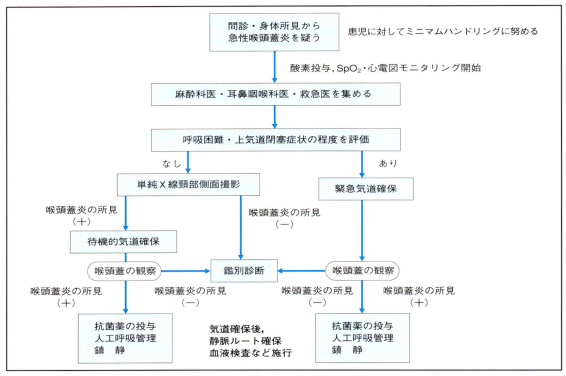

図2　急性喉頭蓋炎の初期対応

します．アレルギーで使えない場合や効果がない場合には，第二選択としてメロペネムを投与します．培養結果に基づいて必要なら変更し，投与は計7〜10日間とします．セフォタキシムは，インフルエンザ菌に対して感受性低下が認められてきているので注意します．

本症では，ステロイドの有効性は証明されていません．

診断，治療において注意することは？

A 最も大切なことは，急性喉頭蓋炎と診断または疑われてから，新たな検査は施行せずにミニマムハンドリングに努めることです．患児の安静をはかり，本人が一番楽で安心できる体位をとらせて（両親に抱いてもらう，そばにいてもらう），痛みや不快な刺激を最小限にします．患児を仰臥位にしたり，啼泣や不穏状態にさせることで，腫脹した喉頭蓋の喉頭内腔への嵌頓や喉頭痙攣，分泌物によって気道閉塞をきたして，「窒息→呼吸停止→心停止」を起こします．また，舌圧子での舌根部圧迫や静脈ライン確保も禁忌です．X線撮影中に，完全気道閉塞による死亡例も報告されており，気道確保の準備をして医師が付き添うか，ERにてポータブルで撮影するか，撮影しないようにします．喉頭ファイバースコープも無理に施行しないようにします．喉頭展開時に喉頭蓋を直視下に観察して確定診断をします．

気道確保の第一選択は気管挿管です．気管

切開は，気管狭窄やカニューレ抜去困難といった合併症があり，熟練した術者であっても時間がかかり，緊急時の外科的気道確保としては適当ではありません．

急性喉頭蓋炎における気道確保には，2つの考え方があります．1つは声門上での気道閉塞が生じた場合の緊急気道確保，これは気道確保の絶対適応となります．もう1つは，現段階では明らかな気道閉塞症状は認めませんが，今後増悪し閉塞する可能性が高い場合に，あらかじめ気道を確保しておく待機的（予防的）気道確保です．急性喉頭蓋炎の気道確保において，この待機的気道確保を行うかどうかです．須小らの報告では，34例の小児急性喉頭蓋炎症例のうち20例（58.8％）と高率に気道確保がされ，すべて緊急気道確保でした．気管挿管は16例で，気管切開が4例でした．気管切開の4例は，挿管困難による緊急気管切開で，4例中2例は蘇生できず死亡

しています[6]．挿管困難な場合，12歳以上では輪状甲状間膜切開を施行できますが，12歳未満では輪状甲状間膜穿刺をするしかありません．小児の急性喉頭蓋炎は成人に比べて進行が急速で予測がつかず，緊急気道確保では合併症も多いです．

ゆえに，急性喉頭蓋炎と診断または疑われる小児例で気道閉塞症状がある場合は，ただちに気管挿管による緊急気道確保をします．呼吸困難感があるも，緊急性がない場合でも，気管挿管にて待機的気道確保をします．気道確保をして，抗菌薬投与によって消炎をはかることが最善です．

急性喉頭蓋炎がごく軽度で呼吸困難感を認めず気道確保をしなかった例の73％に12時間以内に気管切開を要した報告があり，24時間以内に気道閉塞をきたすことが多いので，少なくとも24時間はICUで経過観察するのが望ましいです．

Q 鑑別診断，合併症にはどのようなものがありますか？

鑑別診断を**表1**[7]に示します．特に鑑別を要するものは，喉頭気管気管支炎（ウイルス性クループ）と深頸部膿瘍です．喉頭気管気管支炎のほうが発症年齢は低く，喉頭蓋炎に認める不安感や重症感はありません．また，喉頭蓋炎では，喉頭気管気管支に特徴的な嗄声，激しい咳（犬吠様咳嗽）は少ないです．深頸部膿瘍との鑑別については，後述します．

注意すべき合併症には，肺水腫と経過中菌血症を呈することから，肺炎，髄膜炎，心膜炎，化膿性関節炎および蜂窩織炎があります．特に挿管後の肺水腫と肺炎の発症に注意します．

表1　鑑別診断

感染性	非感染性
・喉頭気管気管支炎（ウイルス性クループ） ・細菌性気管炎 ・咽頭ジフテリア ・深頸部膿瘍（咽後膿瘍）	・痙性クループ ・血管神経性浮腫 ・気道・食道異物 ・外傷 ・気道熱傷 ・腐食性薬剤

（文献7を参照して作成）

深頸部膿瘍

 深頸部膿瘍は，どのような疾患ですか？

上気道やその周囲の臓器の炎症が，主にリンパ行性に深部頸部間隙に波及して，リンパ節炎，蜂窩織炎，さらに進行すると膿瘍形成をひき起こします．深頸部間隙には，副咽頭間隙と咽頭後壁と頸椎の間に咽後間隙，危険間隙，椎前間隙が存在します．深頸部膿瘍は，解剖学的位置から咽後膿瘍，副咽頭膿瘍，扁桃周囲膿瘍に分けられます．咽後膿瘍は，狭義では咽後間隙に膿瘍形成したものですが，一般的には危険間隙，椎前間隙に膿瘍形成したものも，咽後膿瘍とします．咽後間隙，危険間隙は縦隔に連続しています．

乳幼児期には，咽後間隙に咽頭後リンパ節が存在し，咽頭，扁桃などの周囲臓器からリンパ行性に炎症が波及して，この場で炎症をひき起こします．咽頭後リンパ節は3〜4歳で萎縮・消失するので，咽後膿瘍は3歳以下が90％，特に1歳以下が50〜70％を占めるとされます[8]．3歳以降では咽後膿瘍が減少し，副咽頭膿瘍，扁桃周囲膿瘍が多くなります．

起炎菌は，A群溶血性連鎖球菌，黄色ブドウ球菌が大部分であり，嫌気性菌との複合感染の場合もあります．低年齢であるほど黄色ブドウ球菌の頻度が高いとされます．

進行すると，膿瘍による気道閉塞や炎症が縦隔に波及して，縦隔炎を合併する致死的疾患です．そのため早期に診断し，治療することが大切です．

 症状には，どのようなものがありますか？

臨床症状は，発熱，呼吸障害，咽頭痛および頸部症状を示します．発熱は，39〜40℃の高熱が多いです．呼吸障害は，吸気性喘鳴，努力性呼吸（多呼吸，陥没呼吸，鼻翼呼吸），進行すると起坐呼吸，発声困難，含み声を呈します．咽頭痛は，嚥下時に痛みが増強し，嚥下困難となって哺乳や摂食障害，流涎を示します．進行すると急性喉頭蓋炎と同様に，咽頭痛と呼吸障害のために患児は不安感が強くなり，気道確保目的に起坐位で頸部を進展する姿勢をとるようになります．炎症が深頸部まで波及すると，開口障害，項部硬直，頸部腫脹，頸部可動域制限や斜頸などの頸部症状を呈します．頸部可動域制限の頻度が高く，特に上方注視時の伸展制限（Boltes' sign）が特徴的です[9]．また，頸部を左右どちらかに傾けていることが多いです．

乳幼児では気道が狭く，呼吸障害が出現しやすく，症状の進展が速いです．新生児および早期乳児では発熱，呼吸障害などの症状を呈しない症例報告が多くされており，注意が必要です[10]．3歳以降は，頸部腫脹，頸部可動域制限などの症候が多くなります．

Q 身体所見,検査では,どのような所見がありますか？

A 身体所見では,口腔内所見として口蓋垂の（健側への）偏位,咽頭後壁の腫脹があります.

血液検査では,細菌感染症を示して白血球,CRPともに著増します.CRPはそれほど高値を示さない例でも重症例があるため,注意します.

画像検査は,頸部単純X線側面撮影と頸部造影CTを施行します.頸部単純X線側面撮影にて,咽頭後壁腫脹（咽頭・食道と頸椎前面の間の軟部組織腫脹）と頸椎の前彎消失,後彎像を認めます.咽頭後壁軟部組織の正常値は,C2レベルが1〜7 mm（平均3.4 mm）,C6レベルが14〜22 mm（平均14.0 mm）です.これ以上あると,咽頭後壁腫脹ありと判断します[8]（図3）.頸椎は生理的に前彎していて,前彎消失および後彎像は,深頸部へ炎症が波及し頸椎周囲の筋攣縮を示す所見です[11].膿瘍内にガスが存在すれば,鏡面像を呈します.撮影は,疑陽性を避けるために頸部を伸展させ,非啼泣時の吸気時に行います.

確定診断は,頸部造影CTによって行いま

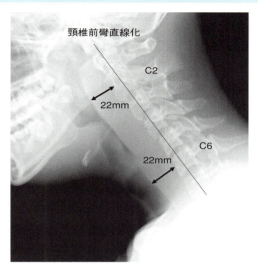

図3　頸部単純X線撮影側面
14歳女児,咽後膿瘍（来院時）.

す.炎症,膿瘍の部位と拡がり,縦隔への進展の有無を確認します.基本的に浮腫,リンパ節炎,蜂窩織炎が低吸収域として認められ,膿瘍になると周囲が造影されてリング状を呈します.しかし,この鑑別法は完全でないため,注意します.

Q 鑑別診断で注意することは？

A 上気道閉塞,咽頭痛,頸部腫脹の症状を呈するものを鑑別します（表2）.深頸部膿瘍は,喉頭蓋炎と同様の症状,所見を示すことがあり,鑑別を要し注意します.鑑別点としては,喉頭蓋炎は約24時間以内に急速に増悪しますが,深頸部膿瘍は2日以上の経過を示して遅いです.深頸部膿瘍では,左右どちらかに傾けた頸部腫脹を認め,頸部可動域制限があります.その他,髄膜炎,川崎病と鑑別を要することがあります.

表2　深頸部膿瘍と鑑別を要する疾患

・急性喉頭蓋炎
・川崎病
・髄膜炎
・上気道炎に続発する急性化膿性リンパ節炎
・伝染性単核球症などのウイルス感染症
・浅頸部膿瘍
・急性化膿性甲状腺炎
・舌根部嚢胞

治療はどうすればよいですか？

 治療は，**気道確保**，**抗菌薬**の投与および**切開排膿**の3つが基本です．

来院時，上気道閉塞が重篤で窒息の可能性がある場合は，ただちに気管挿管または必要に応じて気管切開による気道確保を施行します．

深頸部膿瘍と診断されれば，ただちに経静脈的に抗菌薬を十分量で開始し，耳鼻咽喉科か頭頸部外科に切開排膿の必要性について相談します．

抗菌薬の投与は，頻度の高いA群溶血性連鎖球菌，黄色ブドウ球菌をターゲットにしたペニシリン系またはセフェム系抗菌薬と，嫌気性菌の混合感染を考慮したクリンダマイシンの2剤で開始します．膿汁の細菌培養検査，薬剤感受性の結果が判明後に，抗菌薬を菌の感受性に基づいて変更します．経静脈的に抗菌薬を解熱かつ臨床上改善を認めるまで継続し，その後，経口による抗菌薬を経静脈投与も合わせて全14日間になるまで投与します．

切開排膿は，上気道閉塞症状を認める場合や縦隔炎の合併の可能性が高い場合は，早急に施行します．呼吸障害がない場合の切開排膿の適応については，現在明確ではありません．以下の治療法を推奨する報告があります（**図4**）[12]．

上気道閉塞症状がない症例で，頸部造影CTで膿瘍の所見を示さないか膿瘍でも2

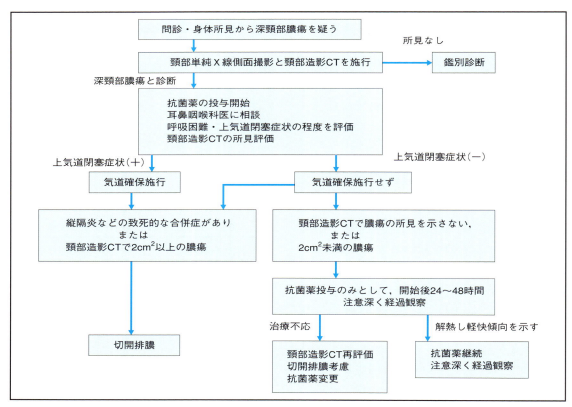

図4 深頸部膿瘍の初期対応 （文献12より引用）

cm²（CT 断面図にて縦 cm×横 cm）未満の場合に，抗菌薬投与のみとして注意深く経過観察します．上気道閉塞症状または致死的な合併症がある場合，頸部造影CT で 2 cm² 以上の膿瘍を示す場合，経静脈的に抗菌薬に反応しない場合のいずれかに当てはまる場合に，切開排膿を施行します．抗菌薬投与のみの群は，開始後 24〜48 時間で臨床上改善が認められない，または増悪する場合には，治療不応と判断します．その場合，頸部造影 CT を施行して炎症の拡がりを再評価し，切開排膿の必要性について考慮し，抗菌薬を MRSA，グラム陰性桿菌にも有効なものに変更します．

急性期には，絶飲食として輸液を施行し，鎮痛に努めます．気道閉塞や合併症をきたす可能性があるので，呼吸循環のモニタリングを注意深くします．上気道閉塞症状が軽度で気道確保を要さないと判断した場合は，気道確保の準備をして，ICU にて厳重に経過観察することが最善です．

 合併症，予後はどうですか？

 深頸部膿瘍は，早期に診断され早期に適切な治療がされれば合併症は起こさず，気道確保を要さなかった場合は，3〜5日間の入院期間と報告されています．合併症（表3）は稀ですが，縦隔炎に進行すると 40％の死亡率を示す報告がされており，注意を要します[8]．

表3　深頸部膿瘍の合併症

- 上気道閉塞による窒息
- 切開排膿または自壊した膿汁による気道閉塞
- 縦隔洞炎・膿瘍
- 敗血症
- 頸動脈破裂
- 内頸静脈血栓症

[文　献]

1) 鈴木正志，平野　隆：小児の急性喉頭蓋炎．小児外科 38：1343-1347，2006
2) 井上敏郎：急性喉頭気管炎と急性喉頭蓋炎．小児内科 39：92-96，2007
3) 厚生労働科学研究費補助金，新型インフルエンザ等新興・再興感染症研究事業，Hib，肺炎球菌，HPV 及びロタウイルスワクチンの各ワクチンの有効性，安全性並びにその投与法に関する基礎的・臨床的研究，平成 25 年度総括・分担研究報告書：pp7-13，2014
4) Gorelick MH, Baker MD：Epiglottitis in children, 1979 through 1992. Effects of Haemophilus influenzae type b immunization. Arch Pediatr Adolesc Med 148（1）：47-50, 1994
5) Shah RK, Roberson DW, Jones DT：Epiglottitis in the Hemophilus influenzae type B vaccine era：changing trends. Laryngoscope 114（3）：557-560, 2004
6) 須小　毅，鈴木正志：急性喉頭蓋炎における気道確保の適応と方法．ENTONI 40：48-55，2004
7) 原　真人：クループ症候群．小児内科 40：70-74，2008
8) 吉川琢磨，木田亮紀：咽後膿瘍．小児科診療 64：1834-1839，2001
9) Craig FW, Schunk JE：Retropharyngeal abscessin children：clinical presentation, utility of imaging, and current management. Pediatrics 111（6）：1394-1398, 2003
10) 三上洋子，今立明宏，河内貞貴 他：発熱がなく呼吸困難を呈した咽後膿瘍の 1 例．小児科臨床 58：1594-1598，2005
11) 木下恵司，大日方　薫：深頸部膿瘍の診断と治療．小児内科 36：202-206，2004
12) Wald ER：Retropharyngeal infections in children.
http://www.uptodate.com/contents/retropharyngeal-infections-in-children

X 色々な小児疾患での呼吸管理

25 喉頭・気管気管支軟化症

東京都立小児総合医療センター
救命・集中治療部 集中治療科　新津健裕

point

- 喉頭軟化症や気管気管支軟化症は，先天性喘鳴の鑑別疾患の一つであるが，出生直後よりは，生後数週〜数ヵ月後に発症することが多い．
- 喉頭軟化症や気管気管支軟化症の症状としては，喘鳴だけではなく，その他の呼吸器症状をはじめ，哺乳不良や胃食道逆流症，成長障害に注意が必要である．
- 喘鳴は，喉頭軟化症では主に呼気時に，気管気管支軟化症では呼気時に聴取される．
- 先天性喘鳴をひき起こす疾患の鑑別は，その後の治療方針に関わるため，重要である．また，気管気管支軟化症は，先天性心疾患等による二次性の病変のこともあるので，これらの鑑別も重要である．
- 喉頭軟化症は，まず保存的に経過観察するが，成長障害や感染を繰返す場合には，気管切開による管理や外科的治療が考慮される．また，気管気管支軟化症の児では，呼吸管理が必要な場合には，PEEP（呼気終末圧）を高めに設定する．喉頭軟化症と同様に，重症例では，大動脈吊り上げ術や気管外ステント術等の外科的治療が考慮される．

Q 好発年齢は？

A 喉頭軟化症と気管気管支軟化症は，いずれも先天性喘鳴の原因疾患として知られています．しかし，"先天性"と呼ばれますが，必ずしも出生直後から症状が現れるわけではありません．ほとんどの症例は，生後数週〜3ヵ月程度から発症します．

その理由としては，成長とともに換気量や筋力が増大し，気流速度も増加することが考えられています．つまり，成長とともに病変部の狭窄も軽快しますが，その成長が呼吸量の増大に比べ劣る場合には，相対的な気道狭窄が増悪して，症状が顕在化してくるわけです．

Q 臨床症状は？

A **1．喘鳴，呼吸障害**
気道に狭窄があると，その部位で気流に乱流が生じて，喘鳴として聴取されます．喘鳴は，啼泣や呼吸器感染等で呼吸努力が増加したときに増強しますが，軽症の場合には，安静時には喘鳴はほとんど聴取されないことも

あります．また，後述するように，気管気管支軟化症では，呼気性の喘鳴が聴取されますが，"アザラシ様咳嗽（seal bark cough）"と呼ばれる低調性の喘鳴が聴かれることがあります．

症状が重症であると，気道がより脆弱性なため，普段から喘鳴が聴取されたり，多呼吸や陥没呼吸が認められます．また，激しい啼泣や興奮時，急激に低酸素血症，高炭酸ガス血症となり，意識消失することもあります．このような発作は"dying spells"と呼ばれ，時に突然死に至ることもあります[1]．

2．哺乳不良，胃食道逆流

呼吸器症状だけではなく，哺乳不良もよく認められる症状の一つです．哺乳時に，息つぎがうまくできなかったり，むせ込みが強くなったりして，哺乳が障害されます．また，胃食道逆流症を合併することも多く，哺乳不良の悪化要因となることがあります．

3．成長障害

哺乳不良や慢性的な呼吸不全による呼吸仕事量の増加のために，特に重症例で，成長障害が認められる場合があります．呼吸器感染症により入院管理を繰返すことで，成長が妨げられることもあります．このような場合には，後述する外科的介入が考慮されるので，成長曲線などにより，成長発育をフォローすることは非常に大切です．

4．その他

喉頭軟化症の多くは，2歳以下の乳幼児期に発症しますが，それ以上の年長児にも発症することがあります．Richterらは，年長児に発症する喉頭軟化症では，10歳代の患者では運動誘発性喘鳴が主症状であったり，また，それ以下の年長児では乳幼児期によく認められる喘鳴ではなく，哺乳不良や睡眠時無呼吸が主症状であると報告しています[2]．

 特に病変部位の違いによる，呼吸症状の違いは？

 喉頭軟化症でも気管気管支軟化症でも，呼吸障害や哺乳不良，体重増加不良は，その重症度に応じて，共通の症状として認められます．しかし，特徴的な症状であ

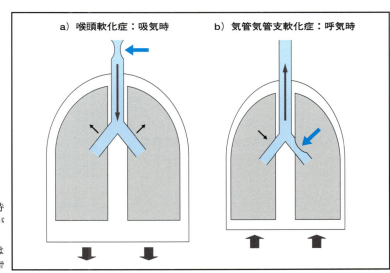

図1　喘鳴のメカニズム
　　a）喉頭軟化症では吸気時の陰圧により病変部が狭窄
　　b）気管気管支軟化症では呼気時に病変部が狭窄

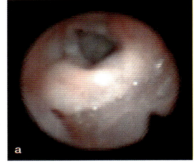
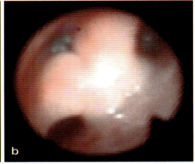

図2 喉頭軟化症の喉頭ファイバー所見
　　a）呼気時，b）吸気時

る喘鳴は，その病変部位の違いのため，喉頭軟化症では主に吸気時に，気管気管支軟化症では主に呼気時に聴取されます．

喉頭軟化症では吸気時に，喉頭蓋または喉頭披裂部が，吸気による陰圧により引き込まれ，上気道が狭窄し，喘鳴が生じます（図1，2）．また，吸気時にベンチュリー効果によって，狭窄の程度がさらに増大し，喘鳴が増強すると考えられています．

一方，気管気管支軟化症では，主に呼気時に喘鳴が聴取されます．通常，吸気時には胸腔内圧が低下するため，胸腔内の気管気管支の内径は大きくなり，呼気時には胸腔内圧が上昇するため，気管気管支の内径は小さくなります．成人に比べ，小児の気管軟骨は発達していないため，この胸腔内圧の影響が大きくなります．気管気管支軟化症の場合，病変部位の気管軟骨は さらに脆弱になるため，この影響がさらに強くなります．そのため，呼気時に気道径が狭小化し，喘鳴が生じます（図1）．

Q 間違えやすい鑑別診断は？

A 先天性喘鳴で，吸気時に強く聴取される場合には，胸腔外の病変を鑑別することになります．喉咽頭の病変としては，喉頭軟化症の頻度が一番高いですが，それ以外にも，舌根囊腫や喉頭囊胞，声帯麻痺などが考えられます（表1）．これらを鑑別するために喉頭ファイバーを行い，直視下に観察します．

また，声門下狭窄も，病変部が胸腔外の気管に存在する場合には，吸気性喘鳴が聴取されます．声門下狭窄に喉頭軟化症が合併することもあるため，喉頭ファイバーを行う場合には，声門下の気道も評価する必要があります．

気管気管支軟化症が，気道外病変による気管気管支の圧迫などによる二次的な病態のことがあります．その代表的なものとして，気

表1　先天性喘鳴の鑑別疾患

- ●喉　頭
  - ・喉頭軟化症
  - ・扁平喉頭，小顎症
  - ・舌根囊腫
  - ・喉頭囊胞，喉頭乳頭腫
  - ・声帯麻痺，声帯外転不全

- ●声門下，気管
  - ・声門下狭窄
  - ・声門下血管腫
  - ・気管気管支軟化症
  - ・気管狭窄症

管食道瘻や先天性心疾患があります．先天性心疾患では，左右シャントにより肺血流が増加するために拡張した肺動脈や左心房，そして血管輪などの異常血管により，気道が圧迫

されることがあります[3]．このような二次性気管気管支軟化症の治療には，原疾患の治療が必須になりますので，これらの鑑別は不可欠になります．

クループ症候群とは，主にウイルス感染症による急性の喉頭狭窄で，吸気性喘鳴や犬吠様咳嗽を呈する疾患です．この特徴的な咳嗽が，気管支軟化症の患児で認められるアザラシ様咳嗽と混同されることがあります．症状を繰返す場合や，喘鳴が呼気性であれば，気管気管支軟化症との鑑別を考慮に入れた検査を進めます．

喘息は，様々な刺激に対する気道過敏性を特徴とした気道閉塞性疾患で，喘鳴や咳嗽，呼吸障害などの症状を呈します．気管気管支軟化症の患児も，呼気性喘鳴や慢性的な咳嗽を呈するため，気管支喘息と診断されてしまう場合があります[4]．この鑑別点としては，気管支拡張薬やステロイド薬の反応性が挙げられます．つまり，気管支喘息の発作時には，これらの薬剤投与により症状が軽快しますが，気管気管支軟化症の場合には，中枢気道である気管や主気管支の閉塞のため，これらの薬剤により閉塞が解除されません．

気管気管支軟化症の患児が激しく啼泣した際に，先程述べたように，急激に呼吸状態が悪化し，意識消失する"dying spells"と呼ばれる発作を起こすことがあります．この発作は，憤怒痙攣や泣き入りひきつけの発作に類似するため，気道の評価が行われずに，このような診断のままフォローされていることがあります[5]．そのため，同様の発作がみられる場合には，気管気管支軟化症の鑑別を考慮に入れた検査が必要となります．

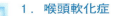 呼吸管理の戦略は？

1．喉頭軟化症

呼吸器感染の合併などにより呼吸状態が悪化した場合には，その状態に応じて，呼吸管理が必要になります．

児の状態が，緊急に挿管，人工呼吸管理が必要な状態でなければ，まず，酸素投与を開始し，クループ症候群や抜管後喉頭浮腫と同様に，アドレナリン吸入やデキサメタゾン投与を試みます．喉頭軟化症の児においても，頻回の吸引の刺激などにより喉頭部の浮腫が出現し，それが呼吸状態悪化の原因になっていることがあり，その場合には，これらの治療により改善がみられる場合があります．

これらの治療を行っても呼吸状態が安定しない場合には，小児の呼吸不全にも適応が広がってきている，非侵襲的陽圧換気法（non-invasive positive-pressure ventilation：NPPV）が有効な場合があります．これは，気道に陽圧を加えたステント効果により，"喉頭が狭窄"するのを防ぐことを目的とします．ただし，乳幼児では，圧を加えるためのマスクがうまくフィットしなかったり，それが刺激となって，より啼泣が激しくなり，呼吸状態がかえって悪化することがあります．この場合，トリクロなどの鎮静により状態が安定することがありますが，呼吸抑制などの合併症に対する慎重なモニタリングが必要です．また，喉頭部の浮腫に対して，アドレナリンやステロイドの投与も忘れずに続けることも，大事なポイントです．

NPPVによる呼吸管理で改善しない場合には，挿管して人工呼吸管理を行います．まず，挿管する際に注意するべき点としては，喉頭部の浮腫により上気道閉塞が強くなって

いる場合があるため，挿管困難症としての準備と，通常より細めのサイズの気管内チューブを用意する必要があります．前者については，緊急気管切開などの緊急時の対応や，麻酔科や耳鼻科の医師への連絡が挙げられます．また，喉頭軟化症で呼吸不全に陥る原因としては，無気肺や肺炎の合併が考えられますので，胸部 X 線写真上そのような原因が確認されるときには，積極的な肺理学療法や抗生剤投与を行います．

2．気管気管支軟化症

喉頭軟化症の場合と同様に，呼吸器感染の合併などにより呼吸状態が悪化した場合には，その状態に応じて，呼吸管理が必要になります．

気管気管支軟化症での呼吸管理の一番のポイントは，軟化症により呼気時に気道が閉塞するのを改善させることであり，そのために気道内に陽圧をかけることです．その方法としては，児の状態に応じて，NPPV か，挿管して人工呼吸管理を行うことになります．いずれの場合にも，呼気時の気道閉塞を改善さ せるために PEEP 圧を 8～10 cmH$_2$O に設定し，高めの PEEP 圧を保ちます．

気道閉塞が強く，呼吸状態が安定しない場合には，挿管して人工呼吸管理を行います．この場合，先ほど述べたように，PEEP 圧を高めに設定します（8～10 cmH$_2$O）．また，換気を保つために高い気道内圧を必要とする場合には，気道の安静を保つために筋弛緩を行うことを考慮します．気管気管支軟化症で呼吸状態が悪化している場合には，病変部の気道粘膜の浮腫により，さらに気道の閉塞が強くなっていることがあるため，浮腫の軽減を目的に，アドレナリンやステロイドの吸入が有効なことがあります．また，呼吸不全の原因となるような無気肺や呼吸器感染症の治療として，積極的な理学療法や抗生剤投与を，必要に応じて行います．これらの治療により，通常 2～3 日で呼吸状態が安定しますが，特に筋弛緩薬は無気肺や廃用性筋萎縮などの副作用があるため，状態が安定したら，可及的速やかに筋弛緩を中止することが望まれます．

Q 外科的介入をいつ，どのようにすべきですか？

1．喉頭軟化症[6]

多くの症例では，成長とともに症状が自然に消失しますが，一部の重症例では呼吸器感染を繰返したり，哺乳不良が持続します．その結果，成長が妨げられるようであれば，外科的な介入を考慮することになります．

まず，考慮する方法として，気管切開術があります．気管切開チューブにより安定した気道を確保することで，気道分泌物のクリアランスを高め，感染症を予防し，また，哺乳も安定するので，成長も望めるようになります．定期的に喉頭ファイバーで喉頭病変を観察し，成長とともに喉頭の脆弱性が改善すれ ば，気管切開から離脱します．

また，近年では外科的治療として，喉頭吊り上げ術などの喉頭形成術が報告されていますが，本邦ではまだ一般的ではありません．そのため，外科的治療を考慮する場合には，専門施設へ紹介することになります．

2．気管気管支軟化症[1,6]

喉頭軟化症と同様に，成長とともに気道の脆弱性が改善する場合があります．しかし，成長障害を呈したり，呼吸器感染症を繰返す場合には，外科的介入を含めたさらなる治療を考慮することとなります．

まず，考えられる手段は，長期人工呼吸管理です．高いPEEP圧を保ちながら，気道の脆弱性が改善するまで，人工呼吸管理を続ける方法です．この方法は，技術的には比較的容易で，外科的介入に比べると侵襲が少ないのが大きな利点です．一方，呼吸管理が長期化しやすいため，長期入院となり，感染症等の合併症のリスクも増えるなどの欠点があります．

　次の手段としては，気管切開術を行い，病変部を超える長めのチューブを挿入します．気管内チューブで病変部をステントすることにより，気道閉塞を解除し，成長とともに軟化症の改善を期待する方法です．しかし，この方法も長期人工呼吸管理と同様，管理が長期化する可能性や，気管内肉芽形成などの合併症が問題となることがあります．また，広範囲の気管軟化症や気管支軟化症では，気管内チューブで病変部をステントすることが不十分となり，長期間の高いPEEP圧による人工呼吸管理を余儀なくされることもあります．

　長期人工呼吸や気切管理を避けるために，近年，様々な外科的介入が試みられています．気管気管支軟化症に対する外科的治療としては，気管内ステント留置術，気管外ステント術，大動脈吊り上げ術があります．ただし，気管内ステント留置術は，肉芽形成や出血などの合併症や長期留置による問題点などにより，一般的ではありません．気管外ステント術は，リング付き人工血管を用いて，気管気管支外壁を人工血管に固定することで気管内腔を広げる手術ですが，肺内気管支や胸腔外の気管に病変部が及ぶ場合には適応にならず，また，縦隔炎等の感染や長期予後が不明などの問題点もあり，また，まだ施行する施設が限られています．大動脈吊り上げ術は，大動脈を前方に吊り上げ，胸骨に固定することにより，大動脈と結合組織で結ばれている気管も前方に引っ張り上げ，気道の虚脱を防ぐ方法です．この方法は，ステント術のような，異物留置による感染症や長期予後の懸念はありませんが，病変範囲が広いときには，効果が不十分な場合が多いことが指摘されています．

　また，先天性心疾患に合併する場合には，心血管奇形に対する手術による気道圧迫解除が第一選択となります．肺血流増加型の先天性心疾患の場合には，左右シャントを軽減する修復術で気道狭窄が改善する場合があります．また，血管輪等の異常血管による気道圧迫の場合には，血管形成術が行われます．

　いずれの外科的治療も，専門施設での治療となりますので，保存的経過観察が困難で，外科的介入が考慮される場合には，速やかに専門施設に紹介することが必要となります．

[文　　献]

1) Austin J, Ali T：Tracheomalacia and bronchomalacia in children：pathophysiology, assessment, treatment and anaesthesia management. Pediatric Anesthesia 13：3-11, 2003
2) Richter G, Rutter MJ, deAlarcon A et al：Late-onset laryngomalacia a variant of disease. Arch Otolaryngol Head Neck Surg 134：75-80, 2008
3) 金　成海：新血管奇形による気道圧迫．小児内科（増刊号）34：297-306，2002
4) Weinberger M, Abu-Hasan M：Pseudo-asthma：When cough, wheezing, and dyspnea are not ashma. Pediatrics 120：855-864, 2007
5) 奥起久子，箕面嵩至宏，西田俊彦："憤怒けいれん"と診断されていた気管軟化症の一例．日本小児科学会雑誌 108（2）：308，2004
6) 長谷川久弥：新生児の気道病変．日本小児科学会雑誌 111：649-658，2007

X 色々な小児疾患での呼吸管理

26 乳児の無呼吸発作

山梨大学医学部
小児科　小泉敬一

point

- 乳児の無呼吸発作は，多くが基礎疾患を伴っている．
- 未熟性による無呼吸発作は除外診断なので，成熟児や生後2週以降に出現する無呼吸発作は，基礎疾患の検索が必要である．
- 無呼吸発作は生命を脅かす重篤な症状なので，迅速な呼吸補助に加えて原因検索と特異的治療を開始する必要がある．

Q 無呼吸とは？　無呼吸の分類は？

A 呼気相終末から吸気相開始までが20秒以上の呼吸停止，または，それよりも短い場合でも徐脈，チアノーゼ，蒼白などを伴う場合を**無呼吸発作**と呼びます．

無呼吸発作には，呼吸筋の活動があるかないかで，3つのタイプに分かれます．

1．中枢性無呼吸

中枢神経から呼吸筋への刺激が減少し，胸郭運動が停止・空気の流れが消失する（呼吸努力が全くないか，その試みがない）．

2．閉塞性無呼吸

胸郭運動は持続しているが，気道狭窄・閉塞のため空気の流れがない．

3．混合性無呼吸

中枢性と閉塞性無呼吸が混在した状態を特徴とする．

Q 鑑別診断は？

A 表1に，鑑別する疾患を示します．
乳児の無呼吸発作は，病的なものの他に，良性で経過を観察できる無呼吸があります．その一つは**周期性呼吸**で，もう一つは**憤怒痙攣**です．周期性呼吸は多くが早期産児で出現する不規則な呼吸ですが，正期産児でも生後数ヵ月までみられる場合があります．憤怒痙攣は，チアノーゼ型と蒼白型があります．生後6〜18ヵ月までに好発しますが，6歳までみられることもあります[1]．

しかし，乳児の無呼吸発作は，多くが基礎疾患の一つの症状として出現するか，または

180　X．色々な小児疾患での呼吸管理

表1 乳児無呼吸発作の原因

中枢神経病変	感染（髄膜炎，脳炎・脳症） 痙攣 頭蓋内出血（乳児虐待） 頭蓋内圧亢進 奇形（Arnold-Chiari 奇形） 先天性中枢性低換気症候群 憤怒痙攣
上気道病変	喉頭攣縮（胃食道逆流症） 感染（クループ） 奇形（Down 症候群，Pierre Robin 症候群） 気道異物
下気道病変	感染（肺炎，細気管支炎）
その他	敗血症 低血糖，低 Ca 血症，薬物中毒，代謝性疾患 不整脈 SIDS/ALTE

SIDS：sudden infant death syndrome（乳幼児突然死症候群）
ALTE：apparent life threatening event（乳幼児突発性危急事態）

原因が不明で無呼吸発作の回復に蘇生を要するエピソードをもつ apparent life threatening events（ALTE）です．これらの疾患では，迅速な初期治療と原因検索，特異的治療が行われなかった場合，重篤な後遺症を残したり，生命の危機に曝されることがあります．

確定診断に至るための戦略は？

無呼吸発作は，原因が何であるかにかかわらず，生命を脅かす重篤な症状です．このため，ただちに治療が必要な敗血症や髄膜炎，低血糖，痙攣，頭蓋内圧亢進，ショックを鑑別する必要があります．また，身体所見に異常所見がなかった場合でも，原因の検索を進める必要があります[2]．

無呼吸発作が出現したときは，以下の点を観察します．

1. 呼吸不全や循環不全，感染所見はないか？

敗血症・髄膜炎，ショック，低血糖，頭蓋内圧亢進など，迅速に処置が必要な疾患でないかを鑑別します．

2. 吸気性・呼気性喘鳴はないか？ レプリーゼや犬吠様咳嗽はないか？

細気管支炎・肺炎などの呼吸器疾患，喉頭軟化症や声門下狭窄，声帯麻痺，先天性喉頭隔膜，先天性声門下血管腫，気道異物などの上気道閉塞疾患，百日咳（レプリーゼ），クループ（犬吠様咳嗽）を鑑別します．

3. 意識レベルは？ 頭蓋内圧亢進症状は？

意識レベルの低下や頭蓋内圧亢進症状，脳神経症状（喘鳴，嗄声，弱い泣き声），筋緊張低下，反射亢進症状を生じたら，水頭症や脳腫瘍，頭蓋内出血，Arnold-Chiari 奇形を鑑別に入れます．

4. 食事との関連は？

嘔吐の症状があれば上部消化管造影検査を行い，胃食道逆流症を生じる閉塞疾患（腸回転異常や食道裂孔ヘルニア，肥厚性幽門狭窄，輪状膵）を鑑別します．

5. どのような場所・状況で起きたか？

外傷や被虐待児の可能性はないかを確認します．

6. 覚醒時か睡眠時か，覚醒時ならば啼泣時か？

睡眠時に中枢性無呼吸・低換気を認める場合は，先天性中枢性低換気症候群（Ondine curse）を鑑別に入れます．また，睡眠中ひどいいびきと体重増加不良を認めるときは閉塞性睡眠時無呼吸，啼泣後にチアノーゼまたは蒼白を生じたならば憤怒痙攣を念頭におきます．

7. 精神運動発達遅延はないか？　家族歴は？

強直性・間代性痙攣や眼球偏位を伴う場合は，痙攣を鑑別に入れます．

また，繰り返す嘔吐や肝脾腫，精神運動発達遅延を伴う場合は，代謝性疾患を鑑別に入れます．家族歴（代謝性・神経疾患，原因不明の乳児死亡，乳児期まで遷延した無呼吸）の

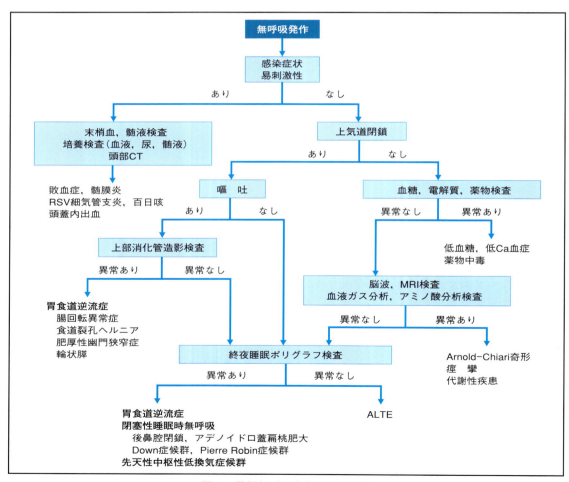

図1　乳児無呼吸発作の鑑別診断

聴取も大切です．
　鑑別診断の進め方を**図1**に示します．
1）感染症状や易刺激性が出現している場合は，培養検査や髄液検査を行い敗血症・髄膜炎やRSV（respiratory syncytial virus）細気管支炎，百日咳などの感染症を鑑別し，頭部CT検査を行い脳腫瘍や頭蓋内出血，水頭症などの頭蓋内圧亢進を鑑別します．また，血液検査で低血糖と電解質異常（低カルシウム血症，低ナトリウム血症），尿検査で薬物中毒を鑑別することもあります．
2）次に，気道閉鎖で無呼吸発作を生じている場合は，嘔吐の有無を観察し，上部消化管造影検査を行います．これにより，胃食道逆流症で閉塞性無呼吸を生じる疾患（腸回転異常症，食道裂孔ヘルニア，肥厚性幽門狭窄症，輪状膵）を鑑別します．
3）胃食道逆流症を伴わない閉塞性無呼吸発作は，終夜睡眠ポリグラフ検査（polysomnography）や脳波，MRI検査，血液ガス分析，アミノ酸分析検査を行い，Arnold-Chiari奇形や痙攣，代謝性疾患を鑑別します[3]．

呼吸管理のタイミングは？

　それぞれの基礎疾患における適切な人工呼吸管理法については，別項を参照してください．ここでは，乳児無呼吸発作における呼吸管理のタイミングについてまとめます．

　基礎疾患の病状が進行すると，酸素消費量の増加と代謝性アシドーシスが生じる場合があります．初期にはこれらを代償するために，多呼吸や鼻翼呼吸，呼吸補助筋を使った努力性呼吸になります．しかし，病状が進行し呼吸努力が弱まると，活動性が低下し傾眠傾向になります．また，上気道や嚥下・咳嗽反射が維持できなくなり，上気道狭窄音（いびき）を生じます．この状態で迅速な気道の確保が行われないと，誤嚥や上気道閉塞を生じ，無呼吸に陥ります．規則性で生理的範囲内の呼吸数低下は呼吸状態の改善を示しますが，不規則な徐呼吸は，呼吸不全や呼吸停止への症状です．呼吸不全・無呼吸に陥る前に，適切な呼吸管理が必要です[4]．

　初期対応の手順を示します．

1．皮膚刺激

　気道を確保し呼吸様式を観察しながら，呼吸心拍モニター，パルスオキシメーターを装着します．背部や足背に皮膚刺激や軽叩を行うことで，自発呼吸が再開する場合があります．

2．バッグ・マスク換気

　自発呼吸が再開しない場合は，頭部後屈顎先挙上法または下顎挙上法で気道を確保し，酸素投与とバッグ・マスク換気を行います．

3．人工呼吸管理

　自発呼吸が再開した場合の呼吸補助には，非侵襲的陽圧換気法（noninvasive positive pressure ventilation：NPPV）を使用する場合があります．しかし，無呼吸発作が頻発する場合や今後病状の悪化が予測される場合，自発呼吸が再開しない場合には，躊躇せず気管挿管を行い，人工呼吸管理を開始します．

　　　　＊　　　＊　　　＊

　乳児は成人よりも体重あたりの酸素消費量が多く，相対的に肺気量と貯蔵酸素が少ないので，呼吸停止時間が短い場合でも低酸素血症に陥り，重篤な後遺症を生じます．乳児無呼吸発作の多くが基礎疾患を伴うので，迅速な呼吸管理と確定診断，特異的治療が必要です．

[文　　献]

1) Behrman RE, Kliegman RM, Jenson HB et al：Nelson Textbook of Pediatrics 17th ed" eds. Fletcher J, Thorp D, Davis RE. W. B. Saunders, Philadelphia, pp2009-2012, 2004
2) Fleisher GR, Ludwig S, Henretig FM et al：Textbook of Pediatric Emergency Medicine, 5th ed" eds. Sydor AM, Lazar T, Winter N et al. Lippincott Williams & Wilkins, Philadelphia, pp183-188, 2006
3) Pomeranz AJ, Busey SL, Sabnis S et al：Pediatric Decision-Making Strategies to Accompany Nelson Textbook of Pediatrics, 16th ed. eds. Zorab R, Fletcher J, Morales F et al. W. B. Saunders, Philadelphia, pp46-49, 2002
4) Fuhrman BP, Zimmerman J：Pediatric Critical Care, third edition. eds. Andjelkovic N, Husovski J, Baryruns C et al. Mosby Elsevier, Philadelphia, pp521-529, 2006

X 色々な小児疾患での呼吸管理

27 急性細気管支炎

Pediatric Critical Care Medicine
Emory University School of Medicine　タークィニオ恵子

 point

- 急性細気管支炎は，2歳以下の乳幼児の罹患率が高く，特にRSV（respiratory syncytial virus）が原因であることが最も多い．
- ウイルス抗原迅速検査や胸部X線なども，診断の助けになるが，急性細気管支炎は病歴，診察による臨床診断である．
- 気管支拡張薬，ステロイドは基本的に有効ではなく，supportive careのみが基本治療である．
- apnea（無呼吸）やALTE（apparent life-threatening event）を，急性細気管支炎の症状の一部として忘れない．
- あやしても不機嫌，意識状態が普通でない，呻吟などの徴候は，低酸素状態，呼吸不全の前兆である．小児ICUなどで呼吸状態を管理し，いざというときの気管挿管に備える準備が必要である．

 急性細気管支炎の定義と，好発年齢について教えてください

 急性細気管支炎の定義は，肺胞に近い末梢の細気管支の炎症による病態です．

好発年齢は，2歳以下乳児，特に生後2〜6ヵ月の子どもが大多数です．起因病原体によっては，2歳以上でも細気管支炎がみられます．

 重症化のリスクファクターは何ですか？

 急性細気管支炎の重症化のリスクファクターを，表1に示します．

表1　重症化のリスクファクター

- 37週未満の早期産
- 慢性呼吸器疾患（気管支肺異形成症，囊胞性線維症，閉塞性細気管支炎）
- 先天性心奇形（チアノーゼをきたす病態，肺高血圧症など）
- 免疫不全
- 神経系疾患

急性細気管支炎の起因病原体は？[1,2]

 ウイルス感染によるものがほとんどで，四季により ばらつきがあります．

1．RSV（respiratory syncytial virus）[2]

最も多く，典型的な急性細気管支炎の症状を呈します．緯度の高い北の地方では，気温の関係で秋～冬にかけて症例がみられ始め，1月頃をピークにむかえます．緯度の低い地方では，通年，特に雨期に症例がみられる傾向にあります．

2．parainfluenza virus（human parainfluenza virus）

parainfluenza virus type 1 と 2，特に type 3 は，春～秋にかけて流行性のある気管支炎を起こします．

3．human metapneumovirus（hMPV）

2001 年に発見された paramyxovirus です．他のウイルスと同時感染，また RSV の症状に酷似し，より重症になりやすい傾向にあります．RSV 陰性の場合，hMPV である可能性が高いと考えられます．

4．influenza virus

季節性，流行性があります．ワクチン接種により予防が可能なウイルスです．ARDS（acute respiratory distress syndrome）や，心筋炎などの重症例もみられます．

5．adenovirus

結膜炎，下痢症状などとともに，上気道炎を起こす病原ウイルスです．

6．rhinovirus

いわゆる典型的な"風邪症状"を起こす起因病原体です．春と秋に増加傾向にあります．

7．coronavirus

rhinovirus に続いて典型的な"風邪症状"を起こす起因病原体です．2002/2003 年に SARS（severe acute respiratory syndrome）をひき起こした原因ウイルスです．

8．human bocavirus

2005 年に発見され，秋～冬にかけて，上，下気管支炎をひき起こし，咳（78％），発熱（67％）とともに，他のウイルスと同時感染が特徴的です．

9．enterovirus（echovirus and coxsackievirus）

6月から10月の夏に流行性があります．頻度はあまり高くなく，1～5％の気管支炎の原因ウイルスと考えられています．

10．others

Mycoplasma pneumoniae などがあります．

ウイルス性の急性細気管支炎の診断を疑った場合は，できれば個室，そうでなければ，隣のベッドから約1m離れ，カーテンで間仕切りできる空間を確保することが好ましいです．看護師，医師，介護従事者等は，患児のケアーが必要なたびに，ガウン，マスク，手袋を着用し，部屋を出る直前，もしくは次の患者に接する前に，それらを外すことが勧められています．特に気管挿管手技，気管吸引，ネブライザー治療などは，鼻腔粘膜や結膜を介して至近距離での空中感染の確率が高くなるので，N-95 マスク（各自 fitting test が必要）とともに，ゴーグルもしくはアイシールドの着用も必要になります．

検査ができるウイルスは限られているので，現在のテクノロジーで診断できないウイルスを考慮し，疑ったら飛沫感染予防策を実行することをお勧めします．

TOPICS

《院内での対策》
飛沫感染予防を徹底します[3]．
原因ウイルス：接触予防が必要；RSV, Coronavirus, Parainfluenza, Viral pneumonia
接触/飛沫予防が必要；Adenovirus, Rhino/enterovirus
飛沫予防が必要；Pertussis and influenza virus

Q 急性細気管支炎の臨床症状は？[1,2]

　数日間の一般的風邪症状（38.5℃以下の微熱，咳，鼻漏）の後，咳が重くなり，頻呼吸，頻脈，喘鳴，呼吸困難，時にはチアノーゼもみられます．特に乳児の罹患が多いので，これらの症状の他に，食欲不振，体重減少，咳の後の嘔吐，下痢，不機嫌さ，睡眠不良なども，よくみられます．

新生児，2ヵ月以下の乳児では，特に無呼吸（apnea）や ALTE（apparent life-threatening event）と呼ばれる，介護者にとって"生死に関わる"と思わせるようなエピソード，すなわち呼吸の停止や，口唇チアノーゼ，突然の脱力状態などを伴う症状が見受けられます．

これらの中で典型的な症状は，喘鳴（ヒューヒューという高いピッチの音）で，「生後初めての喘息」と診断される可能性が高いです．RSV は，特に鼻気道の上皮細胞に感染し，ウイルスが複製され上皮細胞が剥がれ落ち，ウイルスを含む細胞の誤嚥によりさらに下気道にウイルスを蔓延させるという病態が確立します[2]．もともと細い細気管支に，炎症による浮腫が加わると，細気管支の閉塞が起こるため，乳児は胸郭を広げて胸腔内を陰圧にして，閉塞された細気管支を広げようとします．このため，努力性の呼吸とともに肋間や肋間下，胸骨上の陥没がみられます．また，粘稠性の分泌液により細気管支が閉塞されやすくなり，呼気時の延長とともに呻吟（ウーン，ウーンという喉の奥から呻くような短い音）が聴かれることがあります（メモ1）．

メモ1

● 呻　吟

呻吟は一時的に声帯を閉じて，自発的に胸郭内に陽圧を作り出すときに聴かれます（auto peeping）．

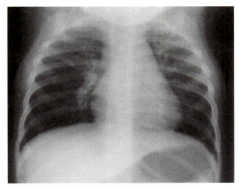

図1　急性細気管支炎胸部 X 線像
（Vanderbilt University　提供）

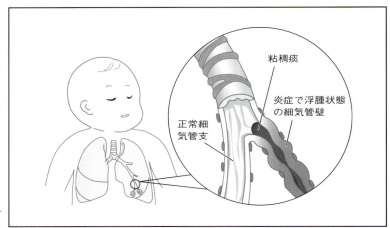

図2 急性細気管支炎の病態（と患部像）
（Central Nebraska Medical Clinic 提供の図を参照して作成）

■胸部X線所見

症状が軽い場合には診断に胸部X線は必要ありませんが，病状が重くなるに従い，他の鑑別も兼ねて胸部X線を撮ることを勧めます[3]．細気管支に病態があるため，基本的には過剰に肺野が拡張されて喘息に似た所見です．中心部は peribronchial cuffing（気管支壁が厚くなる状態）がみられます（図1）．ただし，細気管支が炎症により気道が狭くなったうえ，喀痰や粘稠液で閉塞されると（図2），閉塞した細気管支気道のさらに末梢には無気肺の状態と，逆に空気が出て行かない air trapping の肺胞の両状態を含む病態が確立します[2]．

急性細気管支炎の鑑別診断は？

急性細気管支炎の鑑別診断を，表2に示します．

表2 急性細気管支炎の鑑別診断

- 喘息（特にウイルス性疾患に起因する）
- 肺　炎
- 異物の誤嚥
- 先天性心疾患，その他の急性心疾患に起因する喘鳴
- 食道胃逆流症
- 中枢神経系起因の無呼吸症候群 など

呼吸管理を行うタイミングは？

1）経口での水分補給が，十分にできない
2）呼吸困難な状態：多呼吸（多くは呼吸数 60回/min 以上）で，陥没呼吸，呻吟，head bobbing（呼吸ごとに，頭が振り子のように前後する状態），多呼吸から逆に正常呼吸回数になったが，全身を使って呼吸を保っている状態（患児が持ち合

わせた体力を使い切ってしまい，呼吸不全になる前兆）
3）チアノーゼ，低酸素状態（$SpO_2 < 90\%$）で酸素吸入を必要とする
4）とにかく不機嫌さ，意識状態が普通でない（呼吸不全の一歩手前の徴候）
5）無呼吸状態が長く，もしくは頻発，気管挿管を必要とする状態

集中治療（室）への移行のタイミングは？

1）重症な呼吸不全
2）無呼吸状態が続く
3）意識状態が悪化
4）高濃度，高流量酸素投与でも呼吸困難が続く
5）酸素投与にもかかわらず，酸素飽和度が低い

などが考えられます．

呼吸管理の方法とは？

病院施設により，酸素投与の設備，呼吸管理方法も変わってくると思います．

1．経鼻カヌラでの酸素投与

2．high flow nasal cannula[4]（図3）

経鼻カヌラのシステムに，加温加湿を加えて，高流量ガス 5〜30 L/min を使用するものです．マスクによる威圧感がなく，乳幼児には使用しやすい傾向にあります．陽圧はセットできないですが，フローをセットすることで，ある程度の陽圧を確保するシステムです．酸素濃度もコントロールできる特徴があります（メモ3）．

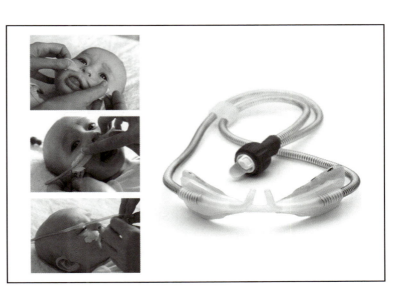

図3 Optiflow™（Fisher & Paykel Healthcare）
Fisher & Paykel 製の "Optiflow™" は，ガス流量が 8 L/min まで可能な乳幼児/小児サイズと，10 L/min まで可能な思春期年齢層に対応できるようになっている．
(http://www.fphcare.com/products/categories/nasal-cannula/ より引用)

> **メモ 2**
>
> ●その他の治療法[5]
>
> **気管支拡張薬の使用**：急性細気管支炎の罹患すべてに気管支攣縮が起こるわけではないので，ルーチンでの使用は勧められていません．中には，"喘鳴"を主訴とした"初めての喘息"という患児が混在し，鑑別が困難であるため，気管支拡張薬の反応の様子をみるということが一般的に行われます．エピネフリンの使用も同様に，投与後の反応をみるのが一般的です．エピネフリンも基本的には勧められていません．
>
> **ステロイドの使用**：ルーチンでの使用は勧められていません．
>
> **Ribavirin の使用**：重症免疫不全症などのケースを除き，勧められていません．
>
> **chest physiotherapy（胸部理学療法）**：0 歳から 2 歳までの患児は特に，喀痰や粘稠液による呼吸困難がメイン症状として現れますが，その解放手法としていくつもの文献で胸部理学療法がテストされてきています．2016 年の Cochrane Database により，12 の RCTs（randomised controlled trials），1,249 名の患児を統計学的にみた結果でも，有用性は確立されていません[6]．
>
> **hypertonic saline**：重症でない細気管支炎の症状緩和（症状が 3 日以上持続した場合）にネブライザーでの使用を考慮しても良いと考えらえています．

3．CPAP および BIPAP（持続性気道内陽圧呼吸）（図 4）

経鼻 prong のサイズにもよりますが，セットした陽圧が保証されるのが特徴です．酸素濃度も設定可能です．

4．heliox

ヘリウムと酸素をミックスさせることによって，狭くなった気道で起こる乱流を，窒素より軽いガス＝ヘリウムによってバイパスさせるコンセプトです．文献によって議論はありますが，努力性呼吸が軽快することもあります（メモ 3）．

5．気管挿管

RSI（rapid sequence intubation）における薬剤の選択は，「9．小児における RSI」を参照してください．

前記の high flow nasal cannula や CPAP でも症状の悪化する場合や，前述の呼吸管理

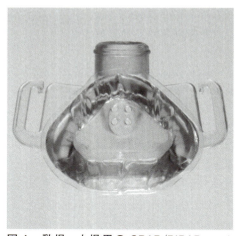

図 4　乳児，小児用の CPAP/BIPAP mask（Philips Healthcare）
かなりの高圧でも皮膚にぴったりとフィットし，Sealing の部位が，ジェル状のため，Pressure ulcer を最小限に抑えられる．
(http://www.healthcare.philips.com/us_en/homehealth/sleep/index.wpd#MasksSection より引用)

を行うコンディションが続く場合，気管挿管が考慮されます．夜間での緊急挿管を避ける意味でも，日中の症状改善状態を刻時アセスメントし，悪化が考慮される場合は，早めの気管挿管準備をお勧めします．

ウイルス疾患の罹患期間も考え，挿管後の気道の炎症浮腫が考えられる場合は，通常の挿管チューブより0.5サイズ小さいものを選ぶことも考慮に入れます．また，肺コンプライアンスが炎症や無気肺により悪化し，カフなし気管チューブを使用すると，思うように換気や酸素化ができにくくなることもあるので，カフ付きのチューブを選ぶこともあります．

メモ3

● high flow nasal cannula のコンセプト

体重10 kgの1歳の患児にhigh flow nasal cannulaを使用した場合で考えます．この患児が呼吸回数70回/min，通常呼吸の一回換気量を4〜6 mL/kg（平均5 mL/kgとする）と想定した場合，この患児の分時換気量（MV）：5 mL/kg×10 kg×70 → MV＝3,500 mL/min となります．よって，気道狭窄，粘液痰などが何もないと想定すれば，患児の分時換気量よりも多い，経鼻カヌラ5〜10 L（5,000〜10,000 mL/min）のフローを投与すれば，何らかの陽圧が与えられると考えられます．FRC（functional residual capacity）を保つのが目的です．

● ヘリウムと酸素のミックス

ヘリウムと酸素のミックスの度合いはせいぜい，「80%：20%」〜「70%：30%」であり，低酸素状態のため，すでに30%以上の酸素投与を必要としている患児には不向きです．
※編註：2016年9月時点で国内未承認．

人工呼吸管理について教えてください

 一度気管挿管をすると，5〜10日間，早期産児などもともと肺の未発達な乳児が罹患すると，2週間近く人工呼吸管理を要することも，しばしばです．

重要なのは，気道分泌物の吸引を必要な限り頻繁に行うことです．経験上，closed-suction system（in-line suction）では，簡便ではあっても，なかなか思うように吸引ができないので，しばしばopen-suction systemにて，一人（respiratory therapist：呼吸療法士）がバギングしつつ，もう一人（看護師）が無菌操作の下，吸引するのが効果的に思います．

細気管支の浮腫，分泌液などで下気道が閉塞しがちなので，permissive hypercapnia（高二酸化炭素血症）を容認して，酸素飽和度＞88%であれば，それを保つことで呼吸管理します．

重症化した乳児でも，必ずしも動脈ラインは必要でなく，定期的な静脈採血（中心静脈ラインが望ましい）と，呼気終末二酸化炭素濃度（$EtCO_2$：end-tidal carbon dioxide）の常時モニタリング（capnography）により，安全な患者管理が可能です．

呼吸器の設定ですが，現在の呼吸器では，洗練された高度なモードが可能なので，

PRVC＋PS（pressure regulated volume control＋pressure support mode）や SIMV/PS（synchronous intermittent mandatory ventilation pressure support）などが使いやすいかと思いますが，これも病院ごと，医師ごとに好みが分かれるように思います（モードの詳細に関しては本題からそれるので割愛します）．基本的には，呼吸回数を設定したら必ず，Ti（inspiratory time：吸気時間）に気を配ることが大事です．高二酸化炭素血症になったときには，呼吸回数を上げるのみならず，Ti との兼ね合いで，呼吸数を下げて呼気時間を十分にとることで，air trapping が解決される場合もあります．

PEEP（positive end-expiratory pressure）は X 線の所見にもよりますが，粘稠液による閉塞のため無気肺になりやすく，末梢気道の stenting の効果を上げるために，6～12 cmH$_2$O 程度が必要になるかと思います[7]．

メモ 4

●換気成功の秘訣

換気（二酸化炭素を飛ばす）のすべては分時換気量を改善することにあり，呼吸器のどのパラメーターを動かしても，分時換気量（MV）が改善すれば，よいことになります．

二酸化炭素の管理の目安は，その患児の平常な状態を把握することから始まります．もともと NICU の未熟児で生まれ，肺の低形成症がある場合や，先天性心奇形のある場合は，フロセミドなどの利尿薬を常用している可能性が高く，生化学検査でも CO$_2$ が，30 mEq/L 台のこともしばしばです．このように，すでに慢性的に高二酸化炭素の状態が考えられる場合は，二酸化炭素のゴール設定を 50～60 mEq/L にすることで管理します．

TOPICS

《RSV と細菌感染[8]》

乳幼児，特に 1～2ヵ月以下の患児の発熱に対しては，多くの場合，細菌感染（敗血症，尿路感染，脳脊髄膜炎）を疑って，いわゆる septic work-up をし，抗生物質を投与するルーチンが確立されています．Randolph らは，小児 ICU に入院した 165 人の RSV に罹患した元来健康な乳児に対して，細菌感染の頻度を調査しています．これによると，細菌性の肺炎は多少増加傾向がみられるものの，敗血症，尿路感染，脳脊髄膜炎等の細菌感染症は稀だと報告しています．ER などの初期治療段階で RSV 迅速テストが陽性であれば，抗生物質投与は見合わせるべきではないかと結論しています．

[文　献]

1) Brodzinski H, Ruddy RM：Review of new and newly discovered respiratory tract viruses in children. Pediatr Emerg Care 25（5）：352-360, 2009
2) Meissner HC：Viral Bronchiolitis in Children. N Engl J Med 374（1）：62-72, 2016
3) CDC（Center for Disease Control and Prevention）Guideline for Isolation Precautions：

Preventing Transmission of Infectious Agents in Healthcare Settings 2007
4) Milési C, Boubal M, Jacquot A et al : High-flow nasal cannula : recommendations for daily practice in pediatrics. Ann Intensive Care 4 : 29, 2014
5) Ralston SL, Lieberthal AS, Meissner HC et al ; American Academy of Pediatrics : Clinical practice guideline : the diagnosis, management, and prevention of bronchiolitis. Pediatrics 134（5）: e1474-e1502, 2014
6) Roquéi Figuls M, Giné-Garriga M, Granados Rugeles C et al : Chest physiotherapy for acute bronchiolitis in paediatric patients between 0 and 24 months old. Cochrane Database Syst Rev 2 : CD004873, 2016
7) Essouri S, Durand P, Chevret L et al : Optimal level of nasal continuous positive airway pressure in severe viral bronchiolitis. Intensive Care Med 37（12）: 2002-2007, 2011
8) Randolph AG, Reder L, Englund JA : Risk of bacterial infection in previously healthy respiratory syncytial virus-infected young children admitted to the intensive care unit. Pediatr Infect Dis J 23（11）: 990-994, 2004

X 色々な小児疾患での呼吸管理

28 気管支喘息重積発作

埼玉医科大学総合医療センター
小児救命救急センター　櫻井淑男，田村正徳

point
- 急激な呼吸状態の変化に 24 時間いつでも対応できる体制を確保する．
- $β_2$刺激薬とステロイドが治療の中心．
- 細菌感染症の合併に注意する．
- 人工呼吸器の設定は，呼吸回数を下げて呼気時間を延長し，呼吸性アシドーシスを許容する．
- PIP ではなくプラトー圧を参考にして肺の過膨張を抑制することに留意する．

Q 発作の重症度について教えてください

A 表1に，わが国の小児気管支喘息治療・管理ガイドライン2012[1]に基づく重症度分類を示します．

表1　気管支喘息発作の重症度判定基準（文献1より引用）

		小発作	中発作	大発作	呼吸不全
呼吸の状態	喘鳴	軽度	明らか	著明	減少または消失
	陥没呼吸	なし～軽度	明らか	著明	著明
	呼気延長	なし	あり	明らか†	著明
	起坐呼吸	横になれる	坐位を好む	前かがみになる	
	チアノーゼ	なし	なし	可能性あり	あり
	呼吸数	軽度増加	増加	増加	不定
覚醒時における小児の正常呼吸数の目安			＜2ヵ月　＜60/min 2～12ヵ月　＜50/min 1～5歳　＜40/min 6～8歳　＜30/min		
呼吸困難感	安静時	なし	あり	著明	著明
	歩行時	急ぐと苦しい	歩行時著明	歩行困難	歩行不能
生活の状態	話し方	一文区切り	句で区切る	一語区切り	不能
	食事の仕方	ほぼ普通	やや困難	困難	不能
	睡眠	眠れる	時々目を覚ます	障害される	
意識障害	興奮状況	正	やや興奮	興奮	錯乱
	意識低下	なし	なし	ややあり	あり
PEF	吸入前	＞60％	30～60％	＜30％	測定不能
	吸入後	＞80％	50～80％	＜50％	測定不能
SpO_2（大気中）		≧96％	92～95％	≦91％	＜91％
$PaCO_2$		＜41 mmHg	＜41 mmHg	41～60 mmHg	＞60 mmHg

判定のためにいくつかのパラメーターがあるが，全部を満足する必要はない．
†多呼吸のときには判定しにくいが，大発作時には呼気相は吸気相の2倍以上延長している．
注）発作強度が強くなると乳児では肩呼吸ではなくシーソー呼吸を呈するようになる．呼気，吸気時に胸部と腹部の膨らみと陥没がシーソーのように逆の動きになるが，意識的に腹式呼吸を行っている場合はこれに該当しない．

一般的治療について教えてください

 表2，3に，わが国の小児気管支喘息治療・管理ガイドライン2012[1]に基づく治療ガイドラインを示します．

1. β刺激薬

a）β刺激薬の吸入

気管支喘息治療で中心となる治療です．$β_2$選択性の高いサルブタモールが第一選択です．量的には，0.5%溶液0.03 mL/kg（max 1 mL）を生食3 mLに入れて一回吸入量として使用します．吸入頻度は，持続投与から6時間間隔投与まで症状に合わせて決めます．持続投与の場合は，心毒性を考慮してモニタリングが必須です．心電図（HR＜200または不整脈の有無），パルスオキシメーター，電解質（K），血液生化（CPK，GOT，LDH）などに注意します．国内では，$β_2$選択性の低いイソプロテレノールが持続吸入で使用されていますが，心毒性を考慮すると再考する時期ではないかと考えます．

b）β刺激薬の点滴静注

RCT[2,3]から，吸入よりも効果は劣ること

表2　重症度別気管支喘息治療ガイドライン（2歳未満）

発作強度	小発作	中発作	大発作	呼吸不全
初期治療	$β_2$刺激薬吸入	$β_2$刺激薬吸入 （反復可[*1]） 酸素投与（SpO₂＜95%）	入院 $β_2$刺激薬吸入反復[*1] 酸素投与 輸液 ステロイド薬静注反復[*4]	入院 イソプロテレノール持続吸入[*3] 酸素投与 輸液 ステロイド薬静注反復[*4]
追加治療	$β_2$刺激薬吸入反復[*1]	（基本的に入院） ステロイド薬投与[*2] （静注・経口） 輸液 アミノフィリン持続点滴（考慮）[*5,*6]	イソプロテレノール持続吸入[*3] アミノフィリン持続点滴（考慮）[*5,*6]	気管内挿管 人工呼吸管理 アミノフィリン持続点滴（考慮）[*5,*6] 麻酔薬（考慮）

長期管理で治療ステップ3以上の治療を受けている患者の発作に対しては，1ランク上の治療を考慮する．

[注意事項]
[*1] $β_2$刺激薬吸入は15〜30分後に効果判定し，20〜30分間隔で3回まで反復可能である．大発作以上では必要に応じ随時吸入する．
[*2] ステロイド薬は注射薬（ヒドロコルチゾンは5 mg/kg，またはプレドニゾロンやメチルプレドニゾロンは0.5〜1 mg/kg）を10分程度かけて静注または30分程度かけて点滴静注するか，内服薬を経口投与する．乳児では基本的に入院して行う治療である．全身性ステロイド薬の安易な投与は推奨しない．その使用は，1ヵ月に3日間程度，1年間に数回程度とする．これを超える場合は小児の喘息治療に精通した医師を紹介する．
[*3] イソプロテレノールを持続的に吸入する（表6-7参照）．この治療が不可能な施設では，$β_2$刺激薬吸入を反復する．
[*4] 症状に応じ，ヒドロコルチゾンは6〜8時間ごと，またはプレドニゾロンやメチルプレドニゾロンは6〜12時間ごとに使用．呼吸困難が改善したら中止し，できる限り短期間の使用にとどめる．なお，中止において漸減する必要はない．
[*5] 過剰投与にならないように注意．痙攣性疾患のある乳児への投与は原則として推奨しない．発熱時の使用は適用の有無を慎重に考慮する．
[*6] 本治療は小児の喘息治療に精通した医師の下で行われることが望ましい．

注：下線部はガイドライン本書を参照のこと．

（文献1より引用）

表3　重症度別気管支喘息治療ガイドライン（2〜15歳）

発作型	小発作	中発作	大発作	呼吸不全
初期治療	β₂刺激薬吸入	酸素吸入（SpO₂≧95%が目安） β₂刺激薬吸入反復*¹	入院 酸素吸入・輸液 β₂刺激薬吸入反復*¹ または イソプロテレノール持続吸入*³ ステロイド薬全身投与*² アミノフィリン持続点滴(考慮)*³	入院（意識があれば人工呼吸管理） 酸素吸入・輸液 イソプロテレノール持続吸入*³ ステロイド薬全身投与 アミノフィリン持続点滴*²
追加治療	β₂刺激薬吸入反復*¹	ステロイド薬全身投与（静注・経口）*² アミノフィリン点滴静注および持続点滴（考慮）*² 入院治療考慮	イソプロテレノール持続吸入（増量）*³ 人工呼吸管理	イソプロテレノール持続吸入（増量）*³ 人工呼吸管理 アシドーシス補正 （下記考慮） 麻酔薬

*¹ β₂刺激薬吸入は改善が不十分である場合に20〜30分ごとに3回まで反復可能である．
*² アミノフィリン持続点滴は痙攣などの副作用の発現に注意が必要であり，小児の喘息治療に精通した医師のもとで行われることが望ましい．実施にあたっては表6-2，表6-3，表6-4を参照のこと．
*³ イソプロテレノール持続吸入を行う場合は人工呼吸管理への移行を念頭におく必要がある．実施にあたっては表6-7を参照のこと．

注：下線部はガイドライン本書を参照のこと．

（文献1より引用）

がわかっていますが，喘息が重篤になると吸入により薬剤が細気管支まで届かない可能性があります．そのような時に使用します．頻脈，高血圧などの副作用が出やすいので，先述したモニタリングを行い，0.1 μg/kg/minから始めて，副作用が許容範囲であれば0.2, 0.4, 0.6, 0.8, 1.0 μg/kg/minと増量していきます．点滴静注を始めたら，副作用を考慮して吸入は中止とします．挿管前後どちらでも施行することができます．

2．ステロイド

ステロイド静注療法は，β刺激薬の吸入とともに気管支喘息治療の中心です．気管支喘息の病態が，気道の慢性炎症性疾患であることから，その炎症を抑えることを目的に使用されます．この有効性は，すでにメタアナリシス[4]で示されています．

3．ネオフィリン

ネオフィリンにおけるメタアナリシス[5]では，有効性よりも副作用のほうが大きく，欧米では一般的な急性期治療から一歩下がる傾向にありました．しかし，Ream[6]らによると，PICUに入室するような重症の喘息重積発作では，ネオフィリン使用により統計学的有意に短時間で改善する傾向にありました．特に人工呼吸器装着患者においてもその傾向が認められています．したがって，今後のネオフィリン投与は，患者群をより重症の患者に絞った使用法になる可能性があります．

人工呼吸器療法について教えてください

1．人工呼吸器の選定

一般小児科では集中治療室と異なり，人工呼吸管理をする機会が限られているため，簡便な人工呼吸器を使用する傾向にあり

ます．しかし，気管支喘息の管理上，以下に示すような機能を備えた人工呼吸器を使用したほうが管理しやすいので，どの人工呼吸器を使用するかの選定は重要です．

2．肺胞内圧と気道内圧

まず，人工呼吸器が示す圧は，肺胞内圧と気道内圧の総和であり，肺損傷に関わるのは肺胞内圧であるということを理解することが大切です（図1）．気管支喘息では気道抵抗が著しく上昇しているために，気道抵抗に比例する気道内圧はかなり高くなっており，人工呼吸器が示す圧のかなりの部分を占めています．先述したごとく，重要なのは肺胞内圧であり，特に吸気時ばかりでなく，肺の過膨張の程度を知るためには呼気時のそれも必要になります．前者をプラトー圧，後者をauto-PEEPといいます．気道内圧は，気道を気体が流れなければ0になることを利用して，プラトー圧とauto-PEEPは以下のように測定できます．前者は終末吸気時流速を0にし，後者は終末呼気時流速を0にすれば，人工呼吸器の示す圧が求めるものとなります．最近の人工呼吸器には，このように流速を0にするスイッチがついており，それを利用することにより簡単に測定することができます．これらの圧を参考にして，人工呼吸器の圧をある程度客観的に決めていくことができるわけです．

3．人工呼吸器の設定

a）人工呼吸器のモード

気管支喘息では，以下の理由により従量式人工呼吸器が好まれます．

①肺のコンプライアンスの変動が激しい
②主に高二酸化炭素血症が問題となる
③多量の気道内分泌物のため気管挿管チューブ閉塞が起きやすい

従圧式とは吸気圧を設定するものなので，

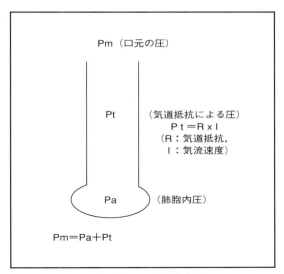

図1　人工呼吸器が示す気道内圧について

肺の状態が急に改善した時には気胸，急激に悪化した時には換気不全となり，肺のコンプライアンスの変化に対応できません．また，気管チューブ閉塞が起きた時に，従圧式ではそれを検知するアラームがないため，見過ごされてしまいます．これに対して従量式は，一回換気量と呼吸回数を設定するため分時換気量を一定に保つことができ，肺のコンプライアンスの変動に関係なく，血中二酸化炭素濃度を一定に保つことができます．また，高圧アラーム設定によって，チューブ閉塞トラブルに対して早めに対処することができます．最近では，従量式モードでありながら，コンピュータ制御により吸気圧を最小限に抑えるPRVC（pressure regulated volume control）モードの付いたものもあり，より喘息の管理がしやすくなってきています．

b）実際の設定

気管支喘息では，いかに呼気時間を長くとれるかが重要な点です．このために以下の2つの方法があります．

①吸気流速を上げる

②呼吸回数を下げる

従量式では，吸気流速を上げると最高吸気圧が上昇してしまいます．しかし，先述したごとく，これは肺胞内圧ではありません．また，呼吸回数を下げることは分時換気量を下げることなので，血中二酸化炭素分圧が上昇する可能性があります．

図2[7]は，吸気流速を上げることにより，最高吸気圧は上昇するものの，呼気時間を長くすることができ，肺の過膨張を減少させることに成功しています．

図3[7]に，条件設定のフローチャートを示します．先述したごとく，プラトー圧を測定し，30 cmH$_2$O以上になる場合は呼吸数を下げて，呼気時間を延長させて肺の過膨張を抑制します．また，プラトー圧だけでなく，Bohnら[8]が指摘するように，最高吸気圧が45 cmH$_2$O以上にならないよう注意しておきます．さらにpH<7.20の場合は，メイロン®の緩徐な静注を行います．

c）気道のトイレッティング

気管支喘息では気道内分泌物が多いため，閉塞を起こさないように気管のトイレッティングには注意が必要です．また，胸部理学療法により，喀痰の排出の促進をはかる必要があります．

d）抜　管

気管チューブの刺激による気管支攣縮を予防するため，できるだけ早めの抜管を目指します．抜管後は喘息発作の再燃に注意して，24時間は集中治療室での管理が望ましいです．

4．人工呼吸中の鎮静・鎮痛薬について

鎮静薬ではミダゾラム0.1～0.3 mg/kg/hから使用します．残念ながら成人で使用されているプロポフォールは，小児では原因不明のアシドーシス，致死的不整脈を起こす症例があり，使用すべきではありません．鎮痛薬

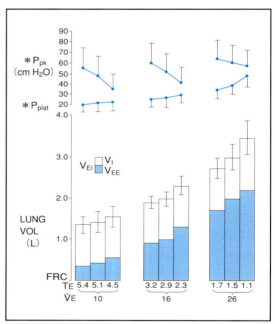

図2　吸気流速と呼気時間および肺の過膨張との関係について　　　　　　　　　（文献7より引用）
　3段階の分時換気量（10, 16, 26 L/min）下で吸気流量を変化させると（100, 70, 40 L/min）吸気流量が高いほど呼気時間（T$_E$）が延長する．それにより高いピーク圧（P$_{pk}$）にもかかわらず，終末呼気と吸気の肺容量（V$_{EE}$ & V$_{EI}$）が減少し，肺の過膨張に改善を示す．

は，モルヒネについてはヒスタミン遊離作用から喘息では使いにくく，フェンタニールを2～4 μg/kg/hで使用することになります．急性期は少し深めの鎮静・鎮痛により，気管支攣縮の誘発を抑えます．

5．人工呼吸中の筋弛緩薬について

急性期の吸気圧の高い時や，高二酸化炭素血症のため体内の二酸化炭素の産生を抑えたい場合には，筋弛緩薬を使用する必要があります．ステロイドの併用により筋萎縮の合併症があるので，必ず神経-筋刺激装置にてモニターし，血中CPKを経時的に測定します．また，長時間使用により無気肺ができやすく

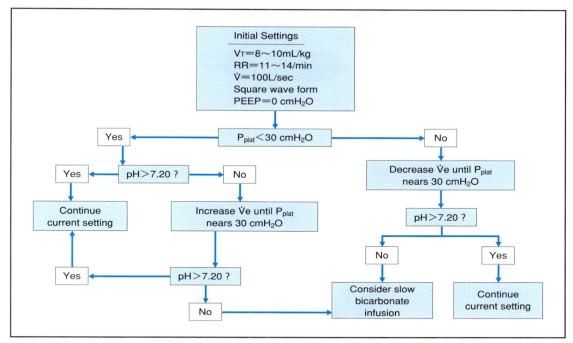

図3 気管支喘息人工呼吸管理のフローチャート（文献7より引用）

なるため，できる限り急性期のみの使用に留意します．

詳しくは成書[9]をご覧ください．

Q 人工呼吸器後管理に難渋する場合の治療は？

1．マグネシウム

マグネシウムの静注療法は，メタアナリシス[10]で小児における有効性が明確に示されました．特に，呼吸機能の改善と入院率の低減に有効性が示されています．欧米では，人工呼吸器管理前に使用されますが，国内での使用経験が限られるため，人工呼吸管理後の治療に加えました．

2．麻酔薬

麻酔薬の気管支拡張作用はよく知られており，挿管後の喘息重積患者の管理で難渋する場合に考慮されてきました．Shankar[11]らによると，5年間に10名の小児患者に使用されており，その有効性が示されています．特に，ECMOの使用を減らすことができるのではないかという著者の指摘は，考慮すべき点と考えます．副作用は，多くは低血圧で，その点は血管作動薬の投与で対応可能とされています．麻酔科の協力があれば，わが国でも可能な療法です．参考までに，麻酔薬や人工心肺使用までのアルゴリズムの一つを示します（図4）[11]．また，麻酔薬としては，イソフルランだけでなくセボフルランでも同様の効果が期待されています[12]．

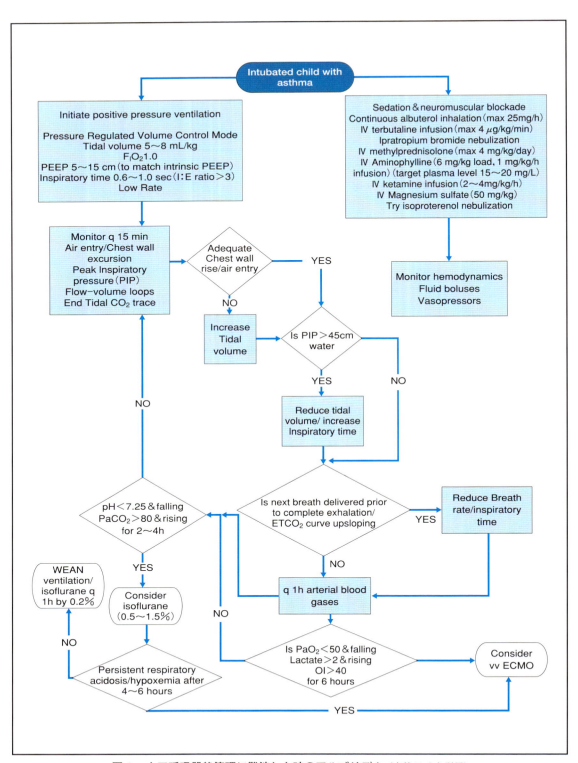

図4 人工呼吸器後管理に難渋した時のアルゴリズム (文献11より引用)

3. 人工心肺療法

 喘息重積患者治療の「最後の砦」が，人工心肺療法となります．ELSO 登録[13]によると，21 年間で 64 名の小児喘息重積患者に人工心肺が使用されていて，生存率は 94% でした．VV カニュレーションが 86% に使用されていました．以上より，人工心肺療法は治療に行き詰まった時に必ず考慮すべき治療法です．

[文　献]

1) 日本小児アレルギー学会：小児気管支喘息治療・管理ガイドライン 2012.
2) Salmeron S et al：Nebulized versus intravenous albuterol in hypercapnic acute asthma：a multicenter, double blind randomized study. Am J Crit Care 149：1466-1470, 1994
3) Bloomfield P et al：Comparison of salbutamol given intravenously and by intermittent positive pressure breathing in life threatening asthma. Br Med J 1：848-850, 1979
4) Rowe BH et al：Effectiveness of steroid therapy in acute exacerbation of asthma：a meta-analysis. Am J Emerg Med 10：301-310, 1992
5) Goodman DC et al：Theophylline in acute childhood asthma：a meta-analysis of its efficacy. Pediatr Pulmonol 21：211-218, 1996
6) Ream RS et al：Efficacy of IV theophylline in children with severe status asthmaticus. Chest 119：1480-1488, 2001
7) Corbridge TC et al：The assessment and management of adults with status asthmaticus. Am J Crit Care Med 151：1296-1316, 1995
8) Cox GR, Barker GA, Bohn DJ et al：Efficacy, results, and complications of mechanical ventilation in children with status asthmaticus. Pediatr Pulmonol 11：120-126, 1991
9) 桜井淑男：喘息重積発作．小児内科 32：105-111, 2000
10) Mohammed S et al：Intravenous and nebulised magnesium sulphate for acute asthma：systematic review and meta-analysis. Emerg Med J 24：823-830, 2007
11) Shankar V et al：Isoflurane therapy for severe refractory status asthmaticus in children. Intensive Care Med 32：927-933, 2006
12) Mori N et al：Prolonged sevoflurane inhalation was not nephrotoxic in two patients with refractory status asthmaticus. Anesth Analg 83：189-191, 1996
13) Hebbar KB et al：Experience with use of extracorporeal life support for severe refractory status asthmaticus in children. Crit Care 13（2）：R29, Epub 2009 Mar2（PMID19254379）

X 色々な小児疾患での呼吸管理

29 急性呼吸窮迫症候群
(acute respiratory distress syndrome：ARDS)

Department of Anesthesiology and Critical Care Medicine,
The Children's Hospital of Philadelphia

西崎　彰

point

- ARDS は直接的，または間接的な肺に対する侵襲によってひき起こされる，急性，びまん性，炎症性の肺胞障害を主体とする酸素化障害である．
- 小児 ARDS の新しい定義（pediatric ARDS：PARDS）は OI（oxygenation index）に基づいており，軽症（mild）：4≦OI＜8，中等症（moderate）：8≦OI＜16，重症（severe）：OI≧16 である．
- ARDS の管理では，必要な酸素化を保ちながら（PaO_2＞55〜60）肺に保護的な人工呼吸を行うことが重要．
- 陽圧人工呼吸は必要悪：それ自体が肺に障害を与えるものである．
- 高二酸化炭素血症の受容：ARDS の人工呼吸管理では $PaCO_2$ は pH＞7.25 であれば，他に禁忌がない限り肺を予防する目的で受容しよう．
- 小児 ARDS の予後は改善してきている．幹細胞移植後の ARDS 患児でも 30〜40％の生存が期待できる．

Q ARDS とは何ですか？

A ARDS とは acute respiratory distress syndrome（急性呼吸窮迫症候群）の略で，急性のびまん性，炎症性の肺胞障害による酸素化障害を主体とする病態です[1]．原因には，直接的な肺障害による（急性肺炎，気道誤嚥など）ものと間接的な肺障害による（SIRS：systemic inflammatory response syndrome；全身性炎症反応症候群）の症状としてみられるものがあります．後者の例としては敗血症，心肺蘇生後，輸血，膵炎，アナフィラキシーなど）ものがあります[2]．

2012 年に新しい疾患定義（Berlin definition）[1]が公表されました（表1）．これによって以前の定義には含まれていなかった発症経過，胸部画像所見，重症度分類が新たに含まれることとなりました．また以前あった ALI（acute lung injury：急性肺障害）という疾患名[3]は姿を消しました．以前と同様に心原性肺水腫にみられる，肺うっ血による酸素化障害は ARDS には含まれません．

さらに 2015 年に PALICC（Pediatric Acute Lung Injury Consensus Conference）Group により小児 ARDS（pediatric ARDS：PARDS）の定義が Berlin criteria に基づいて作成されています（表2）[4]．Berlin criteria と PARDS criteria の違いについては以下の質問で詳しく説明します．

表1　成人 ARDS Berlin definition　(文献1より改変)

タイミング	臨床的肺障害の発生，急性または急性増悪の発症から1週間以内	
胸部画像所見[a]	両側性陰影（胸水，肺葉虚脱，リンパ節腫大のみによる陰影は除く）	
肺水腫の原因	呼吸不全によるもので，心不全や体水分量増加によるものは除く 呼吸不全の危険因子がない場合は，心エコーなどの肺静脈圧上昇を除外する客観的な評価が必要	
酸素化障害[b]	軽症	$200 < PaO_2/FiO_2 \leq 300$，PEEP または CPAP $\geq 5\ cmH_2O$[c]
	中等症	$100 < PaO_2/FiO_2 \leq 200$，PEEP または CPAP $\geq 5\ cmH_2O$
	重症	$PaO_2/FiO_2 \leq 100$，PEEP または CPAP $\geq 5\ cmH_2O$

PEEP : Positive end-expiratory pressure, CPAP : Continuous positive airway pressure, FiO_2 : Fraction of inspired oxygen, PaO_2 : partial pressure of arterial oxygen
a：単純 X 線または CT
b：標高が海抜 1,000 m 以上の場合には以下の数式で補正（$PaO_2/FiO_2 \times$ (barometric pressure/760)
c：軽症 ARDS の場合 CPAP は非侵襲的に使用されてもよい．

表2　小児 ARDS　PARDS definition　(文献4より改変)

年齢	周生期肺疾患を除外			
発症のタイミング	侵襲（clinical insult）から7日以内			
肺水腫の原因	心不全や体水分量増加によるものは除外			
胸部画像所見	新しい肺実質障害を示す所見（両側性でなくともよい）			
酸素化障害	非侵襲的人工呼吸	侵襲的人工呼吸		
	PARDS（重症度分類なし）	軽症 PARDS	中等症 PARDS	重症 PARDS
	Full face mask bi-level ventilation または CPAP $\geq 5\ cmH_2O$	$4 \leq OI < 8$ $5 \leq OSI < 7.5$	$8 \leq OI < 16$ $7.5 \leq OI < 12.3$	$OI \geq 16$ $OSI \geq 12.3$

Special population：チアノーゼ性心疾患の患者：上記の年齢，タイミング，肺水腫の原因，画像所見の診断基準を満たし，かつ酸素化障害が心疾患によって説明できない場合 PARDS とする．
慢性肺疾患の患者：上記の年齢，タイミング，肺水腫の原因，画像所見の診断基準を満たし，かつ酸素化障害が通常状態よりも悪化しており，上記の基準を満たす場合．
左心不全の患者：上記の年齢，タイミング，肺水腫の原因，画像所見の診断基準を満たし，かつ酸素化障害が左心不全によって説明できない場合 PARDS とする．
注：チアノーゼ性疾患，慢性肺疾患の患者については，PARDS 重症度分類は適応できない．
OI (oxygenation index) = Mean airway pressure $\times FiO_2 \times 100/PaO_2$
OSI (oxygen saturation index) = Mean airway pressure $\times FiO_2 \times 100/SpO_2$
OSI は PaO_2 が測定できないときに利用．OSI を測定するときには，FiO_2 を $SpO_2 \leq 97\%$ まで下げてから測定する．
SpO_2 とはパルスオキシメーターにより測定された酸素飽和度．

ALI と ARDS はどう違うのか教えてください

　ALI（acute lung injury：急性肺障害）とは以前の ARDS の疾患定義（American-European Consensus Conference definition, 1994 年）で定義された病態で[3]，ほぼ現在の Berlin definition の ARDS にあたる病態を指す臨床用語です．この American-European Consensus Conference definition で ALI は PF ratio：$PaO_2/FiO_2 < 300$ と定義されており，ARDS は PF ratio：$PaO_2/FiO_2 < 200$ と定義されていました．すなわち ALI

はARDSのより軽症例を含んだ広い症候群という概念でした．用語に混乱が生じるため，現在のBerlin definition，PARDS definitionではこの疾患定義は姿を消しています．

小児の酸素化障害はどのように分類できますか？ ARDS はそのうちのどれに該当しますか？

小児の低酸素血症の原因には，①呼吸器系における V/Q（換気/血流）ミスマッチ，②右左シャント，③低換気，④吸気中の酸素分圧の低下，⑤肺胞拡散障害がありますが，ARDS における酸素化障害は V/Q（換気/血流）ミスマッチの代表的疾患です．

重要なポイントは，診断基準からも明らかなように ARDS は換気障害ではなく酸素化障害を主体とする疾患であるという点です．

小児 ARDS の PARDS definition と成人 ARDS の Berlin definition の主だった違いを教えてください

 主だった違いとしては以下の点があります．
1）PARDS では胸部画像所見は両側性の肺実質障害でなくてもよい．
2）PARDS では重症度分類が OI（oxygenation index）や OSI（oxygen saturation index）によってされるのに比べて，Berlin criteria では PF ratio（PaO_2/FIO_2）による．
3）PARDS では special population としてチアノーゼ心疾患，慢性肺疾患，左心不全が診断基準に加わっている．

この違いは PARDS が Berlin criteria を基にしながらも，小児 ARDS のデータを基に画像診断の分析や，重症度分類を行っていること，そして小児 ARDS として治療される多くの患児が基礎疾患をもつことによります．

ARDS における基本的な人工換気法とは？

ARDS に限らず，成人，小児の人工呼吸の基本は，必要な酸素化と換気を保ちながら，人工呼吸に伴う肺障害（ventilator associated lung injury：VALI）を最小限に抑えることです．ARDS の主体が酸素化障害にあることを考えれば，酸素化を改善するために肺胞のリクルートメントを目的とする人工換気法に行き着くのは自然な流れといえます．

具体的には，ARDS における基本的な人工換気の原則には，
1）高い PEEP（positive end-expiratory pressure）
2）より少ない一回換気量（tidal volume），通常 6〜8 mL/kg（患者の理想体重に基づく）
3）圧調節呼吸または，減速気流を用いた量調節呼吸（PRVC：pressure-regulated volume control ventilation または volume control with auto-flow，人

表3 low tidal volume と traditional tidal volume の比較治験(文献5より作成)

	low tidal volume 群	traditional tidal volume 群
一回換気量 (mL/kg)	6.2±0.9	11.8±0.8
吸気圧 (plateau pressure)	25±7	33±9
毎分呼吸数	29±7	16±6
PEEP	9.4±3.6	8.6±3.6
死亡率 (%)	31.0	39.8

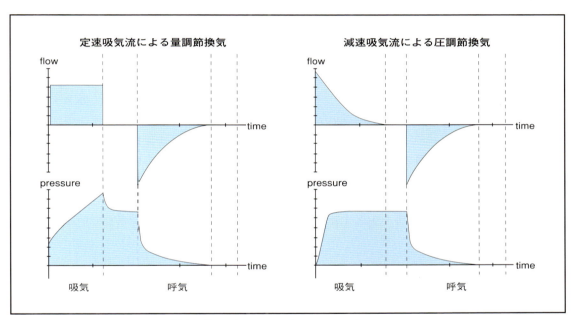

図1 flow-time curve と pressure-time curve

工呼吸器のタイプによりこの名称，機能は異なる）があります．

成人の ARDS の代表的な臨床スタディである low tidal volume と traditional tidal volume を比較した治験では，low tidal volume で治療された群が有意に死亡率を低下させたという結果が出ています[5]（**表3**参照）．

しかし，その後の high PEEP と low PEEP を比較したスタディでは有意差はみられませんでした[6]．

減速吸気流に基づく換気は，定速吸気流による換気法（伝統的な量調節換気）に比べて平均気道内圧を一定の呼気圧と PEEP で最大に保つ働きがあり，酸素化を改善します（**図1**）．

図1右の圧調節換気法のほうが，平均気道内圧（pressure-time curve における曲線下の面積）が大きいことがわかりますね．

人工呼吸に伴う肺障害（ventilator associated lung injury：VALI）とはどのようなものですか？　それを最小限に防ぐにはどのような換気設定がよいのでしょうか？

 人工呼吸に伴う肺障害（VALI）のメカニズムとしては，

1）換気容量に伴う肺胞障害（volutrauma）
2）換気陽圧に伴う気胸などのエアリーク（barotrauma）
3）肺胞のリクルートメント，デリクルートメントによる atelectorauma
4）炎症性物質（サイトカインなど）による biotrauma
5）高濃度酸素による肺胞障害（oxygen toxicity）

が考えられています[7]（図2参照）．

これらを最小限に防ぐ換気設定としては，適切な PEEP を保ち，肺胞が虚脱することを防ぐ，ARDS などの肺胞障害を主とする疾患では一回換気量，吸気圧を低く抑え肺胞が必要以上にストレッチされることを防ぐ，またそのために高二酸化炭素血症を受容する（permissive hypercapnea），吸気酸素濃度を 0.6（60％）以下に抑える，high frequency oscillatory ventilation や airway pressure release ventilation などにより肺胞の虚脱を防ぐ換気法を考慮する，などが取り入れられています．なお biotrauma に対する治療として急性期のステロイド投与，非ステロイド系抗炎症薬投与，抗サイトカイン療法などの抗炎症療法がこれまで試されてきましたが，現在のところいずれも臨床における有効性は示されていません．

人工換気により，虚脱していなかった肺胞の多くが吸気時には過膨張していること，呼

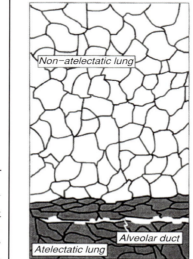
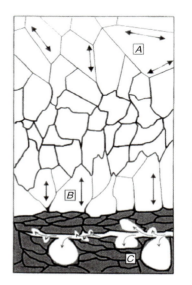

図2　volutrauma と atelectorauma（文献7より引用）
人工換気により，虚脱していなかった肺胞の多くが吸気時には過膨張していること，呼気時には虚脱していた肺胞が吸気時には含気していることに注意．これが volutrauma と atelectorauma の病態である．

終末呼気時の肺胞　　終末吸気時の肺胞

気時には虚脱していた肺胞が吸気時には含気していることに注意．これがvolutraumaとatelectorauma の病態です．

サーファクタント補充療法は小児ARDSに有効ですか？

小児ARDSにおいて，サーファクタントの量的，質的な欠乏がこれまで証明されており，換気の不均等と肺胞の虚脱が進み，前述のvolutraumaとatelectoraumaが惹起されることがわかっています．とすれば，サーファクタント補充療法は理にかなった治療法といえるでしょう．小児ALIに対するサーファクタント（子牛由来サーファクタント）の有効性は，Willsonらによる臨床スタディで報告されました[8]．小児ALIの患者152人に気管内挿管48時間以内にサーファクタント（calfactant，子牛由来）またはプラセボを80 mL/m^{2}投与（12時間空けて計2回投与）したところサーファクタント治療群の死亡率はプラセボ群に比べて有意に低いことが報告されました（オッズ比2.32，95％信頼区間：1.15〜4.85）．しかし，サーファクタント治療群でも投与後12時間以内に酸素化が25％以上改善した症例は55％に過ぎず，治療に対する反応性の症例差がみられました．またこのスタディではコントロール群に免疫抑制状態の患者（ARDSによる重要な予後不良因子）が多いという問題もありました．また臨床上使用可能なサーファクタントの種類もsurfactant-specific protein B含有量などに違いがあり，有効性が異なるとの報告があります．

サーファクタント投与時の副作用として，血圧低下が9％に，また一過性の低酸素血症（パルスオキシメトリー≦80％）が12％にみられており，重症児に対する投与のタイミングが難しいところです．成人におけるスタディ[9]とこのWillsonらのスタディではともに肺炎など直接的肺障害によるALI群では治療効果が大きいことに対し，敗血症などの間接的肺障害によるALI群での有効性は限られており，適応症例についても議論が分かれるところです．

残念ながらこの追試である，成人と小児の直接肺障害に対するサーファクタントの有効性を調べるランダム化前方視試験[10]では，肺障害の重症度と免疫抑制状態の患者を均等に分散させたにも関わらず，サーファクタント投与群とプラセボ群では，予後に有意差がみられず，試験は途中で中止となっています．この追試では，サーファクタント投与後通常みられる酸素化の一時的改善もみられず，その理由については，サーファクタントの希釈液の濃度の違い（より小さい投与volume），肺リクルートメントを投与時行わなかったこと，投与時体位変換の回数が2回と簡易化されたことなど，の推測がされています．

小児ARDSでサーファクタント投与の他に有効とされている治療はありますか？

 小児ARDSの管理で短期的に有効とされている治療（特に酸素化を改善するという目的で）は，腹臥位療法とNO（一酸化窒素）吸入療法があります．前者は患者

の死亡率や人工呼吸時間の減少にはつながらないことが示されています[11]．後者は十分なスタディがこれまで行われておらず，途中で中断されたスタディによれば，死亡率には有意差は認められませんでしたが，NO群ではventilator free daysが14.7日（コントロール群では9.1日，$p<0.05$）と期待される結果となっています[12]．よって現在のところNOはARDSに用いられる標準的治療という位置づけはなく，高い換気圧による肺損傷を防ぐレスキュー治療，またはECMO（extra corporeal membranous oxygenation）までの橋渡しとしての役割が妥当[13]と思われます．また肺高血圧の急性増悪や右心機能低下には適応となります．結局，小児ALI/ARDSの管理で最も大切なのは，低換気量と比較的高いPEEPを用いた，permissive hypercapneaに基づいた肺に愛護的な人工換気（lung protective strategy）を行うことでしょう．

成人ARDSにおいて亜急性期（発症7日以降）におけるステロイド投与は生存率改善において有効でなく，筋力低下という副作用がより多く発症することが前方視的ランダム化比較試験で示されています[14]．比較的重症の成人ARDS（$PaO_2/FIO_2 \leq 150$）に対しての，呼吸管理導入早期における筋弛緩の役割についての前方視的ランダム化比較試験によると，早期48時間における持続的筋弛緩薬投与は，気胸などのbatotraumaの頻度を減らし，補正死亡率の減少と人工呼吸時間の減少に結びつくという結果が出ています[15]．これらの治療の小児における有効性はこれからの評価が必要となります．

詳しくは，Ⅶ章．呼吸管理下の補助療法を参考にしてください．

小児ARDSの水分管理はどうしたらよいでしょうか？

 成人においてのfluid managementに関する前方視的ランダム化比較試験（Fluid and Catheter Treatment Trial：FACTT）[16]で，心拍出量，尿量が保たれている（Cardiac Index≥ 2.5 L/min/m^{2}または末梢循環不全症状が存在せず，かつ時間尿量≥ 0.5 mL/kg/hr）場合には，より投与ボリュームを絞った管理がより早期の呼吸器離脱（ventilator free days：14.6 ± 0.5 vs 12.1 ± 0.5, $p<0.001$）とICU退室（ICU free days：13.4 ± 0.4 vs 11.2 ± 0.4, $p<0.001$）に結びつくことが示されています．このFACTTでは，conservative群ではCVP（中心静脈圧）<4 mmHgまたはPAOP（肺動脈楔入圧）<8 mmHgをターゲットに，リベラル群ではCVP（中心静脈圧）$10\sim14$ mmHgまたはPAOP（肺動脈楔入圧）$14\sim18$ mmHgをターゲットに水分管理がされました．

小児で同様な前方視的ランダム化比較試験はありませんが，複数の試験で，小児ARDS患者でポジティブなfluidバランスが呼吸器離脱の遅れ，より長いICU滞在日数と関連があるというデータ[17]が出ています．また小児ARDSでは前述した成人のFACTTのリベラル群と体重換算ほぼ同等のfluidバランスが日常的にされていることが複数の試験からわかっており[17]，改善の余地があるといえるでしょう．結論をいえば現時点では，初期のショック状態を改善したあとは，1日水分投与目標量を設定したより絞った水分管理が勧められます．

小児 ARDS ではインラインサクションを使用すべきなのでしょうか？

A 人工呼吸管理中の気道吸引は必要な手技ですが，様々な副作用を伴うので，必要時のみ行うことが重要です．肺胞のリクルートメントが主体となる比較的高い PEEP 圧を用いることが多い ARDS の管理でインラインサクションを用いることは，気道内圧の低下による肺胞の虚脱を防ぐ目的にかなっています（図3 参照）．

しかし呼吸回路をはずしての通常の開放気管吸引のほうが，効率よく粘性の分泌物を吸引できること，また開放気道吸引に伴う動的コンプライアンスの低下は 10 分以内には吸引以前の状態にまで戻ること，などの点もあり，必要に応じて使い分けることが必要となります．なお，成人のスタディで人工呼吸に伴う肺炎（VAP：ventilator associated pneumonia）の頻度をインラインサクションと開放気道吸引で比較したものがいくつかあり，現在のところ有意差がないという結果が出ています．インラインサクションと開放気道吸引の長，短所を比較した表を参考にしてください（**表4**）[18,19]．

開放気道吸引では，肺容量が吸引中に減少し続けていること，インラインサクションによる吸引では吸引中にも人工呼吸器が吸引圧によるトリガーで換気を行っていることに注意．

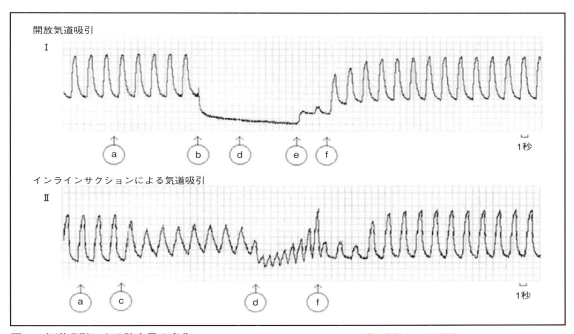

図3 気道吸引による肺容量の変化（inductance plethysmography により測定．文献 18 より引用）
　a：人工呼吸器による呼吸　b：人工呼吸器回路を開放　c：吸引カテーテルの挿入　d：気道吸引　e：吸引カテーテルを抜去　f：人工呼吸器による呼吸
開放気道吸引では，肺容量が吸引中に減少し続けていること，インラインサクションによる吸引では吸引中にも人工呼吸器が吸引圧によるトリガーで換気を行っていることに注意．

表4 開放気道吸引とインラインサクションの比較 (参考文献19をもとに作成)

	開放気道吸引	インラインサクション
長所	・効率が良く, 粘性な分泌物も除去可能である	・気道内圧を保ち, 肺胞の虚脱を防ぐ ・吸引中のバイタルサインの変動が少ない ・手技が清潔で, 気道分泌物が周囲に漏れることが少ない
短所	・肺容量が呼吸器の離脱により減少し, 肺胞のデリクルートメントをきたす ・気道分泌物が周囲に漏れる可能性がある	・粘性な分泌物は除去が難しい ・吸引によるガスの除去が呼吸器のガス流速より高い場合には, 気道, 肺胞の虚脱をきたす ・吸引カテーテルを呼吸器回路, 気道に留置し忘れる可能性がある

Q 小児 ARDS の予後はどうでしょうか？

小児 ARDS の治療成績は時代とともに改善[20]してきています. 死亡率については, 重症度, そして免疫抑制状態であるか, 特に幹細胞移植の患児であるかということが予後因子となっています. 重症度については, 軽症 PARDS (4≦OI<8) の死亡率は 12.5%, 中等症 PARDS (8≦OI<16) の死亡率は 22.4%, 重症 PARDS (OI≧16) の死亡率は 29.3% と 2005 年から 2012 年の間に発表されたスタディをまとめた結果が報告[4]されています. 免疫抑制状態の患児に ARDS が発症した場合の死亡率が約 70% 程度と報告[20]されていますが, 現在の成績はもう少しよさそうです. というのはより予後が悪いことがわかっている幹細胞移植後の患児に発症した PARDS でも ICU 死亡率は 60% と下がってきている[21]からです. ただし ECMO (extracorporeal membranous oxygenation) が必要となった症例の死亡例は非常に高く[21], 今後の課題といえます.

[文 献]

1) ARDS Definition Task Force, Ranieri VM, Rubenfeld GD, Thompson BT et al：Acute respiratory distress syndrome：the Berlin Definition. JAMA 307 (23)：2526-2533, 2012
2) Randolph AG：Management of acute lung injury and acute respiratory distress syndrome in children. Crit Care Med 37 (8)：2448-2454, 2009
3) Bernard GR, Artigas A, Brigham KL et al：The American-European Consensus Conference on ARDS. Definitions, mechanisms, relevant outcomes, and clinical trial coordination. Am J Respir Crit Care Med 149 (3 Pt 1)：818-824, 1994
4) Khemani RG, Smith LS, Zimmerman JJ et al；Pediatric Acute Lung Injury Consensus Conference Group：Pediatric acute respiratory distress syndrome：definition, incidence, and epidemiology：proceedings from the Pediatric Acute Lung Injury Consensus Conference. Pediatr Crit Care Med 16 (5 Suppl 1)：S23-40, 2015
5) Ventilation with lower tidal volumes as compared with traditional tidal volumes for acute lung injury and the acute respiratory distress syndrome. The Acute Respiratory Distress Syndrome Network. N Engl J Med 342 (18)：1301-1308, 2000
6) Brower RG, Lanken PN, MacIntyre N et al；National Heart, Lung, and Blood Institute ARDS

Clinical Trials Network : Higher versus lower positive end-expiratory pressures in patients with the acute respiratory distress syndrome. N Engl J Med 351 (4) : 327-336, 2004

7) Imai Y, Slutsky AS : High-frequency oscillatory ventilation and ventilator-induced lung injury. Crit Care Med 33 (3 Suppl) : S129-134, 2005

8) Willson DF, Thomas NJ, Markovitz BP et al ; Pediatric Acute Lung Injury and Sepsis Investigators : Effect of exogenous surfactant (calfactant) in pediatric acute lung injury : a randomized controlled trial. JAMA 293 (4) : 470-476, 2005

9) Spragg RG, Lewis JF, Walmrath HD et al : Effect of recombinant surfactant protein C-based surfactant on the acute respiratory distress syndrome. N Engl J Med 351 (9) : 884-892, 2004

10) Willson DF, Thomas NJ, Tamburro R et al ; Pediatric Acute Lung and Sepsis Investigators Network : Pediatric calfactant in acute respiratory distress syndrome trial. Pediatr Crit Care Med 14 (7) : 657-665, 2013

11) Curley MA, Hibberd PL, Fineman LD et al : Effect of prone positioning on clinical outcomes in children with acute lung injury : a randomized controlled trial. JAMA 294 (2) : 229-237, 2005

12) Bronicki RA, Fortenberry J, Schreiber M et al : Multicenter randomized controlled trial of inhaled nitric oxide for pediatric acute respiratory distress syndrome. J Pediatr 166 (2) : 365-369. e1, 2015

13) Tamburro RF, Kneyber MC ; Pediatric Acute Lung Injury Consensus Conference Group : Pulmonary specific ancillary treatment for pediatric acute respiratory distress syndrome : proceedings from the Pediatric Acute Lung Injury Consensus Conference. Pediatr Crit Care Med 16 (5 Suppl 1) : S61-72, 2015

14) Steinberg KP, Hudson LD, Goodman RB et al ; National Heart, Lung, and Blood Institute Acute Respiratory Distress Syndrome (ARDS) Clinical Trials Network : Efficacy and safety of corticosteroids for persistent acute respiratory distress syndrome. N Engl J Med 354 (16) : 1671-1684, 2006

15) Papazian L, Forel JM, Gacouin A et al ; ACURASYS Study Investigators : Neuromuscular blockers in early acute respiratory distress syndrome. N Engl J Med 363 (12) : 1107-1116, 2010

16) National Heart, Lung, and Blood Institute Acute Respiratory Distress Syndrome (ARDS) Clinical Trials Network, Wiedemann HP, Wheeler AP, Bernard GR et al : Comparison of two fluid-management strategies in acute lung injury. N Engl J Med 354 (24) : 2564-2575, 2006

17) Valentine SL, Nadkarni VM, Curley MA ; Pediatric Acute Lung Injury Consensus Conference Group : Nonpulmonary treatments for pediatric acute respiratory distress syndrome : proceedings from the Pediatric Acute Lung Injury Consensus Conference. Pediatr Crit Care Med 16 (5 Suppl 1) : S73-85, 2015

18) Morrow BM, Argent AC : A comprehensive review of pediatric endotracheal suctioning : Effects, indications, and clinical practice. Pediatr Crit Care Med 9 (5) : 465-477, 2008

19) Choong K, Chatrkaw P, Frndova H et al : Comparison of loss in lung volume with open versus in-line catheter endotracheal suctioning. Pediatr Crit Care Med 4 (1) : 69-73, 2003

20) Flori H, Dahmer MK, Sapru A et al ; Pediatric Acute Lung Injury Consensus Conference Group : Comorbidities and assessment of severity of pediatric acute respiratory distress syndrome : proceedings from the Pediatric Acute Lung Injury Consensus Conference. Pediatr Crit Care Med 16 (5 Suppl 1) : S41-50, 2015

21) Rowan CM, Gertz SJ, McArthur J et al ; Investigators of the Pediatric Acute Lung Injury and Sepsis Network : Invasive Mechanical Ventilation and Mortality in Pediatric Hematopoietic Stem Cell Transplantation : A Multicenter Study. Pediatr Crit Care Med 17 (4) : 294-302, 2016

X 色々な小児疾患での呼吸管理

30 小児の胸水貯留・膿胸

藤沢市民病院 救命救急センター 小児救急科　福島亮介

point

- 胸水貯留を見つけたら，呼吸，循環にどれだけ影響を与えているか評価することが大切である．
- 胸水貯留の原因を鑑別することが，治療上重要である．
- 小児の胸水貯留の一般的な原因としては，感染症（肺炎・胸膜炎・膿胸）が挙げられる．
- 少量の胸水貯留の検出には，胸部X線側臥位正面像，胸部超音波検査が手軽で有用である．
- 膿胸治療には，ビデオ補助下胸腔鏡手術（VATS：video-assisted thoracoscopic surgery）が有用である．

Q 内科的保存療法（抗生物質治療）の限界は？

A 小児の胸水貯留の原因は多岐にわたります（表1）．

胸水が溜まる原因を明確にすることは治療方針の決定には重要ですが，小児の胸水の原

表1　胸水の原因

分類		分類	
感染	細菌感染 ウイルス感染 真菌感染 結核 マイコプラズマ感染	膠原病	関節リウマチ 全身性エリテマトーデス シェーグレン症候群 Wegener肉芽腫
心血管	先天性心疾患 収縮性心膜炎 上大静脈症候群	新生物	リンパ腫/白血病 中皮腫 胸壁腫瘍 転移性癌 気管原性癌
肺	肺梗塞 無気肺 アスベスト曝露 薬剤性胸膜炎	腎	尿毒症 尿路閉鎖 ネフローゼ症候群 腹膜透析
腹腔内疾患	腹部手術 膵炎 肝炎 腹膜炎 横隔膜下膿瘍 肝膿瘍 Meigs症候群 腹水を伴う肝硬変	その他	食道破裂 血胸 乳糜胸 リンパ管腫 低アルブミン血症 粘液腫 サルコイドーシス 放射線治療
医原性	中心静脈カテーテルの胸腔への迷入 過剰輸液		

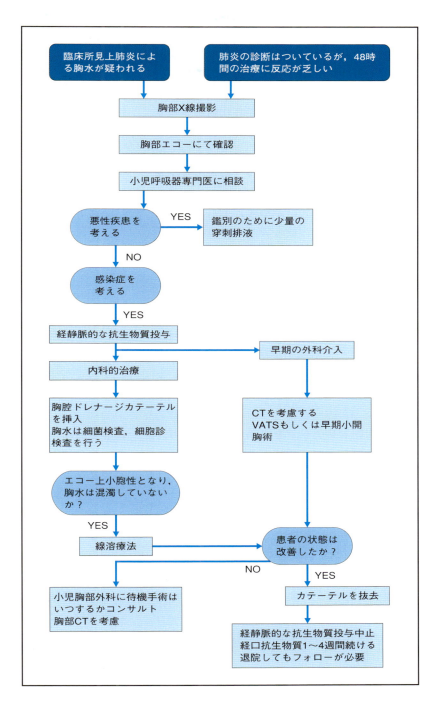

図1 小児における胸膜感染症管理アルゴリズム（文献1より引用）

因として最も多いのが，肺炎，胸膜炎，膿胸などの感染症によるものです．この稿では，感染に伴う胸水貯留に関して主に触れていきます．

多くの場合，少量の胸水であれば抗生物質投与のみで改善します．抗生物質の選択に関しては，胸水のグラム染色をもって選択するべきですが，多くの場合抗生物質は投与済み

のため，年齢に応じた肺炎の起炎菌を狙った抗生物質を10～14日間投与することになります．内科的保存療法（抗生物質治療）の限界は，簡単にいってしまえば，抗生物質治療していても胸水が増加し，呼吸状態も悪化する場合です．胸水量の評価は，エコーにより経時的に行うことをお勧めします．エコーであれば非侵襲的に行え，かつ，胸水の量を胸膜腔のスペースの厚さなどにより，ある程度定量的に評価することができるからです．当然，検査時の体位，プローベの位置は一定でなくてはなりません．小児の胸膜炎の管理方針に関しては，英国胸部学会が提唱しているガイドライン[1]が参考になります．そこで挙げられている，管理アルゴリズムを図1に示します．小児呼吸器専門医の存在など，日本の実情にはそぐわない箇所もありますが，非常に参考になりますので，ガイドラインを一読しておくことをお勧めします．この稿でも内容はガイドラインを参考にしています．

では，感染による胸水貯留に対して，抗生物質投与による治療が限界であると判断した場合，どのような治療法が考えられるでしょうか．以下に挙げてみます．

1）胸腔穿刺による胸水の排除
2）胸腔ドレナージチューブ留置による，持続もしくは間欠的胸腔ドレナージ
3）ウロキナーゼ等による，線維組織の線溶療法
4）VATS（video-assisted thoracoscopic surgery：ビデオ補助下胸腔鏡手術）/開胸術など外科的治療

これらの治療法を併用したり，組み合わせたりしながら治療を進めていくことになります．

 胸腔ドレナージは，どのように施行すればよいですか？

 胸腔ドレナージを実施するにあたり，必要なものを挙げてみます．

1．経験豊かな術者もしくはサポート

これは，どんな手技を行う場合にも共通にいえることですが，初めからすべてが問題なくできる処置はありません．小児の胸腔ドレナージは，解剖学的にも肋間が狭く，また，処置には鎮静・鎮痛が必要であったりと難しい面もあるので，経験豊かな者が行うか，そういった者のサポートの下で行わなくてはなりません．

2．適切な体位

覚醒した状態で，局所麻酔のみで行えるようであれば，前傾の坐位をお勧めします．当然胸水は重力で下がるので，刺すスペースが広くなります．しかし，多くの小児の場合，経静脈的な鎮静薬，鎮痛薬の投与が必要となり，場合によっては，それゆえに気道確保も必要となる場合があります．このような状況では，仰臥位で処置を行うことになります．

また，この場合頭側を10～20度程度挙上すると下方に胸水がたまり穿刺するスペースに余裕がでます．

3．超音波エコー

超音波エコーは非常に重要です．胸部X線写真でいくら胸水貯留が確認できても，穿刺部位の決定にはエコー検査が欠かせません．また，乳幼児など穿刺スペースが小さい場合には，エコーガイド下穿刺が特に有用です．

4．鎮静・鎮痛

小学校高学年以上であれば，場合によっては局所麻酔のみで処置を行うことができます

が，多くの場合には，経静脈的な鎮静薬・鎮痛薬の投与が必要になります．この場合，鎮静薬は程度の差はありますが，呼吸・循環に抑制をきたします．それゆえに，PALS providerや麻酔科医など，気道・呼吸・循環等の管理を行えるスタッフの下，処置を行わなくてはなりません．より安全に行うのであれば，手術室にて全身麻酔下で行うことをお勧めします．投薬例としては，ケタミンの禁忌でなければ，硫酸アトロピン（ケタミンによる分泌物の抑制）0.01～0.02 mg/kg/dose，ミダゾラム（ケタミンによる精神症状出現の抑制）0.05 mg/kg/dose，ケタミン1～2 mg/kg/doseの組み合わせで，筆者は行うことが多いです．

5．ドレナージカテーテル

どのような種類，サイズを選ぶかが重要です．ドレナージカテーテルは一般的には，皮膚切開・筋層剥離の必要なトロッカーカテーテルの類と，seldinger法で穿刺留置するドレナージカテーテルの類の2種類に分けられます．サイズに関しては，可能な限り細いサイズを使用することが推奨されています．一般的なトロッカーカテーテルのサイズを参考に挙げておきます（**表2**）[2]．処置の簡便さ，安全性，留置後の管理のしやすさから，筆者はseldinger法で穿刺留置するドレナージカテーテル挿入を第一選択とすることが多いです（**図2**）．

ドレナージカテーテルを挿入した後は，カテーテル先端の位置，気胸の有無を胸部X線写真で確認する必要があります．ただし肺尖部に向いていたとしても，ドレナージカテーテルから効果的に排液されているようで

表2　トロッカーカテーテルのサイズ

年齢	体重	サイズ
新生児	2～3 kg	8～12 Fr
乳児	4～10 kg	10～16 Fr
1～2歳	10～15 kg	12～24 Fr
3～5歳	15～20 kg	16～28 Fr
6～10歳	20～30 kg	16～32 Fr
10歳以上	30 kg以上	20～40 Fr

（文献2より引用）

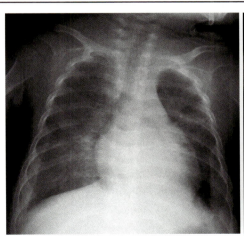
両側に胸水を認める．

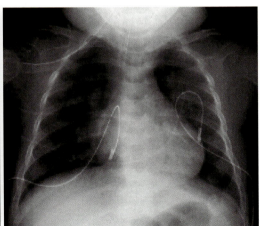
両側の胸腔へのseldinger法によるpigtailカテーテル留置後．

図2　seldinger法によるドレナージカテーテル（pigtailカテーテル）を留置した症例

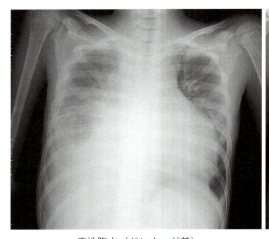
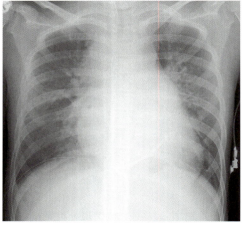

癌性胸水（ドレナージ前）　　　　　　　　　再膨脹性肺水腫

図3　再膨脹性肺水腫
体重約35 kgの児からドレナージカテーテル留置後，一気に約1,000 mL排液したことにより生じた．胸水は減少しているが右肺野にbutterfly shadowを認める．呼吸苦，酸素化障害を認めたため，NPPV，利尿剤投与を開始し，翌日には呼吸状態改善したためNPPVから離脱した．

あれば，位置を変更する必要はありません．また，カテーテルの種類によっては側孔が開いている物があり，側孔が皮下や体外に位置していないか注意が必要です．小児では稀だといわれてはいますが，急速に大量に排液してしまうと，再膨脹性肺水腫（re-expansion pulmonary edema，図3）をきたすことがあります．成人では留置後10 mL/kgの排液の後は1時間クランプするよう勧められていますが，小児でもこの方法を参考にして管理するのがよいでしょう．1時間クランプ後の管理ですが，自発呼吸下であれば10〜15 cmH₂Oの陰圧で持続吸引したり，間欠的にクランプを開放する場合などがあります．筆者は，4時間ごとにクランプを開放する方法をとることが多いです．カテーテル閉塞の予防や早期認識のためにミルキングを定期的に行いましょう．

6．ドレナージカテーテル抜法

24時間の排液が1〜2 mL/kg以下となった場合，全身状態の改善，胸部X線写真（もしくは胸部エコー）上の改善，炎症所見の改善がみられた場合に抜去を考慮します．胸水の排泄が完全になくならなくても構いません．ただ，カテーテル閉塞による排液減少を状態改善と見誤らないように注意してください．

Q ウロキナーゼ注入ですか？　外科的介入（VATS/開胸術）ですか？

 エコー上，膿による混濁の所見を認めたり，フィブリンによる小胞性，隔壁形成を認める場合（図4）には，胸腔ドレナージだけでは改善しません．そのような場合，次の一手としてウロキナーゼ注入もしくは外科的介入，いずれを選択するべきでしょうか．

結論からいえば，2004年に発表されたsystematic review[3]では，ウロキナーゼによる溶解療法と，外科的な介入による治療との間には，入院期間においては有意に短縮される結果（外科処置をしたほうが入院期間は短い）が得られましたが，チェストチューブ留置期間，抗生物質投与期間には有意な差はありませんでした．各施設によって状況が異なってくるとは思いますが，まずは線溶療法を行い，反応が悪い場合に外科的介入を考慮する場合，早期から外科的介入をする場合（図5），状況により選択すればよいかと思います．

参考に，ウロキナーゼ注入による線溶療法におけるウロキナーゼの注入量，投与回数，

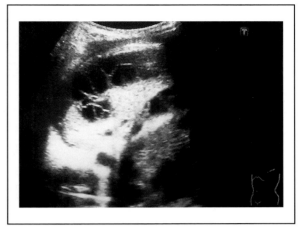

図4　胸膜炎の胸腔エコー画像
　　胸腔内にフィブリンによる隔壁形成がみられる（honeycomb sign）

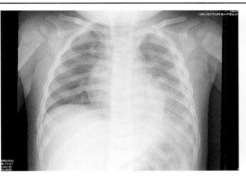

胸水を伴う肺炎の診断にて入院
左肺野に胸水を認める．

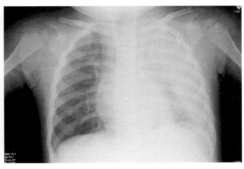

入院3日目
内科的治療（抗生物質投与）に反応せず，胸水の増悪が明らか．超音波では隔壁の確認ができた．VATSによる外科的介入を選択した．

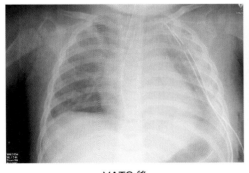

VATS後
左胸腔に2本のドレーンが留置されている．胸水量は明らかに減少している．

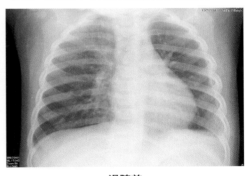

退院前
左胸膜肥厚を認めるが，その他特に異常所見なし．

図5　VATSを行った症例

表3 ウロキナーゼ投与量

年 齢	投与量	投与回数	投与期間
1歳未満	10,000単位/10 mL 生理食塩水	1日2回	3日間
1歳以上	40,000単位/40 mL 生理食塩水	1日2回	3日間

表4 t-PA投与量

体 重	投与量	投与回数	投与期間
10 kg未満	0.1 mg/kg/10 mL 生理食塩水	1日1回	3日間
10 kg以上	0.1 mg/kg（max 6 mg）を1 mL/kg（max 50 mL）の生理食塩水に溶解	1日1回	3日間

投与期間を表3に提示します．ウロキナーゼ投与後は，それぞれ4時間はカテーテルをクランプしてください．また，諸外国ではt-PAを使用することもあります[4]（本邦ではウロキナーゼ同様に保険適応はありませんが）．参考に，t-PAの投与量も提示しておきます（表4）．投与後は1時間クランプしてください．

[文　献]

1) Balfour-Lynn IM et al；on Behalf of the Paediatric Pleural Diseases Subcommittee of the BTS Standards of Care Committee：BTS guidelines for the management of infection in children. Thorax 60：1-21, 2005
2) Fiser DH et al：Pediatric vascular and centeses. In "Pediatric Critical Care" eds. Fuhruman BP, Zimmerman J. Mosby, Philadelphia, pp172-178, 2006
3) Gates RL et al：Dose VATS provides optimal treatment of empyema in children? A systematic review. J Pediatr Surg 39（3）：381-386, 2004
4) Ray TL et al：Tissue plasminogen activator as an adjuvant therapy for pleural empyema in pediatric patients. J Intensive Care Med 19（1）：44-50, 2004

X 色々な小児疾患での呼吸管理

31 小児の気胸・血胸

聖隷三方原病院
高度救命救急センター 救急科　志賀一博

 point

- 小児の気胸は稀．小児救急の現場では，自然気胸以外に外因性気胸をしばしば経験する．
- 小児の胸部外傷では，小児特有の胸壁の弾性により，肋骨骨折がなくても胸郭内臓器損傷が生じうる．
- 小児への胸腔ドレーン挿入手技は，サイズの違い以外は基本的に成人と同様である．
- 小児に用いるチューブサイズの目安は，挿管チューブの内径（mm）×4（Fr）である．

Q 小児の気胸・血胸の特徴は何ですか？

1．気　胸[1]

臓側胸膜と壁側胸膜の間の胸膜腔に空気がある状態と定義されます．空気は臓側胸膜の裂け目から流入することが多いですが，ガス産生菌の感染によって生じることもあります．気胸は，その成因によって自然気胸と外因性気胸に分類されます（表1）．小児の気胸は稀で，成人と同様に男児に多く，予後は良好ですが再発が多いのが特徴です．肺基礎疾患の有無で一次性と二次性に分類されます．また外因性気胸は外傷，医原性（診断や治療処置に伴うもの），陽圧換気に随伴するものに分類されます．**自然気胸の大半は思春期以降の発症であり，小児救急の現場では外因性気胸をしばしば経験します．**

2．緊張性気胸[2]

気胸で空気が漏れ続けて胸腔内が陽圧になると，肺が圧排され，さらに縦隔が対側に圧

表1　気胸の分類

1．自然気胸
- 一次性：エアリークを生ずる基礎疾患なし
- 二次性：基礎疾患あり
  閉塞性肺疾患（COPD・喘息），感染症，間質性肺疾患，結合組織病，悪性疾患，異物誤嚥など

2．外因性気胸
- 外　傷
- 診断あるいは治療処置に伴う合併症
- 陽圧換気による圧損傷

迫されて急速な呼吸不全をきたします．この状態を緊張性気胸といいます．また，胸腔内圧の上昇と心大血管の直接の圧迫により，静脈還流が障害され，心拍出量が急速に低下し閉塞性ショックとなります．これを放置すると，徐脈から心停止に至ります．

緊張性気胸の徴候は以下のとおりですが，2），3）は小児では認めにくいのが特徴です．

1）患側の呼吸音減弱
2）頸静脈の怒張
3）健側への気管偏位
4）急速な徐脈への進展など，循環動態の急速な悪化

3. 血　胸 [3,4]

胸膜腔に血液がある状態と定義されます．出血源は肋間の脈管損傷や骨折した肋骨，肺実質等です．

胸部外傷における血胸の発症頻度は11〜18.2%と報告されています [3,4]．小児は成人より胸壁が柔らかく弾性に富んでいるため，肋骨骨折は少なく，より多くの外力が胸郭内臓器に伝わります．その結果，しばしば臓器損傷（肺挫傷など）が生じます [5]．**視診触診で異常がないから胸部外傷なし，とはいえません**．成人では視診や触診で肋骨骨折が認識でき，それに伴う胸郭内臓器損傷を比較的容易に想定できる場合が多いのですが，**小児では大きく異なります**．また小児では，同様の理由で縦隔の動揺性が大きいため緊張性気胸が生じやすく，急速に進行します．

血胸の進行は循環血液量の低下を生じ，出血性ショックに至り得ます．常に全身状態，特に循環動態に細心の注意を払う必要があります．外傷性血胸では，胸腔ドレーンの挿入直後に貯留していた血液が一気に排出された後も，2 mL/kg/h以上の出血が続く場合は大量血胸と定義され，緊急開胸術の検討が必要になります．

4. 外傷性血気胸

血液と空気が胸膜腔内に混在する状態で，同側の肺実質の障害により起こります．

Q 小児で知っておくべきドレナージのテクニックは何ですか？

 小児での胸腔穿刺と胸腔ドレーン挿入手技の概念や手順は，基本的に成人とほぼ同じです．違いは，意識下であれば必要な鎮静鎮痛を行う点，成人と小児の体格差，用いる物品のサイズです．

1. 胸腔穿刺（緊急脱気）[6]

a）適　応

緊張性気胸です．

b）タイミング

疑った段階で即，穿刺を行います．診断のためにX線検査を待ってはいけません．

c）テクニック（図1）

①準備（消毒，16〜20 Gエラスター，20〜50 mLシリンジ等）．

②**第2肋間鎖骨中線上を，陰圧をかけながら肋骨上縁に沿って穿刺します．**

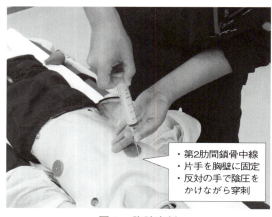

・第2肋間鎖骨中線
・片手を胸壁に固定
・反対の手で陰圧をかけながら穿刺

図1　胸腔穿刺

③胸膜を貫き空気の流出が得られたら，外筒を胸腔内に進めます．

④内筒を抜去し，20 mLや50 mL等の大きなシリンジで脱気します．

表2　胸腔ドレーン挿入準備物品

1．局所麻酔薬（1％リドカイン等）
2．注射器，注射針（23〜26 G）
3．メス，ケリーまたはペアン鉗子
4．胸腔ドレナージチューブ
5．持続ドレナージセットあるいは持続吸引器
6．消毒薬，ドレープ等

⑤X線を撮影し，気胸の評価を行います．
⑥引き続き胸腔ドレーンを挿入します．

2．胸腔ドレナージ[6,7]

a）目　的

胸腔内の空気や液体のドレナージ．血胸ではさらに出血量の評価が加わります．

b）適　応

- リークの続く気胸
- 人工呼吸管理中の気胸
- 小さな気胸でも搬送中に気胸拡大の危険がある場合
- 血胸ではより積極的な適応になる

c）準　備

必要物品は表2のとおりです．「ケリーをもう一本」「穴開きドレープがない」など，緊急時に物品がすぐに出ないと貴重な時間が失われ，術者に余計なストレスが増え，患児にとっても不利益が増します．**「胸腔ドレナージセット」として平時から準備しておくのがよいでしょう．**

d）チューブのサイズ

チューブのサイズに明確な決まりはありません．表3に体重別サイズの目安を示しましたが，あくまで患児の体格と，気胸ではエアリークの程度，血胸では出血の程度により異なります．**一般的に，気胸より血胸のほうが大きいサイズを要します．また，小児で用いる細いチューブは閉塞しやすいため，いくつかのサイズを選べる場合には，太めを選択する**とよいでしょう．チューブサイズの選択に

表3　胸腔チューブのサイズ

体重（kg）	サイズ（Fr）
3〜5	10〜12
6〜9	12〜16
10〜11	16〜20
12〜14	20〜22
15〜18	22〜24
19〜22	24〜28
23〜32	28〜32
>32	32〜40
〔目　安〕挿管チューブの内径（mm）×4（Fr）	

迷う場合には，患児に適した挿管チューブの内径（mm）×4（Fr）の太さが，一つの指標となります．

e）テクニック（図2）

①物品や適切なサイズのチューブの準備を行います．

②**患児に意識があれば，必要に応じて鎮静鎮痛を行います．また，必ずバイタルサイン（血圧，脈拍，呼吸数，SpO_2）のモニタリングを行います．**術者とは別に頭側に全身管理者を置いたほうがよいでしょう．

③局所麻酔は，まず切開部位の皮下に浸潤麻酔を行います．次に針先を一度肋骨に当てて肋骨を同定し，骨膜に十分な麻酔を行います．肋骨下縁に位置する神経血管束を避けて，肋骨上縁に沿わせるように胸膜に麻酔を行います．**ドレーン挿入時の苦痛を緩和するためには，この胸膜への麻酔が大変重要となります．**またこのときに，皮膚表面から胸膜までの深さを把握しておきます．

④皮切は，挿入予定の肋間腔の下の肋骨上縁（あるいは肋骨直上）に置きます．**皮切が小さすぎるとチューブが挿入しにくいので，皮切の大きさには余裕をもちましょう．**

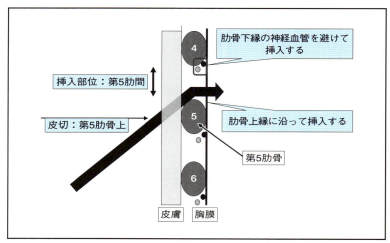

図2　胸腔ドレーン挿入（横断面）

⑤ケリー（またはペアン鉗子）で筋層を胸腔まで裂きます．胸腔へ貫通させるときは，湾曲したケリー（またはペアン鉗子）を使用して切開を広げます．壁側胸膜を穿破した際には，気胸であれば空気の流出が，血胸であれば血液が流出するはずです．指を挿入し，肺と軟部組織の感触，胸膜の癒着の有無を確認します．小児は成人より横隔膜が挙上しているため，横隔膜を指で触れる場合があります．

⑥ケリー（またはペアン鉗子）の先端でチューブ先端を把持した状態で，指で方向を確認しながらチューブを挿入します．チューブは後方に刺入します．**挿入部位は中腋窩線前方の第4または第5肋間です**．合併症に，心臓，肺，脾臓，大血管，肝臓の損傷が報告されており，これらの臓器の方向にトロッカーを向けるのを避けます．
⑦チューブをクランプします．
⑧縫合して固定します．

TOPICS

≪ 胸腔開放 ≫

筆者らのドクターヘリチームが，緊張性気胸に対して救急現場で胸腔穿刺の代わりに行う場合があります．当院ドクターヘリには，胸腔ドレーンを搭載していません．救急現場で緊急脱気が必要な際には，第二肋間鎖骨中線（胸腔穿刺の部位）に胸腔ドレナージのテクニック⑤までの手順を手早く行い，胸膜を穿破させ脱気を行います．その後ガーゼ被覆等を簡単に行い，現場を離脱し医療機関へ向かいます．胸腔穿刺と比べて直接胸膜を穿破した感覚が得られ，穿破孔も大きく，より確実な脱気が得られます．その後の胸腔ドレーン挿入と固定の時間が省略できるため，現場滞在時間が短縮し，ヘリコプターや救急車等の搬送スペースも広く使え，搬送中のドレーン抜去などのトラブルもありません．病院に到着したら中腋窩線前方の第4または第5肋間から改めて胸腔ドレーンを挿入し，元の開放部は閉創します．病院内でも胸腔穿刺を行ったものの十分な脱気が得られないとき等，確実な脱気を得るためには有効な場合があるでしょう．

⑨クランプを解除し，チューブをウォーターシール（水封）して陰圧下に管理します．

⑩X線で位置を確認します．

Q ドレーンチューブの維持管理方法のコツは？

 小児に使用するチューブは細いため，詰まりやすいです．さらに血胸では，チューブ内に凝血塊が形成され閉塞する場合があります．チューブ閉塞は，緊張性気胸を招く場合があります．定期的なバイタルサインのチェック，エアリーク有無のチェック，必要に応じたチューブミルキングでチューブ閉塞を予防する必要があります．また，非鎮静下では啼泣や体動により事故（自己）抜去しやすいため，皮膚とチューブの縫合固定以外に，テープを用いてチューブを胸壁に確実に固定しておくとよいでしょう．

> **メモ**
>
> ●手技のトレーニングを積むために
>
> 　胸腔ドレナージの手技やチューブ管理には，ある程度の経験が必要です．毎回小児外科に依頼できる施設は限られるでしょう．「やったことがないのでできない」では済まされない，待ったなしの緊急場面に遭遇することもあります．手技や管理自体は決して難しいものではありません．何度か経験することで，ある程度の自信がつくはずです．**成人の方が症例も多く，また共通点も多いので，成人例で経験を積むのがよいでしょう．**

［文　献］

1) Janahi IA, Oermann CM：Spontaneous pneumothorax in children. UpToDate, 2009
2) American Heart Assosiation：PALS プロバイダーマニュアル．NPO 日本小児集中治療研究会 編．バイオメディス インターナショナル，p79，2008
3) 荒木　尚，清水直樹 他：胸部外傷，救急部門における外傷の手技．"トロント小児病院外傷マニュアル" Angelo Mikrogianakis, Rahim Valani 編．メディカル・サイエンス・インターナショナル，pp165-182，2008
4) 荒木　尚，清水直樹 他：胸部外傷，救急部門における外傷の手技．"トロント小児病院外傷マニュアル"．Angelo Mikrogianakis, Rahim Valani 編．メディカル・サイエンス・インターナショナル，pp327-330，2008
5) 日本外傷学会・日本救急医学会 監修：外傷初期診療ガイドライン　JATEC．日本外傷学会外傷研修ニース開発委員会 編．へるす出版，pp175-186，2006
6) King C, Henretig FM：Tube thoracostomy and needle decompression of the chest. In "Pocket Atlas of Pediatric Emergency Procedures" Lippincott Williams & Wilkins, Philadelphia, pp95-101, 2000
7) 上川雄士：D 胸腔ドレーン挿入．"救急診療指針" 日本救急医学会専門医認定委員会 編．へるす出版，pp414-417，2008

X 色々な小児疾患での呼吸管理

32 気道異物

兵庫県立こども病院
救急総合診療科　松井　鋭

point

- 異物の部位によっては窒息に移行する可能性があるので，迅速な対応が必要である．
- 気道異物が疑われる場合は，小児外科医または耳鼻科医へ速やかにコンサルトを行う．
- 誤嚥しやすい食物を小児に与えない，小児の手の届く場所に気道異物になりうるものを置かない，などの予防策の啓発も重要である．

Q 気道異物を疑う主訴・身体所見は？

A 突然に始まる咳嗽と喘鳴，呼吸障害が主訴としては挙げられます．しかしながら，異物の部位によっては窒息に移行する可能性があるので，迅速な対応が必要です．

一方で誤嚥から数日経過した場合は，気道に異物が残存していても初期の症状が消失する"無症候期"の可能性があるので注意が必要です．

問診で症状出現のタイミングに一致した異物誤飲や誤嚥のエピソードを聴取できることが多いのですが，患児が異物を飲み込んだ場面を家族が見ていない場合も考えられるので，周囲になくなったもの（おもちゃやシールなど含め）がないかを注意深く問診しましょう．長期間の治療抵抗性の無気肺や肺炎，喘鳴の場合にも，気道異物を念頭においた精査を検討します[1]．

身体所見としては，酸素飽和度モニタリングを含めたバイタルサインの確認と，呼吸様式の観察および聴診が重要です．気道異物の小児69例を調査した後方視研究では，88％に咳嗽，67％に呼吸困難，57％に喘鳴がみられました[2]．聴診所見では喘鳴や呼吸音の減弱が左右一側，もしくは局所的に認められることがあります．しかしながら，異物が移動した場合は，所見が突然に変動することもあります．また，気管の異物の場合は両側の呼吸音が減弱し，左右差や区域差を認めにくいので注意が必要です．

Q 確定診断までの検査は？

詳細な問診と身体所見，画像検索によって，気道異物とその部位を確定していきます．表1にそれぞれの感度・特異度を示します．

胸部単純X線写真では，吸気相と呼気相を比較し，縦隔陰影が吸気時に患側に，呼気時に健側へ移動する現象（Holzknecht徴候）から，異物の存在側を推定することができます[3]（図1）．また，区域性の無気肺を認める場合は，その中枢側に異物の存在を示唆しています．表2に胸部単純X線写真での所見の現れる割合を示します．胸部のヘリカルCTやMRIなども異物の部位検索には有用ですが，呼吸障害が重度の場合には診断にかける時間的余裕が少ないため，必ずしも必須な検査ではありません．

身体所見や画像検査だけでは，気道異物の存在がわからない場合もあるので，最終的には全身麻酔下に気管支鏡を行います．

鑑別疾患としては肺炎，気管支炎，クループ，喘息，喉頭蓋炎，アナフィラキシー，その他稀なものでは，気道内外の囊胞や腫瘍，血管腫などによる気道閉塞や狭窄，先天性気管狭窄，声帯麻痺，喉頭軟化症，血管輪など

表1 Sensitivity (Sens.) and specificity (Spec.) of clinical history (penetration syndrome), chest examination, chest radiograph and chest CT for the diagnosis of bronchial foreign body according to various studies（文献5より引用）

	Penetration syndrome		Chest examination		Chest radiograph		Chest CT	
	Sens. (%)	Spec. (%)	Sens. (%)	Spec. (%)	Sens. (%)	Spec. (%)	Sens. (%)	Spec. (%)
Heyer CM, 2006	75.4	92.1	56.6	65.8	62.3	97.4		
Righini CA, 2007	88	10			88	70		
Ciftci AO, 2003	91	46	86	26	88	30		
Ayed AK, 2003	82	38	80	72	66	51		
Hong SJ, 2008							100	66.7
Cevizci N, 2008							100	86.8
Haliloglu M, 2003					85	68	100	100

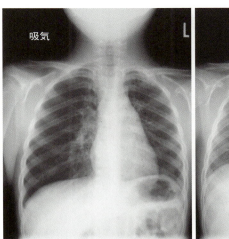
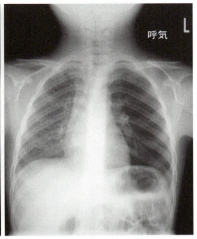

図1 Holzknecht徴候（兵庫県立こども病院での自験例）
呼気時に縦隔陰影が右側に移動し，左肺の過膨張所見を認める．
→左気管支異物の診断

表2 Radiographic appearance of bronchial foreign bodies according to various series ; results expressed as a percentage（文献5より引用）

	Cataneo AJ, 2008	Sersar SI, 2006	Zaupa P, 2009	Viot A, 2002	Tokar B, 2004	Heyer CM, 2006	Tang LF, 2009
Radiopaque	20.7	15.72	7.69	6.25	19.7	4	—
Atelectasis	40.9	25		22	12.5		13.3
Emphysema	17.1			31	41.4		68.8
Pneumonia		6.72			11.8		56.3
Normal	21.3		30	37	18.4	14	

が挙げられます．気道異物を疑い，気管支鏡を施行した結果，違った診断に至る可能性は，十分にあり得る話です．

診断の間や急変時の緊急処置は？

 全身麻酔の準備と，窒息への対応が求められます．

1．全身麻酔の準備

経口摂取の中止や末梢静脈路確保などが挙げられますが，異物の移動により呼吸状態が変化する可能性があるので，モニタリングをしたまま注意深く観察を続け，緊急時はすぐに対応できる準備をしておくことは不可欠です．また，不必要な移動を避けて安静を保つこともポイントです[4]．

2．窒息への対応

喉頭鏡やマギール鉗子，輪状甲状靱帯穿刺・切開や緊急気管切開の準備が必要ですが，異物が穿刺・切開部以遠で気管の完全閉塞を起こす可能性も想定しておく必要があります．そのような場合は，スタイレット付きのチューブで気管挿管を行い，左右どちらかの主気管支に異物を押し込み，その後，適切な位置までチューブを引き上げ，片肺への気道を確保します．そして待機的に異物除去を進めていきます．

除去のための方法は？

気道異物が疑われる場合は，小児外科医または耳鼻科医へ，速やかにコンサルトを行いましょう．緊急で，全身麻酔下に硬性気管支鏡または気管支ファイバースコープ観察下の異物摘出術が必要です．図2に示した写真のように，バスケットなどで異物を引き上げたり，鉗子によって異物を把持して摘除します．気管支鏡での摘出が困難な場合には，開胸手術による摘除を行います．

喉頭異物の場合は，背部叩打法やハイムリッヒ法（背後から患児の両脇の下に施術者の両腕を回し，臍部で手を組み，みぞおちから上方へ引き上げて横隔膜を挙上させて異物を排出する手技）などが有効ですが，気管・気管支異物の場合にそれらの手技を行うと，異物の位置が移動して窒息に至ることがあるため注意が必要です．また自施設での異物摘出が困難な場合は，速やかに対応可能な施設

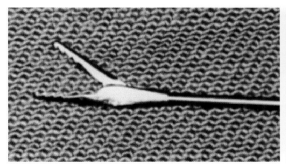 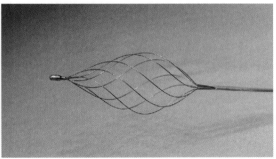

図2 気管支鏡での器具（兵庫県立こども病院での使用例）
アリゲーター鉗子，バスケットカテーテルなどを用いて，異物を除去する．

への搬送が必要ですが，搬送時は異物が移動して窒息に陥る可能性を常に考えておかなければなりません．

本稿では，気道異物に対する対処法の説明に重点をおきましたが，気道異物は多くの場合，防ぐことが可能な家庭内事故です．ゆえに，ピーナッツなどの誤嚥を起こしやすい食物を小児に与えない，小児の手の届く場所に，気道異物になりうるような小さなおもちゃ等を置かない，などの，家庭で実践できる予防策の啓発が最も重要です．

[文　献]

1) 高見澤滋，西島栄治：気道異物，消化管異物．小児科診療 45（4）：609-614，2008
2) Sink JR, Kitsko DJ, Georg MW et al：Predictors of Foreign Body Aspiration in Children. Otolaryngol Head Neck Surg 2016［Epub ahead of print］
3) 川崎一輝：気道異物．小児内科 41（4）：590-593，2009
4) 照屋秀樹，栗原和幸：気道異物，喉頭蓋炎，気管支喘息の蘇生．小児科 50（2）：165-173，2009
5) Hitter A, Hullo E, Durand C et al：Diagnostic value of various investigations in children with suspected foreign body aspiration：review. Eur Ann Otorhinolaryngol Head and Neck Dis 128：248-252, 2011

X 色々な小児疾患での呼吸管理

33 痙攣重積・意識障害の呼吸管理

静岡県立こども病院 小児集中治療科　金沢貴保（かなざわたかもり）

point

- 意識障害時の気管挿管の適応の目安は，GCS≦8あるいはGCS 2点以上の急激な低下である．
- 頭蓋内圧亢進患者の気管挿管時は，麻薬，筋弛緩薬も加えた十分な鎮静を行う．
- 頭蓋内圧亢進患者における過換気療法は，脳ヘルニア徴候を認めるとき以外は推奨されない．

Q どの程度の意識レベルで気管挿管をするのですか？

A 内因性・外因性疾患によらず，意識障害時の気管挿管の適応は，GCS≦8あるいはGCS 2点以上の急激な低下を目安にすればよいです．GCS（Glasgow Coma Scale）を表1，2に示します．外因性疾患において，JATEC（Japan Advanced Trauma Evaluation and Care）では，GCS≦8，2点以上の急速な低下，瞳孔不同やCushing現象から脳ヘルニアを疑う場合を「切迫するD」と位置づけ，気管挿管の適応としています[1]．

表1　Glasgow Coma Scale

評価項目	分類	スコア
E：eye 開眼	自発的に開眼 言葉により開眼 痛み刺激により開眼 開眼しない	4 3 2 1
V：voice 発語	見当識あり 混乱した会話 不適当な単語 無意味な発声 発声なし	5 4 3 2 1
M：movement 最良運動反応	指示に従う 痛み刺激部位に手足をもってくる 痛み刺激に手足を引っ込める（逃避屈曲） 上肢を異常屈曲させる（除皮質肢位） 四肢を異常伸展させる（除脳肢位） まったく動かない	6 5 4 3 2 1

表2　Glasgow Coma Scale 乳幼児改訂版（James, 1986）

評価項目	分　類	スコア
E：eye 開　眼	自発的に開眼	4
	声かけにより開眼	3
	痛み刺激により開眼	2
	開眼しない	1
V：voice 発　語	機嫌よく喃語を喋る	5
	不機嫌	4
	痛み刺激で泣く	3
	痛み刺激でうめき声をあげる	2
	発声なし	1
M：movement 最良運動反応	正常な自発運動	6
	触れると逃避反応が出る	5
	痛み刺激で逃避反応が出る	4
	上肢を異常屈曲させる（除皮質肢位）	3
	四肢を異常伸展させる（除脳肢位）	2
	まったく動かない	1

内因性疾患では明確な基準はないため，この基準を目安にしています．意識障害が気道，呼吸に及ぼす影響としては，舌根沈下による上気道閉塞，嘔吐・吐物による気道クリアランスの低下，異常呼吸パターンの出現（Cheyne-Stokes 呼吸，失調性呼吸，Kussmaul 呼吸，無呼吸など）による換気・酸素化障害などがあります．GCS≦8 の意識障害では，上記症状が生命を脅かすことになり，気管挿管による確実な気道確保が必要になるのです．

一方で，この適応基準には限界があることに注意してください．ABC が不安定な場合，GCS が参考にならないことは臨床の場でよく経験します．中枢神経障害がなくても，低酸素血症，高二酸化炭素血症，高血圧，低血圧などでも意識障害は起こります．気管挿管までに至らなくても，適切な呼吸・循環系への治療介入により意識状態が改善することはあるので，前記適応基準をすべての症例に当てはめるのには，注意を要します．あくまで前記適応基準は目安であり，ABCDE の総合評価のうえ，気管挿管の適応を考える必要があります．

Q 痙攣時の気管挿管のタイミングは？

　短時間の痙攣発作の場合，気道管理は舌根沈下や嘔吐による気道閉塞から生じる低酸素血症を予防することに向けられます．患者を側臥位とし，酸素投与や口腔内吸引，下顎挙上やエアウェイ挿入による気道確保により，低酸素血症と誤嚥は予防できます．しかし，第一選択薬の抗痙攣薬の投与で短時間のうちに痙攣がおさまらない，SpO_2 が十分な酸素投与下でも 90％以下になるなどの場合は，気管挿管を考慮する必要があります．

全身性痙攣が長時間持続すると，低酸素血症や代謝性アシドーシス，横紋筋融解などが生じ，抗痙攣薬の投与量が増加すると呼吸抑制をきたします．痙攣持続時間と気管挿管の適

応を明確に示すガイドラインはありませんが，適切な抗痙攣薬の投与にもかかわらず痙攣が10分以上続いた場合には，気管挿管を考慮すべきです．表3に，痙攣時の挿管適応を示します[2]．抗痙攣薬の持続投与を要する場合は，呼吸抑制による二次性の低酸素血症の発症を予防するために，気管挿管の絶対適応になることを強調しておきます．

表3　痙攣時の気管挿管適応

1. 気道閉塞あるいは低換気による低酸素血症（$SpO_2 < 90\%$）
2. 原疾患治療（頭蓋内圧上昇を伴う頭部外傷，脳腫瘍など）
3. 抗痙攣薬（ミダゾラム，バルビツレートなど）の持続投与
4. 痙攣重積

（文献2より引用）

Q 気管挿管時に頭蓋内圧を亢進させないためには，どうすればよいですか？

頭蓋内圧の上昇は脳機能障害を起こし，最悪の場合，脳ヘルニアにより死に結びつく場合があります．そのため，頭蓋内圧亢進患者の気管挿管に際しては，十分な配慮が必要になります．

脳血流の指標となる脳灌流圧：CPP（cerebral perfusion pressure）は，平均動脈圧：MAP（mean arterial pressure）と頭蓋内圧：ICP（intracranial pressure）を用いて，以下の式で表されます．

CPP＝MAP－ICP

頭蓋内圧亢進患者では脳血流を保持する自動制御能が破綻しており，過度の血圧の上昇，低下は脳障害を増大させます．上記式より，MAPの低下がCPP低下につながることは明白ですが，逆に過度なMAPの上昇は，自動制御能を失った脳に対してはそのままICP上昇につながってしまいます．よって，CPP保持のためには，至適MAPの保持と，ICPの絶対値を低くすることがポイントとなります．

以下に，気道管理に伴う頭蓋内圧上昇の要因と対応を示します．

1．喉頭展開による交感神経反射

喉頭蓋上部には感覚神経が豊富に分布し，喉頭展開や気管挿管などの操作により強い刺激を受け，交感神経が興奮します．この交感神経の興奮は，心拍数と血圧を増大させ，自動制御能を障害された脳に対しては，ICPの上昇をひき起こします．この交感神経反射を避けるためには，愛護的な喉頭展開，気管挿管を施行するのはもちろんのことですが，フェンタニルのような合成オピオイドを使用すると，反射誘発を抑制することができます．通常，臨床の場において交感神経反射を抑制するために，フェンタニルは2～4μg/kg程度を使用します．モルヒネは脳静脈拡張からICPの上昇をひき起こすため，頭蓋内圧亢進患者の鎮静薬としては禁忌です．

2．喉頭展開に伴う頭蓋内圧の反応

喉頭展開は交感神経反射を介さず，直接反射として頭蓋内圧を上昇させます．これに対しては，喉頭展開や気管内吸引の前にリドカイン1mg/kgの静注で，ICPの上昇を防止できるとされています．

3．導入薬

上記のフェンタニル，リドカインに加え，

表4　頭蓋内圧亢進患者の気管挿管時使用薬剤

	薬剤	用量	コメント
前投薬	硫酸アトロピン	0.02 mg/kg （min：0.1 mg, max：1 mg）	気管挿管時の低酸素血症による徐脈の予防
	リドカイン	1～2 mg/kg	頭蓋内圧低下作用 低血圧：ときに起こる
鎮静剤	フェンタニル	2～4 μg/kg	高用量投与で鉛管現象出現
	チオペンタール	2～5 mg/kg	頭蓋内圧低下作用 心抑制作用，低血圧：高頻度に起こる
	ミダゾラム	0.1～0.3 mg/kg	低血圧：ときに起こる，血中半減期：6～15分
	プロポフォール	2 mg/kg	低血圧：高頻度に起こる 血管痛あり．短時間作用で調節性に富む
筋弛緩剤	ロクロニウム	0.6～1.2 mg/kg	心血管作用は少ない
	ベクロニウム	0.1～0.2 mg/kg	心血管作用は少ない

原則，頭蓋内圧亢進患者に対してケタミン，モルヒネ投与は禁忌である．

鎮静薬としてチオペンタール，ミダゾラム，プロポフォールなどを使用します．チオペンタールは脳酸素利用率を減少させることによる脳保護作用があり，また，脳血流量を低下させることで頭蓋内圧を低下させます．同時に，血管拡張作用，心抑制作用もあるため，投与時の血圧低下に対しては，細胞外液の急速投与などの対応をすぐにできる準備をしておく必要があります．表4に，頭蓋内圧亢進患者に対する気管挿管時薬剤を示します．薬剤投与により頭蓋内圧を上昇させてしまうモルヒネやケタミンは，原則禁忌です．

意識障害患者の人工呼吸管理中に注意するべき点は？

意識障害患者の人工呼吸管理中に注意すべき点はいくつかありますが，以下の項目に分けて示します．

1．人工呼吸器設定とPCO₂

頭蓋内圧の亢進した意識障害患者における呼吸器管理について述べます．

PCO_2（動脈血二酸化炭素分圧）の上昇は脳血流を増加させ，その結果，ICPを上昇させます．逆に，PCO_2の低下は脳血流を減少させ，ICPを下げます．頭蓋内圧亢進患者においてはICPを上昇させず，かつ適切な脳血流を保持させることがポイントとなります．かつては，頭蓋内圧亢進患者に対してはPCO_2を30 mmHgほどの過換気とし，ICPを低下させる呼吸器管理としていましたが，これは逆に脳血流を低下させることになってしまい，現在では推奨されていません（1995年 Brain Trauma Foundationより）．過度な過換気は脳血管を収縮させ，脳循環が障害されるのです．現在では，PCO_2は40 mmHg前後の正常換気が推奨されています．PCO_2を30 mmHgとする過換気療法の適応は，ICPの急激な上昇により脳ヘルニア徴候を認め，かつ鎮静薬のボーラス投与や浸透圧利尿薬投与への反応がない場合のみです．

33．痙攣重積・意識障害の呼吸管理

PCO_2を一定化する，つまり分時換気量を一定化するための呼吸器設定としては，VCV（volume control ventilation）が通常好まれます．一回換気量：TV（tidal volume）は，6～8 mL/kgを目安とします．通常の呼吸管理の際，小児ではカフ付き気管チューブを用いることが少ないため，チューブリークのため設定TVに到達しない場合が多いです．厳密に分時換気量を一定化したい場合は，小児においてもカフ付き気管チューブや，適正サイズの1サイズ上のカフなし気管チューブを選択する場合があります．

2．鎮　静

意識障害患者の人工呼吸管理中の鎮静薬の選択は，大きく2つに分かれます．
1）原疾患の治療上，人工呼吸管理が必要（頭部外傷，脳腫瘍など）
2）意識の回復が確認できれば人工呼吸器から離脱（痙攣重積など）

1）のようにICPコントロールを要する場合，通常ミダゾラム（0.1～0.5 mg/kg/h），フェンタニル（1～5μg/kg/h）の併用持続静注を第一選択にします．ICPコントロールが不良な場合はチオペンタール（1～5 mg/kg/h）の持続静注へ変更します．ただし，チオペンタールの持続静注をする場合，高頻度で心抑制作用から低血圧を呈するので，カテコラミンサポートを要することが多いです．分時換気量を一定化するために自発呼吸を消す必要がある場合や，低体温療法を併用している場合などは，筋弛緩薬の持続静注を追加します．

2）のように意識状態の評価をしつつ，かつ安全に人工呼吸管理を行いたい場合は，調節性に優れているプロポフォールを適宜増減させながらみるか，あるいは$α_2$作動性鎮静薬であるデクスメデトミジン（0.5～0.7μg/kg/h）を使用します．デクスメデトミジンは，至適鎮静レベルを保ちつつ，意識レベルの評価が可能であり，いわゆる使い勝手はよいのですが，今のところ適応が人工呼吸管理中あるいは抜管後の24時間以内であること，副作用に重篤な徐脈，低血圧があること，小児への安全性が確立されていないことなどに注意する必要があり，使用経験の多い集中治療室でのみ使用するべきです．

3．体位と理学療法

頭蓋内圧亢進患者に深鎮静下，人工呼吸管理をしている場合，体位にも注意をする必要があります．頸部の屈曲は頭部からの静脈還流を阻害し，ICPの上昇につながります．頸部は正中位固定を基本とします．また，深鎮静下の人工呼吸管理下では，患者の体動，咳反射はなく，容易に無気肺形成や人工呼吸器関連肺炎の発症を招きます．そのため，適切な口腔内ケアや肺理学療法を施行することは，必要不可欠です．

[文　献]
1) 日本外傷学会・日本救急医学会：外傷初期診療ガイドライン，2002
2) 井上哲夫，近江明文 他：緊急気道マニュアル．メディカル・サイエンス・インターナショナル，pp221-224，2003

X 色々な小児疾患での呼吸管理

34 神経筋疾患合併患児の呼吸管理

東京都立小児総合医療センター
救命・集中治療部 集中治療科　水城直人

 point

- 神経筋疾患の呼吸不全の病態として，慢性肺胞低換気や CO_2 ナルコーシスがある．
- 早期呼吸不全症状はわかりにくく見過ごされがちなので，注意が必要である．
- 呼吸器以外の全身管理も重要である．
- NPPV は急性呼吸不全から慢性呼吸不全に対する換気補助手段の第一選択であるが，NPPV の適応と限界を十分に理解して経験を重ねることが必要である．
- 人工呼吸管理離脱は，呼吸筋疲労や廃用性萎縮を考慮して，本人のペースで計画的に行う必要がある．

Q 神経筋疾患とは？

 神経筋疾患（neuromuscular disease）の定義として，欧米の報告では，運動ニューロン（脊髄前角細胞や脳神経の運動神経核），脊髄神経根，脳神経，末梢神経，神経筋接合部，筋肉に障害がある疾患のことを示します[1]（表1）．日本では，中枢神経障害が主体の疾患を含めることもありますが，本稿の神経筋疾患とは，上記の定義された疾患を対象としています．

表1　神経筋疾患の具体例

脊髄性筋萎縮症，Werdnig-Hoffmann 病，Kugelberg-Welander 病，進行性球麻痺，筋萎縮性側索硬化症，筋ジストロフィー，筋緊張性ジストロフィー，先天性ミオパチー，周期性四肢麻痺，ギラン・バレー症候群，重症筋無力症，ポリオ，破傷風，ボツリヌス中毒

Q 神経筋疾患患者の呼吸不全の病態生理は？

 全身の筋力低下により換気量が不十分となり，「肺胞低換気」をひき起こします．そのため，慢性的に進行した神経筋疾患は，肺胞低換気が主病態となります[2]．しかし，肺気量低下や咳嗽能力低下による気道閉塞，長期臥床や胸郭変形による無気肺，喉頭

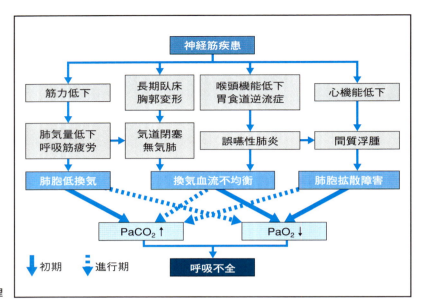

図1 神経筋疾患の病態生理

機能低下や胃食道逆流症による誤嚥性肺炎，心不全や感染症による間質浮腫などから，「換気血流不均衡」や「肺胞拡散障害」などの病態をも，ひき起こします．その結果，高二酸化炭素血症（動脈血二酸化炭素分圧上昇，$PaCO_2$上昇）と，低酸素血症（動脈血酸素分圧低下，PaO_2低下）を起こし，平衡状態が崩れると呼吸不全に至ります[3]（図1）．原疾患，合併症，重症度などによりこの主病態や程度は様々で，症例ごとに病態の評価が必要となります．

神経筋疾患患者の呼吸不全の症状は？

 一般的に，原疾患により活動性は低下しているため，運動負荷によって出現する早期呼吸不全症状がわかりにくく，軽度の呼吸器障害が見過ごされがちです．また，睡眠時に呼吸不全症状があっても覚醒時は無症状の場合もあり，呼吸不全が潜在的に進行

表2 慢性肺胞低換気症状（認められる頻度順に）

疲労，息苦しさ，朝または持続性の頭痛，日中のうとうと状態と頻回の眠気，息苦しさや動悸で睡眠時に覚醒，嚥下困難，集中力低下，頻回の悪夢，呼吸困難の悪夢，呼吸障害による心不全徴候や症状，下肢浮腫，いらいら感や不安，尿意による睡眠時の頻回な覚醒，学習障害，学業成績低下，性欲低下，過度の体重減少，筋肉痛，記憶障害，上気道分泌物の制御困難，肥満

（文献4より引用）

していることもあります．さらに，心肺耐容能低下を合併しやすいこともあり，重篤な全身状態で発症することがあり得ます[4]．特に2歳以下の患者は，呼吸筋力が弱いことにより，典型的な呼吸困難症状は必ずしも呈さないことが特徴です．急性呼吸不全のエピソードがなく，原疾患の進行とともに慢性的な肺胞低換気のみが存在する場合は，高二酸化炭素血症が主体となり，低酸素血症の症状がほとんど出現せずに経過している場合も多いようです．

普段から，慢性肺胞低換気症状に注意し（**表2**）[4]，パルスオキシメーターだけではなく，血液ガス検査や呼吸機能検査等が必要であることを認識してください．

Q 呼吸管理中に注意すべき呼吸器以外の問題は，何がありますか？

呼吸器以外の問題も意識して，管理と治療をする必要があります．一般的には，呼吸器のみを管理治療するだけで呼吸不全を解決するのは，多くの場合困難です．以下に，よくみられる他の問題点を挙げます．

1．低栄養に対して

呼吸管理に悪影響を及ぼさない方法を選び，かつ十分な栄養となるよう，急性期から計画管理する必要があります．経腸栄養が基本で最重要ですが，経腸栄養が不可能または不十分の場合には，中心静脈栄養を考慮する必要があります．

2．便秘やイレウスに対して

水分食事管理，下剤，浣腸，電解質補正などの内科的治療が中心になります．イレウスに対しては内科的治療で改善することが多いですが，稀に急性虫垂炎や絞扼性イレウスを発症していることもあり，外科的治療を念頭においた検索が，時には必要です．

3．消化管出血に対して

腸重積，憩室炎，虚血性腸炎などの器質的疾患や，腸管感染症などの原因検索を十分に行います．器質的な問題がないと診断したら，ファモチジンやオメプラゾールや適切な鎮静等の内科的治療を行います．

4．心不全や不整脈に対して

急性呼吸不全で人工呼吸管理が必要になる場合，心不全の評価は必須です．心機能低下や心不全を合併していたら，適切な水分管理，利尿薬，強心薬，拡張薬などの抗心不全治療を遅滞なく開始します．全身状態改善後も，定期的な心機能評価と，慢性心不全治療が必要になる場合も多々あります．

5．無気肺や痰の喀出困難に対して

全身状態が許すのであれば，呼吸理学療法を早期から導入します．トレーニングを受けた呼吸理学療法士の指導の下，ベッドサイドの医療スタッフも施行できるとよいですが，不適切な方法や体位で骨折，靱帯損傷，捻挫を起こす可能性もあります．重要性と危険性を十分に意識しながら，呼吸理学療法を行います．

6．骨格変形や関節拘縮に対して

骨格変形や関節拘縮などの問題に対して，体位保持やリハビリテーションで積極的に介入していくことは，長期的にみても重要にな

ります．呼吸不全急性期であっても，全身状態が許すならば考慮します．この場合も，不適切な方法や体位で骨折，靱帯損傷，捻挫を起こす可能性があることに注意します．

神経筋疾患患者の呼吸不全の初期対応は？

まず，呼吸不全の重症度を迅速に評価します．意識障害や呼吸窮迫症状を示す症例に，採血や X 線や呼吸機能などの評価を優先したため，呼吸不全に対する治療が遅れてしまうのは大変に危険です．重篤な臨床所見があれば，迅速に人工呼吸を含めた全身管理を行うことが大切です．

臨床所見上で重篤ではないことを確認し，次に呼吸不全の具体的な評価を行います．その場合，パルスオキシメーターだけでは不十分で，血液ガス分析（とりあえず静脈血でも十分，必要なら動脈血）を行います．もし可能なら経皮または呼気終末炭酸ガス分圧（$TcCO_2$ または $EtCO_2$）測定も行います．同時に，急性呼吸不全に至った原因の検索を開始します．

急性呼吸不全を発症する以前，場合によっては，慢性的な肺胞低換気の状態であった可能性があります．$PaCO_2$ が高いものの代償性に pH は保たれ，かつ PaO_2 も比較的保たれている状態です．この状態で高濃度酸素を吸入させると，換気不全が進行または呼吸停止する可能性があり，注意が必要です（CO_2 ナルコーシス）．そのような慢性肺胞低換気の場合，低濃度の酸素（30％未満）から開始して，経過をみていく必要があります[3]．

心機能低下があるなら，早期に抗心不全治療を開始します．また，呼吸機能低下があるなら，呼吸理学療法が極めて有効な場合があり，考慮します．それでも呼吸や全身状態が悪化するなら，人工換気が必要となります．

人工呼吸管理の方法には，何がありますか？

侵襲的と非侵襲的人工換気があります．前者には気管挿管，気管切開，後者には陽圧式，体外式があります（**表3**）[4]．

神経筋疾患症例の急性呼吸不全から慢性呼吸不全に対する換気補助手段の第一選択は非侵襲的人工呼吸です[5]．侵襲的人工換気からの離脱の手段としての，非侵襲的人工換気の有用性も指摘されています[6]．非侵襲的人工換気で改善しない場合には侵襲的人工換気を選択します．

表3　現在実用的な，侵襲的および非侵襲的人工換気

1．侵襲的人工換気
　a）陽圧式：気管挿管，気管切開

2．非侵襲的人工換気
　a）陽圧式：鼻マスク，鼻プラグ，マウスピース，フェイスマスク
　b）体外式二相式（陰圧陽圧式）：キュイラス（胸当て）

（文献4より引用）

非侵襲的人工換気とは？

 現在，2種類の換気方法があります．

1．陽圧式

非侵襲的陽圧人工換気（noninvasive positive pressure ventilation：NPPV）といわれる人工呼吸管理です．チューブを気管に挿入して行う侵襲的人工換気と異なり，チューブを挿入せず，マスクなどのインターフェイスを用いて陽圧人工換気をする方法のことです．

2．体外式

古くは「鉄の肺」と表現されていた人工呼吸管理のことで，胸郭の周りに覆いを密閉装着し，密閉空間を陰圧にして胸郭と横隔膜を動かすことで行う人工換気です．気道内圧を陰圧にして換気するため，生理的と考えられていますが，現在実用的な呼吸器は，キュイラス（胸当て）を装着し，密閉空間を陰圧と陽圧を繰返して換気を行う二相式（陰圧陽圧式）人工呼吸器のみになります．

NPPVとは？

 非侵襲的陽圧人工換気はNPPV（noninvasive positive pressure ventilation）と表現されます．他にもNIPPV（noninvasive/nasal/nocturnal intermittent positive pressure ventilation）やNIV（noninvasive ventilation）とも表現されます．気管挿管や気管切開といった身体内へのチューブ留置をせずに，マスクなどのインターフェイスで患者と人工呼吸器を接続して行う人工呼吸療法の総称です．

接続する人工呼吸器は，NPPV専用の器械を使用します．一般的な人工呼吸器でも使用可能なものもありますが，リークや同調性などの問題が解決できない限り，基本的には使用しません．

インターフェイスとは？

インターフェイスは鼻，口，口鼻の3種類に大別されますが，実際には，鼻マスク，鼻プラグ，マウスピース，フェイスマスク，ヘルメットなど，様々な形態や特徴があります．病態と症例ごとに最適なインターフェイスを使用することが大切です．例えば急性呼吸不全の場合は，一定の換気と酸素投与を持続的に維持するため，口鼻マスク（フルフェイスマスクなど）が適しています．

患者の上気道の状況を理解した後に，①適切な範囲のリークになるよう，②皮膚損傷が予防できるよう，③ストレスを最小限にできるように考慮して，インターフェイスのサイズや形状を選択します．

34．神経筋疾患合併患児の呼吸管理

NPPV は有用？

NPPV の使用により，急性期の気管挿管を回避できたり，抜管を促したり，再挿管を防ぎ ICU 滞在期間を減少させたといった報告があります．また，専門スタッフの存在や熟練により，NPPV 導入の成功率が増加し，適応が拡大するとの報告もあります．さらには患者や家族側からも，NPPV 導入により，呼吸状態の改善はもとより生活の質が向上したと答えることが多く，積極的な導入を進める気運が世界的に高まってきています．

ただし，神経筋疾患患者における報告が主で，中枢神経障害患者を対象とした報告は，あまりありません．そのような症例は，意思確認や予後予測が困難であり，倫理的問題も個々に生じるため，未だに NPPV 適応ガイドラインを示すには至っていません．今後の事例の積み重ねが必要と考えられます[4]．

NPPV の利点と欠点は？

 侵襲的人工換気と比較して，利点と欠点を表 4 に示します[7,8]．

1．利 点

1）気管挿管手技のリスクである，低酸素血症，血圧変動，歯牙損傷，食道誤挿管などを回避・軽減することができます．しかし NPPV 導入後も，気管挿管が必要になることを常に念頭において，リスクを最低限にできる施設やスタッフに事前に連絡をする，などの重症化を見越した配慮が重要です．
2）発声や食事が可能である点は，患者側にとって極めて重要な利点です．また，医療側にとっても意識レベルの確認，精神・神経学的所見を確認することは極めて有用な情報源となります．
3）基本的には NPPV では鎮静薬は不要です．逆に鎮静薬が必要な場合は，侵襲的人工換気を考慮する必要があります．ただ，状況によっては少量の鎮静薬を使用する場合もありますが，その場合でもごく少量で十分です．この点は，咳嗽反射や腸管運動を保つ点で大変重要になります．また，鎮静薬中止後の離脱症候群を軽減する意味でも大切です．
4）十分な声帯運動や咳嗽反射がある場合，人工呼吸器関連肺炎を減少させます．た

表 4　NPPV の利点と欠点

利　点	欠　点
1）気管挿管手技に伴う合併症の回避	1）気道と食道の分離が不可能
2）会話や食事が可能	2）気管内吸引が不可能
3）鎮静鎮痛の必要性の減少	3）高い気道内圧管理が不可能
4）人工呼吸器関連肺炎などの減少	4）インターフェイスによる皮膚粘膜損傷
5）着脱が簡便で，施行時間の調節が容易	5）患者の理解と協力が必要 医療スタッフの理解と習熟が必要

（文献 7，8 を参照して作成）

とえカフ付きのチューブを気管内に留置したとしても，完全に防ぐことは不可能です．また，副鼻腔炎などのリスクも減少させます．
5）着脱が容易なことは，導入時に迅速な人工呼吸管理が可能であり，離脱時の不必要な人工換気を最小限にできます．また，間欠的な人工呼吸管理も可能となります．

2．欠点

1）食道と気道の分離が不可能のため，誤嚥を発症したり，胃・腸管ガス増大による経腸栄養の困難をひき起こします．
2）気管内吸引ができないことは，例えば，感染症等で気道分泌物が異常増加していながら，咳嗽反射が不十分で喀出できない場合は，重大な欠点となります．
3）呼吸器の圧を高く設定しても，気道の状態やリークの変化により，末梢肺胞まで十分な圧がかかっているとは限りません．肺や末梢気道に十分な圧が必要となる病態の場合，NPPVは不適切です．
4）インターフェイスは皮膚粘膜損傷を避けるように設計されていますが，それでも高頻度に損傷は起こります．また，この皮膚粘膜損傷がNPPVの受け入れを悪化させることは，よく経験します．そのインターフェイスは，どういった損傷が多いのかをよく理解し，予防と早期治療が重要です．
5）小児の場合，患者の理解と協力が必要である点は，特に大きな欠点になります．理解と協力が十分に得られない場合，速やかに侵襲的人工換気を考慮します．また，看護ケアの内容は，侵襲的人工換気と種類が変わり，かつ増加するといわれます．医療スタッフや家族の，NPPVに対する十分な理解と習熟が必要になります．

NPPVの適応は？

呼吸不全に対して人工呼吸管理の必要があり，誤嚥の危険性が低く（嚥下と咳嗽が良好），自発呼吸が比較的保たれている症例が対象となります．また，NPPVに熟練した管理チームの存在が導入の成功率を上げるといわれるため，NPPVを理解し十分に経験のある管理者の存在も，適応の一つともいえます[4]．

以前は，慢性呼吸不全や睡眠時無呼吸症候群の在宅治療としての適応が主でしたが，現在は，急性呼吸不全にも適応が徐々に拡大し，救急集中治療領域や術後ケア領域でも積極的に使用されるようになってきました（表5）．

中枢神経障害症例の呼吸不全の場合の適応は，難しい判断になります．そういった患者はNPPVに対する理解や意思表示が乏しく，予後予測が困難なことも多く，様々な倫理的問題が，個々により生じるためです．患者の家族に対してNPPVの十分な説明を行い，家族や医療スタッフと十分な話し合いを行い，適応を考慮します．

表5　神経筋疾患・脊髄損傷におけるNPPVの適応

睡眠時	・慢性肺胞低換気（%VCが30%以下の場合はハイリスク） ・昼間にSpO₂低下（94%以下）または高炭酸ガス血症（45 mmHg以上） ・ポリソムノグラフで，AHI*が10/時間以上，SpO₂が92%未満になることが4回以上か，全睡眠時間の4%以上 ※呼吸不全の症状よりNPPV使用のほうが苦痛であると感じる患者は，NPPVを中止して，3カ月か6カ月後に再評価する
睡眠時 ＋ 覚醒時	・患者本人が睡眠時のNPPVを昼間に延長して使用する場合 ・呼吸困難に起因する嚥下困難の場合（NPPVによって嚥下困難が軽減する場合） ・息つぎなしに長い文を話せない場合 ・慢性肺胞低換気症状を認め，昼間にSpO₂低下（94%以下）または高炭酸ガス血症（45 mmHg以上）
急性期	・上気道炎などによる急性呼吸不全増悪，肺炎，無気肺に対する治療のため ・慢性肺胞低換気（%VCが30%以下の場合はハイリスク）のウイルス感染時に，呼吸筋力低下に伴う呼吸合併症予防のため ・抜管（気管挿管や気管切開チューブ）：早期抜管，再挿管予防のため，抜管後より使用 ・術後ケア：抜管促進または挿管予防のため，術後に必要症例にあらかじめ使用
その他	・SMA Ⅰ型と診断されて家族が非侵襲的呼吸ケアに関心がある場合

*apnea-hypopnea index（AHI）

（文献9より引用）

NPPVの除外基準は？

 同じく様々な臨床試験の結果から，除外基準（表6）が示されています[8]．適切な人工換気方法を選択するためにも，NPPVの限界を十分に認識することが重要です．一般的に，意識障害を伴う場合はNPPVの除外基準になりますが，CO₂ナルコーシスによる意識障害では，NPPVによる換気改善効果から，導入後早期に意識レベルの改善が期待できる場合もあります．CO₂ナルコーシスによる意識障害が疑われる場合，NPPVを導入し，30分以内に意識の改善がないかを評価することが推奨されています[8]．

表6　急性呼吸不全におけるNPPVの除外基準

1．呼吸停止
2．不安定な循環動態（低血圧性ショック，管理不能な心筋虚血や不整脈，上部消化管出血）
3．誤嚥のリスク（咳嗽反射や嚥下機能の障害）
4．過剰な気道分泌物
5．興奮状態（意識障害），治療に非協力的
6．マスク密着が困難な，顔面の外傷や熱傷，手術，または解剖学的異常

（文献8より引用）

気管挿管に踏み切るタイミングは？

A NPPVの除外基準に相当する呼吸不全症例，または，NPPVを開始したが全身状態が改善しない場合が，気管挿管の適応になります．表7に，気管挿管の基準を示します[9]．呼吸状態は常に意識するため，1．はわかりやすい項目ですが，2．，3．も重要です．NPPV導入後に心拍数や血圧上昇，意識状態悪化などがあれば，血液ガス検査をするまでもなく，NPPVの限界を示唆しています．血液ガス検査が困難なため，気管挿管が遅れるなどの事態は避けなければなりません．

通常のNPPV有効症例は，30分以内に呼吸状態やバイタルサインの改善がみられます．NPPV導入後の長くとも2時間以内に全身状態の改善がない場合，躊躇なく気管挿管に踏み切るべきです．そして，再評価するまでの時間に，安全かつ確実に気管挿管ができる体制を確立しておきます[10]．

表7　NPPVを中止して気管挿管を行う基準

1. 呼吸不全の進行
    a）頻呼吸・呼吸困難の進行，呼吸停止
    b）酸素投与にもかかわらず $PaCO_2 > 60$ mmHg，$SpO_2 > 90\%$ が維持できない
    c）NPPV前と比較しPCO_2が上昇する
    d）分泌物・誤嚥などの理由で確実な気道の確保が必要
2. 循環動態の悪化
    a）頻脈の進行，血圧が不安定
    b）心筋虚血症状の出現，不整脈の増悪
3. 意識
    a）意識レベルの悪化，興奮状態，不穏状態
    b）不快感や痛みのためにマスク持続使用が困難
    c）呼吸器と同調できない
    d）分泌物などの理由で上気道の確保が必要

（文献10より引用）

 人工呼吸器離脱の進め方のコツは？

A 神経筋疾患は全身の呼吸筋力低下があるため，離脱には十分な評価と準備が大切です．①呼吸不全に至った原因を確認し取り除くこと，②客観的な呼吸状態の評価を行い改善の確認をすること，③呼吸理学療法士を中心としたリハビリテーションを持続的に行うこと，④栄養状態の改善を行うこと，⑤離脱後の短期的・長期的なバックアップ体制を確立すること，など，計画的な管理が必要になります．時には，計画変更も含めて数週間にわたって離脱に至ることもあり得ます．

神経筋疾患症例の多くは，人工呼吸を開始すると自発的な呼吸筋活動を中止することが多く，それにより呼吸筋の廃用性萎縮が発生

しやすいといわれます．過剰な人工呼吸管理は，自身の呼吸筋力を不必要に低下させます．反対に，過小な人工呼吸管理は，呼吸筋疲労により呼吸状態をさらに悪化させ長期化させます．人工呼吸器離脱は本人ペースで行い，治療後の呼吸改善に伴う過剰分の換気補助を徐々に取り除いていくものと意識して，離脱へ進めることが大切です．

人工呼吸器離脱が難しい場合は？

人工呼吸器からの完全離脱は理想的ではありますが，それが不可能な場合には，段階的に離脱していきます．一般的には，気管挿管管理からNPPV，そして完全離脱の流れになります．しかし，神経筋疾患は多くは全身の筋力低下が進行します．それに伴い呼吸不全が進行することを考慮すると，いずれ持続的な人工呼吸管理が必要になることも多く，在宅NPPVや気管切開人工呼吸管理が必要になる場合もあります．

施設による違いはありますが，成人は経口気管挿管から2週間以上の人工呼吸管理が必要になれば気管切開を行うことが多いようです．その場合の人工呼吸離脱を前提とした一時的気管切開は，ある程度患者や家族の理解は可能と思われます．しかし，進行性の筋力低下を伴う神経筋疾患患者や，その家族の多くの方は，気管切開管理には強い抵抗があります．そのため，適応があるのなら，まずは慢性期在宅NPPVを導入します．NPPVの適応がない場合は気管切開を選択しますが，気管切開を導入した後も，人工呼吸器離脱に向けた呼吸管理やリハビリテーションを行い，定期的に呼吸機能の評価を行います．そして，NPPV導入や人工呼吸離脱へ向けて，最大限の努力を行うことが，患者と患者家族との信頼関係構築になり，その信頼関係の蓄積が，急性期から慢性期の呼吸管理において重要になります．

［文　　献］

1) Zaidat OO, Suarez JI, Hejal RB：Critical and respiratory care in neuromusucular disease. In "Neuromuscular Disorders in Clinical Practice" ed. Katirji B. Butterworth-Heinemann, Woburn, pp384-399, 2002
2) Bach JR：Management of Patient with Neuromuscular Disease. Hanley & Belfus inc. Medical Publishers, Philadelphia, 2004
3) West JB：ウエスト呼吸の生理と病態生理．メディカル・サイエンス・インターナショナル，pp139-157，2002
4) 石川悠加：非侵襲的人工呼吸療法ケアマニュアル—神経筋疾患のための—．日本プランニングセンター，2004

5) American Thoracic Society : International consensus conferences in intensive care medicine : noninvasive positive pressure ventilation in acute respiratory failure. Am J Respir crit Care Med 163 : 283-291, 2001
6) Plant N, Walker R : Immediate extubation to noninvasive ventilation can reduce postoperative morbidity and need for PICU in children with neuromuscular disorders. Paediatr Anaeth 19 (5) : 549-550, 2009
7) 三澤和秀, 布宮 伸：非侵襲的人工呼吸（NPPV）の適応とセッティング．"人工呼吸器と集中ケア Q&A―ベッドサイドからの質問297（新装版）" 総合医学社, pp8-13, 2006
8) 布宮 伸：適応と開始時期, 中止の判定法. 救急・集中治療 17 (1)：47-49, 2005
9) 公益社団法人日本リハビリテーション医学会 監修：神経筋疾患・脊椎損傷の呼吸リハビリテーションガイドライン．金原出版, 2014
10) 黒田浩光, 升田好樹, 今泉 均：心原性肺水腫患者の人工呼吸法と集中ケア．"人工呼吸器と集中ケア Q&A―ベッドサイドからの質問297（新装版）" 総合医学社, pp146-151, 2006

X 色々な小児疾患での呼吸管理

35 慢性肺障害合併患児の呼吸管理

うえだこどもクリニック 院長　上田康久

point

- すでに肺組織障害を呈している慢性肺障害（以下 CLD：chronic lung disease）患児における，新たな疾患に対する呼吸管理では，"さらなる肺組織障害の蓄積"を最小限に抑えることが大切である．
- 特に臨床上問題となる，CLD 合併患児が急性細気管支炎を罹患した際の呼吸管理では，pressure controlled ventilation モードを選択し，吸気プラトー圧：35 cmH$_2$O 以下での管理完了を目標にする．
- 実際の呼吸管理における最初のポイントは"適切な吸気量を獲得すること"で，そのために吸気流速を調節し，吸気時間を長めに設定する．
- 次のポイントは，"呼出障害を最小限にし，barotrauma の発生を少しでも抑えること"で，そのために，呼出に必要な呼気時間を十分にとる．
- この結果，換気回数は 15〜20 回/min 位となり，この管理を可能にするために，鎮静薬や筋弛緩薬を用いて自発呼吸を抑制することが必要になる．

Q なぜ CLD 合併患児の呼吸管理が，臨床上問題となるのですか？

　新生児期の未熟肺に対する呼吸管理の弊害である，CLD の肺組織ダメージは，乳児期においても存続し，特に乳児期早期の急性細気管支炎罹患時に，大きな増悪ファクターとなります．CLD の主病態は，下気道から肺実質にかけての正常組織構造の破壊であり，下気道において気道粘膜障害から狭窄をきたす急性細気管支炎の併発により，気道抵抗は容易に上昇し，air trapping が生じ肺過膨張が出現します．気道閉塞に陥ると，肺胞の空気は吸収され無気肺を生じ，この肺過膨張と無気肺の混在が強くなると，換気血流比不均衡が増加し，低酸素血症が進行します．さらに重症の場合は高炭酸ガス血症を認めるようになり，呼吸管理に大変難渋します．以下の質問では，主に CLD 合併患児が急性細気管支炎を罹患した際の呼吸管理について回答します．

Q CLD 合併患児の急性細気管支炎罹患時に，NPPV は有効ですか？

　急性細気管支炎は臨床症候群であり，以下の 3 群に大別することができます．

1．無呼吸発作型

"無呼吸発作型"は，生後 1.5 ヵ月位までに

みられ，下気道狭窄症状が顕著化する前に無呼吸発作をきたす型です．機序として，呼吸中枢の未熟性に加え，鼻咽喉頭の分泌物貯留に伴う上気道閉塞や反射性無呼吸が考えられています．

2．狭義の急性細気管支炎型

"狭義の急性細気管支炎型"は，生後 1.5～6ヵ月位までに多くみられ，治療に最も難渋します．聴診で呼吸音減少と crackles を認め，気管支拡張薬の吸入効果が乏しい型です．

3．乳児喘息型

"乳児喘息型"は，喘息因子の関与が大きくなる生後 7ヵ月位以降にみられやすく，聴診で high pitched wheeze を聴取し，気管支拡張薬の吸入が明らかに効果的な型です．

このうち，主に"無呼吸発作型"に対し，nasal CPAP 等の NPPV が有効であったとの報告がありますが[1]，その機序は，下気道狭窄の改善効果ではなく，分泌物排除を含めた上気道の開存効果や呼吸中枢刺激が中心であったと考えられています[2]．CLD 合併患児に"狭義の急性細気管支炎型"を併発し，高い気道抵抗を呈している場合は，原則として気管挿管下での呼吸管理を施行します．

気管挿管に踏み切るタイミングは？

低酸素血症：$PaO_2 < 80$ mmHg（40%酸素投与下；PaO_2/F_1O_2 比：<200），高炭酸ガス血症：$PaCO_2 > 60$ mmHg，疲弊（not doing well），無呼吸，徐脈，臨床症状（呼吸困難）の増悪等で補助換気を開始します．また，NPPV を併用しても，多呼吸や頻脈が改善しない場合や，胸部単純 X 線写真（以下 胸部 X 線写真）で肺容量が正常以下に減少する場合，および高範囲無気肺を認める場合は，低酸素血症や高炭酸ガス血症が軽度であっても，気管挿管下での呼吸管理を行います．

人工呼吸管理の目標は何ですか？

人工呼吸管理の目標は，最低限の酸素化と換気を維持しながら気道および肺実質への，さらなる組織障害の蓄積を最小限にすることであり，高い呼吸器設定で急激に動脈血液ガス所見の改善をはかるような管理法は，適しません．新たな呼吸管理の原因となった疾患の病態や病期を考慮し，呼吸管理終了時の肺障害が最も少ない呼吸戦略を選択することが大切です．CLD の重症度，月齢，合併症に加え，急性細気管支炎等，新たな原因疾患の病態と病期を考慮し，症例ごとに毎日，達成目標を決めることが大切です．

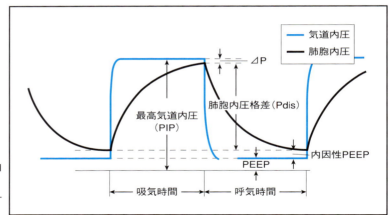

図1 従圧式人工呼吸器の気道内圧と肺胞内圧変化
time cycle pressure controlled ventilation.

なぜ，吸気時間を長く設定する必要があるのですか？

A "time cycle pressure controlled ventilation"施行時における，一呼吸ごとの最高気道（回路）内圧と肺胞内圧の圧較差の推移は，図1に示すように，正常肺においても時間的較差が生じます．急性細気管支炎では，下気道狭窄による気道抵抗が著しく増加しているため，肺胞内圧が気道内圧に近似するのに，さらに長い吸気時間が必要となります．このような症例では，同じ吸気プラトー圧であっても，吸気時間が長いほうが一回換気量（Vt）が増加します．通常，吸気時間は0.8～1.2秒を必要とします．

メモ

●気道内圧と肺胞内圧
　人工呼吸器のゲージが表示する圧は回路出口の圧であり，気道内圧と肺胞内圧の合計です．気道内圧は，気道抵抗と気流速度に比例し，急性細気管支炎では強い気道狭窄のため，気道内圧が著しく上昇しています．臨床的に問題になるのは肺胞内圧であり，吸気プラトー圧は，この吸気時の肺胞内圧を示しています．気道内圧は，気道内の気流が0になれば発生しないので，吸気終末時に気流が停止した状態で吸気プラトー圧を測定することができます．

なぜ，呼気時間を長く設定する必要があるのですか？

 適切な吸気プラトー圧と吸気時間で，吸気量を獲得した次に大切なのは，下気道狭窄の程度を把握し，必要な呼気時間を決めることです．この呼気時間の決定に最も

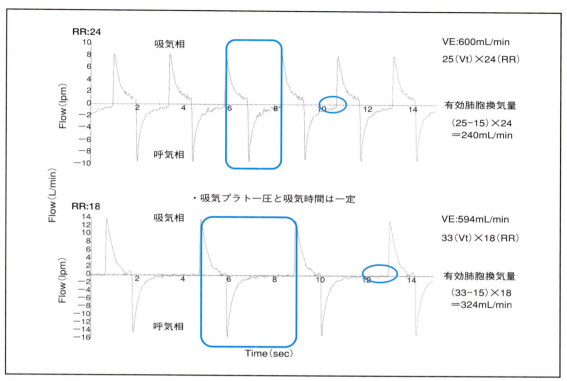

図2 flow-time curve

簡便で有用な方法は連続的な呼吸機能測定で，得られたflow-time curveを**図2**に示します[3]．上段が換気回数（RR）：24回/min，下段が18回/minで呼吸管理した際の測定曲線で，各々，縦軸は0を境に吸気相と呼気相の呼吸流速（flow：L/min）で，横軸は時間です．吸気プラトー圧と吸気時間は両者で一定であるため，図2の青い線の四角で囲んだ"1回の"呼吸時間は，呼気時間に起因していることになります．RR：24では，図2の青い線の丸で示した呼気flowが0 L/minになる前に次の吸気が始まっているのに対し，RR：18では，呼気flowが完全に0 L/minになってから，次の吸気が開始されています．RR：18では，呼出障害を最小限に抑える適切な設定が可能となっていますが，RR：24では，呼出障害が増悪し，barotraumaを招く可能性が高くなります．この設定条件で一回換気量（mL）を測定すると，25 mL（RR：24）と33 mL（RR：18）で，分時換気量（VE）は各々600 mL/minと594 mL/minとなりますが，実際の臨床効果の指標となる死腔換気量（3 mL/kg×5 kg［本児の体重］=15 mL）を考慮した有効肺胞換気量は，各々240 mL/minと324 mL/minとなり，RR：24よりRR：18と換気回数を下げたほうが，炭酸ガス排出が増加することになります．また，RR：18での呼吸管理では，内因性PEEPの低下により肺血流量が増加し，酸素化の改善も期待することができます．このように，適切な吸気時間と呼気時間を決定すると，換気回数は自動的に決まることになります．通常，換気回数は15〜20回/minとなることが多く，自発呼吸を抑制するために鎮静薬や筋弛緩薬の併用が必要となります．

呼吸管理を行ううえでの，コツはありますか？

1）適切な呼吸戦略を考慮したうえで，吸気プラトー圧≦35 cmH_2Oで発生する高炭酸ガス血症については，アシドーシスの進行がなければ許容します（"permissive hypercapnea"）．
2）肺全体に，無気肺や過膨張の混在する病態は，治療効果を著しく低下させるため，できるだけ避けます．胸部 X 線写真では，"ブラの混在が少ない軽度過膨張状態"を保つことが大切で，この状態を獲得するために，タイミングの良い体位変換や肺理学療法が有用です．
3）気道過敏性の発生や亢進に常に留意し，特に病初期は minimal handling に努めます．

 効果的な呼吸管理を行うための評価法には，何がありますか？

CLD 合併患児の急性細気管支炎罹患時の呼吸管理では，下気道狭窄程度の把握と，肺胞障害出現の有無に注目し，評価していきます．効果的な呼吸管理を行うための評価法としては，動脈血液ガス分析，胸部 X 線写真，聴診，連続的呼吸機能測定モニターが有用です．このうち，real time での肺の状態評価には，主に聴診と呼吸機能測定モニターが有用で，そのうえで，動脈血液ガス分析で一日数回各時点における呼吸状態の総和を評価し，胸部 X 線写真で蓄積した肺病態を評価（1～数回/day）していきます．実際には，胸部 X 線写真では肺容量低下（正常以下）や肺容量増加過多に注意し，さらに air leak（気胸・気縦隔等）の合併や，局所無気肺と肺過膨張（ブラ）の程度や，その混在割合に注目します．呼吸機能測定モニターでは，吸気プラトー圧や air leak（Vti と Vte の差）の把握に加え，flow volume curve では，"呼出障害程度"や"貯留分泌物増加に伴う気管内吸引施行時期"の把握が可能で，volume-time curve では，"適切な呼気時間"を決めることができます．

 肺理学療法を行うためのポイントはありますか？

肺理学療法を行うためには，図3に示すように，肺疾患の原因を"呼吸を規定する3病態"に分類し，さらに病変部位が，肺のどの部位に存在するかを評価することが大切です．CLD 合併患児に急性細気管支炎を併発している場合は，下気道狭窄に起因する肺過膨張と無気肺（肺容量低下）が主病態となります．基本的に，無気肺部や肺/胸郭コンプライアンス低下による肺容量低下に対しては吸気介助を試行し，肺過膨張等の呼出障害に対しては呼気介助を試みます．また，体位ドレナージでは，原則的に吸気介助したい部位を上側，呼気介助したい部位を下側にします．実際には，広範囲（右側と左側，腹

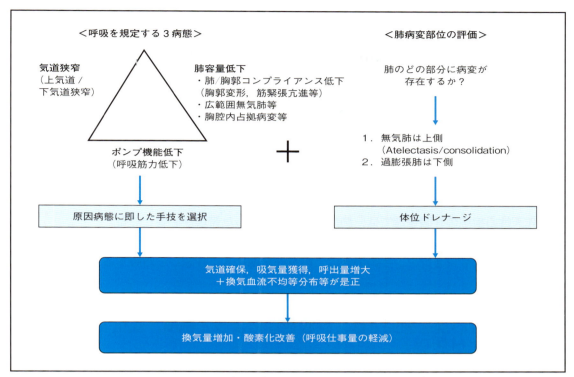

図3 肺理学療法を行う上での考え方

側と背側等）の肺病変の不均衡に対し，左右差には側臥位，前後差には腹臥位を施行することで，ある程度の効果を期待することができますが，同一肺区域内に異なった肺病変が混在すると，その効果は著しく減少します．この意味でも，可能な限り肺全体を均一病態（病変）にして，呼吸管理を行うことが大切です．

［文　献］

1) This LP, McKenzie SA, Blyth TP et al：Randomised controlled trial of nasal continuous positive airways pressure（CPAP）in bronchiolitis. Arch Dis Child 93：45-47, 2008
2) Tasker RC：CPAP & HFOV：different guises of the same underlying intensive care strategy for supporting RSV bronchiolitis. Intensive Care Med 34：1560-1561, 2008
3) 上田康久：呼吸理学療法の重要性とその実際─健常児における呼吸理学療法─．日小誌 119 (3) 546-554, 2015

X 色々な小児疾患での呼吸管理

36 先天性心疾患患児の呼吸管理

川崎医科大学 麻酔・集中治療医学 戸田雄一郎, 岡山大学病院 麻酔科蘇生科 清水一好, 岩崎達雄

point

- 先天性心疾患患児では，呼吸管理が循環を変動させる．
- 先天性心疾患の呼吸管理では，肺血管抵抗を意識した管理が必要となる．
- 肺高血圧を合併した疾患でも，術前と術後では呼吸管理が異なる．
- グレン手術やフォンタン手術の後は，可及的早期に人工呼吸から離脱する．

Q 先天性心疾患患児では，呼吸管理によって循環が変化するって本当ですか？

A 結論から言うと，呼吸管理によって循環はダイナミックに変動します[1]．特に新生児や乳児など小さな子どもほど，変化が顕著です．先天性心疾患患児に人工呼吸を行う場合，まず心疾患が根治されているか（正常心臓と同じ血液の流れになっているか），根治前かによって，その様式は異なります．根治の状態も，左右両心室のある状態か，単心室根治（フォンタン手術）かで，注意すべき点が異なります．まずは，患児の血液の流れが正常かどうかを正しく理解することが，間違った呼吸管理をしない第一歩になります．まずは正常を理解しましょう．正常解剖の心臓では，肺に流れる血液の量と全身へ流れる血液の量は同じです．血圧は，心拍出量を血管抵抗で乗じたものに比例しますので，肺動脈圧が全身の血圧よりも低いことは，肺の血管抵抗が全身血管抵抗よりも著しく低いことから成り立っています（**メモ1参照**）．次に，心疾患のある場合ですが，最も呼吸による変動が大きい，新生児および乳幼児の単心室や心内外に，大きなシャント（例えば心室中隔欠損）がある場合を想定しましょう（**図1**）．

血液の流れには大きく二つあって，一つは全身へ（通常大動脈を介して），もう一つは肺へ流れます（さらにシャントがあれば余分な血液が肺に向かいます．例：動脈管，BTシャント，大きな心室中隔欠損など）．どちらも，最終的には臓器を灌流した後，心臓に還ってきます．肺の血管抵抗は低いので，全身よりも肺に血液がたくさん流れることになります．これにより，心臓に還ってくる血液の量は多くなり，心臓の前負荷は増大することになります．さらに，全身に流れるべき血液が肺への血流に盗血されるので，全身の臓器の灌流不全が生じます．血流が増加することにより，血管抵抗が低くても肺の血圧は上昇します．これが，先天性心疾患に特有の肺高血圧です．これらの患児の肺血流と全身への血流の比率は，心内外シャントの大きさ，大血

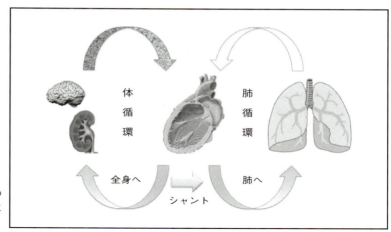

図1　体循環と肺循環
体血流と肺血流の比率は，血管の大きさやシャントの大きさ，血管抵抗などによって規定される．

管の狭窄の有無，そして肺および全身の血管抵抗によって決定されます．特に，肺血管抵抗は呼吸管理によって大きく変化します[2]ので，先天性心疾患では，呼吸管理が循環動態に影響を及ぼすことになるわけです．左心低形成症候群のノーウッド手術の術前や術後では，この体血流と肺血流のバランスを適切に保つような綿密な呼吸管理が要求されます[3]．

メモ1

●血管抵抗の算出法

$$体血管抵抗 = \frac{(平均動脈圧 - 右心房圧)}{心拍出量} \times 79.92 \ (dynes \cdot sec \cdot cm^{-5})$$

正常値：1,000〜1,500 程度

$$肺血管抵抗 = \frac{(平均肺動脈圧 - 左心房圧)}{心拍出量} \times 79.92 \ (dynes \cdot sec \cdot cm^{-5})$$

正常値：100〜300 程度

Q 肺血流増多型の心疾患では，どのように呼吸管理を行いますか？

　手術以外では，シャントの大きさや狭窄などを変化させることは不可能ですので，肺血管抵抗を変化させることに話を限ります．肺血管抵抗は，呼吸をはじめ様々な因子によって規定されています（**表1**）[4]．特に，吸入酸素濃度と二酸化炭素は，肺血管抵抗を決定する重要な因子で，なおかつ呼吸管理には欠かせないパラメーターです．また，肺容量も肺血管抵抗には密接な関係がある（**図2**）[5]ため，肺血管抵抗を低下させるためには，虚脱しても過膨張してもよくないことがわかります．

簡単な症例をたとえに，説明を加えます．大きな心室中隔欠損に肺高血圧を伴った症例では，術前や根治手術の麻酔をかけたとき，人工心肺に移行するまで，すなわち欠損の修復が

表1 肺血管抵抗に関与する因子

肺血管抵抗を増加	肺血管抵抗を低下
・PEEP↑ ・気道内圧↑ ・無気肺 ・低酸素（吸入酸素濃度↓） ・低換気（二酸化炭素↑） ・アシドーシス ・ヘマトクリット↑ ・カテコラミン（ストレス反応）	・PEEP↓ ・気道内圧↓ ・一酸化窒素 ・高濃度酸素 ・過換気（二酸化炭素↓） ・アルカローシス ・ヘマトクリット↓ ・血管拡張

（文献4を参照して作成）

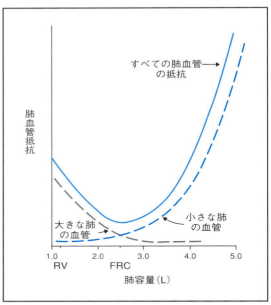

図2 肺容量と肺血管抵抗の関係
RV：残気量，FRC：機能的残気量
肺血管抵抗は大血管と微少な肺胞の血管の抵抗の和で，肺容量がFRCの近傍になるところで肺血管抵抗は最も低下する．

（文献5を参照して作成）

行われる前では，肺血管抵抗を ある程度保って，過剰に肺血流が増加するのを抑制するような呼吸管理が求められます．なぜなら，前述したように，通常先天性心疾患の肺高血圧の原因は，過剰な肺への血流であるからであって，肺血管抵抗の上昇ではないからです（**メモ2**参照）．表1に示したように，PEEPを使用し，酸素濃度を可能なところまで低下させ，やや低換気とし，動脈血中の二酸化炭素は40〜50 mmHg程度を目標にします．手術が終了して人工心肺から離脱する際には，通常肺高血圧はなくなっていますが，肺血管の反応性は残存します．したがって，吸痰やストレス，アシドーシス，無気肺，低酸素などをきっかけに，突然の肺血管の収縮が生じることがあります．これが有名な肺高血圧発作（pulmonary hypertensive crisis：PH crisis）です．人工心肺から離脱する際には，最大限に肺血管抵抗を低下させる呼吸管理，すなわち軽度過換気（CO_2 30〜35 mmHg程度），高濃度酸素吸入，必要なら一酸化窒素の吸入なども行います．手術後はpHを適正に保ち，酸素飽和度や酸素分圧が低下しないように，呼吸管理に細心の注意を払わなければなりません．一般的には，手術前の肺高血圧の程度や期間が重篤なものほどPH crisisが起こりやすく，手術後に肺血圧が体血圧の1/3未満の症例では，ほとんどPH crisisは起こりません．手術後の肺の血圧が体血圧の2/5を超える症例では，24時間の完全鎮静，人工呼吸を行います[6]．

> **メモ2**
>
> ●肺高血圧と肺血管抵抗
>
> Eisenmenger症候群は肺血管抵抗が上昇してしまった肺高血圧で，肺への血流はむしろ減少しているので，肺血流の多い肺高血圧とは区別して考える必要があります．原発性肺高血圧も，肺血管抵抗の高い肺高血圧です．

Q グレン手術の呼吸管理は，どのように行いますか？

 グレン手術は，単心室症例が受ける姑息術の一つで，フォンタン手術に到達する前段階として非常に重要な術式です（**図3左**）．上大静脈を右肺動脈に接続する手術で，肺の血管抵抗の大小によって還流する静脈血の量が変化します．したがって，肺の血管抵抗を下げる呼吸管理が最も適しているとされてきていました．しかしながらHoskoteらの研究[7]で，グレン手術の後は，やや高二酸化炭素血症に管理しpHが低くなることで，肺血管抵抗は増すものの，肺血流が増加し全身の酸素化は改善することがわかってきました．これは，二酸化炭素が増加することにより脳血流が増加し，還流する静脈血も増加，この増加分が肺血管抵抗の上昇分よりも上回っている結果だと認識されました．その結果，肺動脈圧（上大静脈圧）は若干上昇しますが，酸素化はそれに応じて上昇します．しかしながら，やはり早期に人工呼吸から離脱し，自発呼吸で管理したほうがグレン手術後は良いでしょう．また，軽く上半身を挙上することもグレン手術後の循環には有利ですし，可能なら軽く鎮静して二酸化炭素がやや高くなるようにできれば最高でしょう．

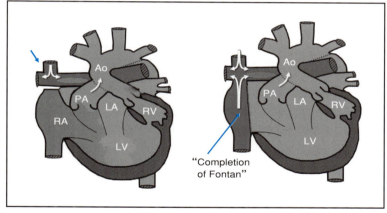

図3 グレン手術（左）とフォンタン手術（右）の概要
グレン手術後も，下半身からの静脈血は心室から体循環に回るため，チアノーゼは残存する．フォンタン手術後は，静脈血は全て肺循環に回り酸素化されるため，チアノーゼは消失する．

Q フォンタン手術の後の呼吸管理は，どのように行いますか？

 フォンタン手術は，もともと三尖弁閉鎖症の最終手術として行われた手術です（**図3右**）が，現在では，ほぼすべての単心室症の目標最終手術となっています．フェネストレーション（**メモ3参照**）がなければ，手術後にチアノーゼは消失し，耐運動能が改善します．すべての静脈血が心臓のポンプ機能なしで肺動脈に流れるため，心機能が比較的良好（特に拡張能）であること，肺血管が十分に成長していて血管抵抗が十分低いことが，手術の条件となります．フォンタン手術の呼吸管理目標は，陽圧呼吸管理を避ける，すなわち早期に人工呼吸からの離脱をはかり，自発呼吸に移行する[8]ことです．これには，科

学的に二つの大きな理由があります．一つは，陽圧呼吸をやめて自発呼吸にすることで，肺血流を改善できる[9]ことです．胸腔内の陽圧は肺血管抵抗を増加させ，静脈還流を減少しますから，これを是正することが必要となってきます．もう一つの理由は，術後早期の心拡張能障害[10]に対する効果です．陽圧呼吸は静脈還流量を減少しますが，拡張期の肺動脈血流量も減少します．この拡張期の血流は，心拍出量の中でも有意な量として認識されていて，フォンタン術後患者に術後早期の拡張能障害を伴った場合，陽圧呼吸が著しく心拍出量を減少させてしまうのです．以上のことより，フォンタン手術直後の症例や，以前に手術を受けた患児の呼吸管理は，早期抜管を目指します．

メモ3

● フェネストレーションとは？

静脈血が肺動脈に流れる直前（通常心房のレベルで）に，開窓により小さな右左シャントを作成することです．静脈血が全身の血流に流入するため酸素飽和度は若干低下しますが，静脈圧を下げることができ，フォンタン手術に伴う合併症を減少させます．

[文　献]

1) Shekerdemian L：Perioperative manipulation of the circulation in children with congenital heart disease. Heart 95：1286-1296, 2009
2) Reddy VM, Liddicoat JR, Fineman JR et al：Fetal model of single ventricle physiology：hemodynamic effects of oxygen, nitric oxide, carbon dioxide, and hypoxia in the early postnatal period. J Thorac Cardiovasc Surg 112：437-449, 1996
3) Tabbutt S, Ramamoorthy C, Montenegro LM et al：Impact of inspired gas mixtures on preoperative infants with hypoplastic left heart syndrome during controlled ventilation. Circulation 104：I 159-164, 2001
4) Stokes MA：Anesthetic and peroperative management. In "Pediatric Cardiac Anesthesia 4th edition" eds. Lake CL, Booker PD. Lippincott Williams & Wilkins, Philadelphia, pp 174-189, 2005
5) Wilson WC, Benumof JL：Respiratory physiology and respiratory function during anesthesia. In "Miller's Anesthesia 6th edition" ed. Miller RD. Elsevier Churchhill Livingstone, Philadelphia, pp 679-722, 2005
6) 森田　潔, 岩崎達雄, 戸田雄一郎 他："小児心臓麻酔マニュアル" 森田　潔 監修．Medical Front International Limited, 2008
7) Hoskote A, Li J, Hickey C et al：The effects of carbon dioxide on oxygenation and systemic, cerebral, and pulmonary vascular hemodynamics after the bidirectional superior cavopulmonary anastomosis. J Am Coll Cardiol 44：1501-1509, 2004
8) 竹内　護, 森田　潔, 多賀直行 他：小児心臓手術1000症例の経験─大量血管拡張療法と早期抜管─．麻酔 48：251-255, 1999
9) Shekerdemian LS, Shore DF, Lincoln C et al：Negative-pressure ventilation improves cardiac output after right heart surgery. Circulation 94：II 49-55, 1996
10) Penny DJ, Redington AN：Diastolic ventricular function after the Fontan operation. Am J Cardiol 69：974-975, 1992

X 色々な小児疾患での呼吸管理

37 先天性横隔膜ヘルニアの呼吸管理

長野県立こども病院
総合周産期母子医療センター 新生児科　沼田隆佑，廣間武彦

 point

- 先天性横隔膜ヘルニア（CDH）では，呼吸管理のみならず，遷延性肺高血圧症（PPHN）の管理も重要であり，本稿では呼吸管理のみでなく，循環管理についても記述する．
- 当院では，出生前診断されている最重症 CDH には，田村のプロトコール（一部改）で治療している．
- 重症 CDH の呼吸管理には，高頻度振動換気（HFO）管理を積極的に使用している．
- PPHN には，体血圧低下による相対的肺高血圧症と，肺血管抵抗が異常に高い，いわゆる PPHN と，両者の混在があり，それぞれ対処が異なる．
- PPHN のときには，必ず pre-ductal（右手）と post-ductal（下肢）の SpO_2 をモニタリングする．
- PPHN 治療には一酸化窒素（NO）吸入療法が有用である．
- 当院では，気管内吸引等の処置をしても PPHN 症状が惹起されない状態が 24 時間以上続いた状態（いわゆる待機手術）で，横隔膜修復手術を施行している．

術前の呼吸管理は？

A 先天性横隔膜ヘルニア（以下 CDH）症例の児にマスクを用いて換気すると，消化管内にガスが侵入し，消化管による肺の圧迫と縦隔偏位をひき起こし危険です．**人工換気が必要な場合には，迷わず気管挿管し人工換気を開始します**．可能な限り速やかに胃管チューブを留置し，持続吸引を施行します（メモ 1-a 参照）．田村のプロトコール[1] では，初期蘇生時 pre-ductal SpO_2（右手）が低い場合には，サーファクタント投与を考慮します．しかし，サーファクタント投与に関して，致死率の上昇や ECMO 使用率の上昇，CLD の増加などの報告があり，効果に関して一定の見解を得ておりません[2,3]．また，新生児先天性横隔膜ヘルニア（CDH）ガイドラインにおいても，一律に推奨しないとの結論になっています[4]．一方で，CDH 症例において，肺サーファクタント産生能が低下している可能性も示唆されており[5]，在胎週数や体重，X 線所見など，個々の症例に応じて投与を検討する必要性があると思われます．また，投与量に関しても，すべて 1 kg あたり 1 バイアルの使用ではなく，患側肺の低形成を考慮し，通常より少量でよいか，投与時の所見に注意しながら量の決定をする必要があります（挿管チューブ内にサーファクタント

の吹き上がりがあるかなど）．サーファクタント投与中は気道内圧をモニターし，気胸の発生に注意します．CDH では，ヘルニア内容による肺の圧迫が胎児期より長期間にわたっていますので，種々の肺低形成を伴っています．出生直後と術直後の超急性期の呼吸管理で，間欠的陽圧換気にせよ HFO を選択するにせよ，共通の注意点は**気胸を発生させないこと**です．低形成肺は高圧換気で気胸を発症しやすく，間欠的陽圧換気では肺の過膨張（胸の上がりすぎ）に注意しましょう．我々の施設では，CDH に対しては HFO を 1st choice にしています．HFO のほうが，急性期における呼吸障害に対する酸素化 rescue 効果として有利で，かつ，気胸や人工換気による肺損傷予防の観点からも，HFO は有用です（**メモ 1-b 参照**）．CDH ガイドラインでは，重症例に対し HFO を使用することを推奨しており[4]，当院でも積極的に使用しています．しかし，CDH 症例における HFO の有効性に科学的根拠は乏しく，設定に関しても確立したプロトコールは存在しません．現在，HFO と CMV を比較する RCT が欧州を中心に進行中です（VICI-trial）[6]．当院では通常，酸素濃度 100％，平均気道内圧（以下 MAP）15 cmH$_2$O，SV は大腿がわずかに震える程度で HFO 呼吸管理を開始します．CDH 症例とわかっている場合の分娩立ち会いには，必ず NO 吸入療法が開始できるように事前に準備し，pre-ductal と post-ductal の SpO$_2$ 値の差や，心エコーにおける心房間や動脈管での右-左シャントなどの遷延性肺高血圧症（以下 PPHN）所見が認められる場合には，速やかに NO 吸入療法を開始します（通常 10～20 ppm）．当院では，出生前診断で重症例と推測される症例には，NICU 入室後 NO 吸入療法をすぐに開始します．PPHN 症状が安定し，酸素濃度が 60％以下まで下げられたら，通常 NO 吸入量をゆっくり漸減していきます．また急性期は，PPHN 治療を兼ねて自発呼吸，fighting による気胸の発症予防に，鎮静・鎮痛薬投与を出生後できるだけ早期に開始します．当院では軽症例を除き，術前は自発呼吸，fighting による気胸の発症予防と，嚥下による腸管内ガス増加予防のために筋弛緩薬を使用しますが（血管拡張に伴う低血圧に注意），術後は肺損傷予防のために，早急に筋弛緩薬は中止します．

メモ 1

a）下血がみられたら

横隔膜ヘルニア管理中の腸捻転（下血）には注意しましょう．我々の施設で軽症例を除き筋弛緩薬を使用したり，鎮痛薬に塩酸モルヒネを選択する理由の一つに，消化管の蠕動抑制目的があります．横隔膜の欠損孔が小さい場合に発症しやすいようで，軽症例でも捻転は起こり得ます．

b）難治性低血圧がみられたら

高頻度振動換気（HFO）呼吸管理下において，時に高すぎる平均気道内圧（MAP）設定は，体静脈還流障害を起こし，血圧低下・心拍上昇を起こします．難治性の血圧低下がみられる場合には，この病態の可能性も念頭においておきましょう．

肺高血圧症への対応は？

1. 出生前診断されている最重症CDHに対する処置

出生前に最重症CDHと診断された症例（例えば，LHR：肺断面積/頭周囲長比<1.0，observe to expected LHR<25%，L/T比：肺断面積/胸郭断面積比<0.08，肝臓の胸腔内脱出，羊水過多，胎児水腫，右CDH，胃の胸腔内脱出など）に対して，当新生児科では，田村のプロトコール（一部改）に従って治療を行います（**表1～3**）．胎児期における予後予測因子として，modified McGoon index（MGI）：左右肺動脈径の和/下行大動脈径>1.0を予後良好のカットオフ値にすると，感度75%・特異度100%（p=0.03）と良好な結果を得たという報告があり[7]．また，MRIでの肺の成熟度評価・肺容積測定や超音波によ

表1 出生前診断された最重症CDHに対する周産期管理プロトコール

〔分娩〕
・予定帝王切開

〔出生後〕
・マスクバッグを行わず気管挿管
・HFOによる人工呼吸を開始
・2台のパルスオキシメーターでpre-ductalとpost-ductal SpO_2モニター開始
・末梢静脈ラインをただちに確保し，塩酸モルヒネ，ミダゾラム持続投与開始
・生食によるボリューム負荷（20 mL/kg）開始
・在胎週数，体重，X線所見などでRDSが疑われた児は必要に応じて，サーファクタント補充療法を考慮する
・胃内持続吸引開始（－10 cmH_2O，30秒間吸引，30秒間停止）

〔NICU入室〕
・HFO＋NO吸入療法開始（10～20 ppm）（PPHN所見を確認後）
・臍帯動静脈ルートを確保する
・カテコラミン（ドーパミン，ドブタミン，必要時その他血管拡張薬）投与開始（必要に応じて）
・筋弛緩薬持続投与開始を考慮する

＜必要時＞
・動脈管が閉鎖傾向でPPHNが残存する場合にはプロスタグランディンE_1製剤投与考慮

〔蘇生時に必要な物品〕
・蘇生用具一式
・セイラムサンプチューブ（10 Frと12 Fr）
・血管切開セット
・臍カテーテル（ダブルルーメン静脈用と動脈ライン用）
・シリンジポンプ

〔蘇生時に必要な薬品〕
・塩酸モルヒネまたはフェンタニル
・筋弛緩薬（蘇生時は気道確保確認後投与）
・ミダゾラム
・1/2希釈炭酸水素ナトリウム（蒸留水で希釈）
・10倍希釈アドレナリン（生理食塩水で希釈）
・生理食塩水（ボリューム負荷，ライン維持用）
・サーファクタント

（文献1を参照して作成）

表2　出生前診断された最重症 CDH に対する蘇生時の役割分担表

	蘇生準備	気管挿管	ETT 固定	呼吸器	PSF 投与	NO	ライン挿入・固定	移送時
Doctor1	気道系	挿管	ETT 固定	接続	バギング		呼吸器	ETT 廻り
Dr2	気道系	挿管介助	ETT 固定	HFO 設定確認	注入	NO 設定確認		呼吸器
Dr3	鎮痛・鎮静薬，末梢ライン準備			体位変換・保持			PV 挿入，Ns 負荷	ラジアント
Dr4	PSF 溶解準備（指示待ち）	処置介助，モニター装着		HFO 設定確認	体位変換・保持	NO 設定確認		モニター，NO
Nurse1	ラジアントウォーマー	処置介助，モニター装着	セイラム挿入と固定	体位変換・保持			処置介助	ラジアント
Ns2	薬剤調整	記録	記録	記録	記録	記録	記録	記録
備考					必要時のみ	NICU 移送後ただちに		

表3　薬物量

鎮痛薬	塩酸モルヒネ	10〜50 μg/kg/h
	フェンタニル	1〜5 μg/kg/h
鎮静薬	ミダゾラム	0.1〜0.3 mg/kg/h
筋弛緩薬	ロクロニウム	0.6 mg/kg iv，維持 7 μg/kg/min から開始
循環作動薬	塩酸ドパミン	3〜10 μg/kg/min
	塩酸ドブタミン	3〜10 μg/kg/min
	オルプリノン	0.2（0.1）〜0.4 μg/kg/min
	リポプロスタグランディン E_1	3〜5 ng/kg/min
	プロスタグランディン E_1	0.05（0.025）〜0.1 μg/kg/min
	ニトログリセリン	1（0.5）〜5 μg/kg/min
	イソプロテレノール	0.02〜0.2 μg/kg/min
その他	ハイドロコルチゾン	2〜10 mg/kg
	エポプロステノール	3〜5 μg/kg/min

る胎児肺動脈血流の palsatility index（PI）なども有用で，総合的に予後予測を行う必要があります．最重症例未満では，経腟分娩出生等を考慮します．

2．CDH を合併した PPHN 発症児に対する基本的処置

PPHN 極期には，ごくわずかな刺激や疼痛で肺血管が収縮し，肺高血圧が増悪します．その結果，低酸素血症が増悪し，代謝性アシドーシスが進行し，さらに肺血管を収縮させるという悪循環に陥ります．PPHN 急性期は，有痛処置や縦隔の変異を招くような処置を，できるだけ避けるのが原則です（胸腔ドレーン留置，体位変換，気管内吸引，X 線写真，おむつ交換等）．最重症例では，臍カテーテル留置を考慮します．超急性期ではわずかの刺激（触る，尿道カテーテル留置，超音波

> **メモ 2**
>
> ミダゾラムと麻薬（塩酸モルヒネまたはフェンタニル）の両者を併用することにより，お互いの使用量が比較的少なく管理可能となります．フェンタニルのほうが短時間作用性で，鎮痛作用が強く，循環抑制がモルヒネより少なく使用しやすいです．ただし CDH 管理では，消化管の蠕動抑制目的で塩酸モルヒネを選択する場合が多いです．

検査等）でも PPHN 増悪発作をひき起こすことがあります．当院ではミダゾラムと麻薬（塩酸モルヒネまたはフェンタニル）を組み合わせて使用しています（**メモ 2** 参照）．

3．PPHN に対する呼吸サポート

不必要な高濃度酸素投与は控えたいですが，酸素には肺血管拡張作用があるため，初期蘇生時には高濃度酸素（通常 100％酸素）より開始し，pre-ductal PaO_2 または SpO_2 をみながら，慎重に酸素濃度を下げていきます．基本的には，高濃度酸素や人工呼吸器による肺損傷をできるだけ予防する観点で gentle ventilation による呼吸管理を行います．gentle ventilation とは，人工呼吸器設定をできる限り下げ，肺にやさしい呼吸器管理を目指すために，多少の低酸素血症や高二酸化炭素血症を許容する概念ですが，明確な基準はなく，それぞれの施設で異なった管理を行っています．当院では，pre-ductal $SpO_2>90\%$，CO_2 は pH>7.3 までは許容としております．しかし，肺高血圧症（以下 PH）が不安定な超急性期にはそのかぎりではありません．PH 所見を注意深く観察しながらの呼吸器管理が望まれます．特に横隔膜ヘルニアでは肺低形成を伴っており，残存する肺の損傷が中期・長期予後に関連してきます．

急性期は，血液 pH 管理も重要となってきます．PPHN 管理のために積極的な過換気療法を行っていた時期もありましたが，低 CO_2 血症は脳血流を低下させ，脳虚血の危険性もあるため，現在は normocapnea もしくは高炭酸血症とアシドーシスをある程度まで容認した（pH は 7.30 までは許容した）呼吸管理（permissive hypercapnea）を行っています[8]．すべての治療期間を通して，積極的なアルカリ静注療法は行っていませんが，代謝性アシドーシスがある際には，こまめに補正を行います．

4．PPHN に対する循環サポート

肺高血圧症には，鎮静・鎮痛薬等投与による体血管拡張や循環血液量低下に伴う体血圧低下による相対的肺高血圧症（a）と，肺血管抵抗が異常に高いいわゆる PPHN（b）と，両者の混在（a＋b）があり，それぞれ異なる対処が必要です．いずれの病態に対しても，適切な人工呼吸管理と循環サポートが重要になります．

a）相対的肺高血圧症に対する循環サポート

基本的には，不足したボリュームの補充（10～20 mL/kg，複数回投与可，生理食塩水または外液，低アルブミン血症時はアルブミン製剤，凝固異常がある場合には FFP）を行います．特に胎児麻酔，鎮静・鎮痛薬や筋弛緩薬投与症例では，末梢血管の拡張による低血圧が必発しますので，十分な量のボリュームを補充します．我々の経験では，出生直後より鎮静・鎮痛薬の投与を受けた児では，出生直後より数回ボリューム負荷と，その後の

持続ボリューム投与を必要とする症例がほとんどです．ボリュームが少ない状態での鎮静・鎮痛薬や血管拡張薬全身投与は，さらなる体血圧低下をひき起こし，相対的PPHNを増悪させるため，注意が必要です．また必要時，カテコラミン投与（塩酸ドパミン等）による体血圧の上昇をはかります．ボリューム，カテコラミン不応性の低血圧に対しては，感染症を鑑別後，ステロイド投与を考慮します．重症例では出生後早期のステロイド投与（ex ハイドロコルチゾン 5～10 mg/kg）を必要とする症例が多いです．

b）PPHN に対する循環サポート

当院では，1st choice として一酸化窒素（NO）吸入療法を行います．出生前診断でCDH が診断されている場合には重症例が多く，小児外科のある施設でNO吸入療法が可能な三次施設に母体搬送するのが望ましいです．NO吸入療法は肺血管選択性が強く，体血圧に影響が少ない理想的な肺血管拡張薬です．鎮静・鎮痛薬（ミダゾラムと塩酸モルヒネまたはフェンタニル等）を投与し，必要不可欠な処置以外の刺激をなくします．重篤なPPHN症例で自発呼吸が残存する症例では，筋弛緩薬投与が有効な場合がありますが，難治性低血圧や浮腫の増悪，肺損傷の観点から現在はできるだけ使用を控えています．PHに対し血管拡張薬持続静注〔急性期は塩酸ドブタミン，亜硝酸塩製剤，フォスフォジエステラーゼ（PDE）阻害薬，イソプロテレノール，慢性期はエポプロステノール等〕投与で対処します．静注の血管拡張薬は体血圧を低下させることが多いので，注意が必要です（特に循環血液量が足りない場合に低血圧を起こしやすく，十分な循環血液量の補充とカテコラミン併用投与が無難です）．PPHN に対する，NO 吸入療法と PDE 阻害薬（ミルリノン，オルプリノン：PDE III 阻害薬）静注投与の組合せ療法は有効との報告がありますが（TOPICS 参照），ボリュームが足りない状態でのPDE阻害薬使用は血圧を低くし，相対的肺高血圧症を増悪させる可能性があります．当院では，HFO呼吸管理＋NO吸入療法に加え，必要量のボリューム負荷と塩酸ドパミンと塩酸ドブタミンの組合せ療法を基本とし，必要時，PDE III 阻害薬を加えています．徐脈性の心不全を合併している場合には，イソプロテレノールを使用します．PPHN（動脈管の右左シャント）があり動脈管が閉鎖傾向にある場合には，動脈管開存の維持（プロスタグランディン E_1 または Lipo PGE_1 製剤等全身投与）を行います．前者は肺血管拡張作用が強く，即効性がありますが，体血圧の低下もきたしやすいので注意が必要です．循環作動薬をどのように組合せて使用するかは，それぞれの施設での使用に慣れている薬剤を選択するのがよいと思われます[9]．様々な治療にもかかわらず，上肢の酸素化改善がみられない場合（例えばO.I. が40以上，または肺胞動脈血酸素分圧較差 600 mmHg 以上）には，膜型人工心肺（ECMO：extracorporeal membranous oxygenation）による体外循環（適応は在胎週数34週以上で頭蓋内出血が認められない症例）を導入します．アメリカで行われた Extracorporeal life support organization（ELSO）registry において，全体の80％にV-A ECMO が使用されており[10]，当院でも，現在はV-A ECMO の使用例が多くなっております．しかし，V-V ECMO が理論上の first choice とされております．なぜなら，心臓内および肺動脈に酸素化された血液が循環するため，PH（肺高血圧症）の治療効果および，冠状動脈への酸素分圧が高く，心機能改善の可能性もあるためです．しかし，心不全が著明な症例では不適で，脱血不良などのルートトラブルを起こしやすい

という短所があります．一方で，V-A ECMO は心肺補助の機能を有しており，全身の酸素分圧が劇的に上昇します．しかし，主要臓器への空気塞栓や血栓のリスク，頸動脈にカニュレーションするため，頭側への虚血のリスクがあり，痙攣や脳梗塞などの合併症を起こす可能性があります．また，冠状動脈の酸素分圧が低下するため，心機能低下のリスクがあります．加えて，重度の AR 症例では禁忌とされております[11]．

ECMO の効果に関して，急性期における死亡率の改善に寄与したという報告が認められます[12]．しかし，近年では，ECMO 以外の治療の進歩により，ECMO 症例は減少傾向にあります．出血や脳血流障害などの ECMO における合併症も加味し，適応は慎重な判断が必要と考えられます．また，肺低形成が著明な超重症例に関しても，適応を十分に検討する必要性があります．本邦の CDH ガイドラインでは可逆的な呼吸障害に対して，ECMO の適応を検討することは奨められると考えるが，推奨は「弱い」としています[4]．

TOPICS

≪胎児治療≫

肺の発育の極めて不良な出生前 CDH 診断症例を対象に，当初，胎児の横隔膜ヘルニアを直接修復する胎児治療が行われましたが，早産などの合併症のため，現在では行われていません．その後，胎児期に胎児気管を閉塞させて肺の発育を促そうとする試みが米国で行われました．近年，子宮内に挿入した細い内視鏡の観察下に，胎児気管内にバルーンを留置し上気道を閉塞させる治療（fetal endotherial occlusion, 以下 FETO）が進行中ですが，横隔膜ヘルニアに対する胎児手術の有用性に関する結論はまだ出ていません．重症な CDH に対する胎児治療の臨床試験の結果が 2003 年米国から報告されましたが，治療成績に差はありませんでした[13]．しかし，ヨーロッパおよびブラジルより低侵襲な手技で FETO が行われ生存率の改善が認められました[14,15]．2008 年よりランダム化比較試験である The tracheal occlusion to accelerate lung growth（TOTAL）trial（FETO の治験）が進行中です[16]．日本でも 2013 年秋より成育医療研究センターで FETO の治験がスタートされ，今後の結果が期待されます．

≪NO 吸入療法と PDE 阻害薬との組合せ療法≫[17,18]

NO 吸入療法に反応の悪い CDH を合併した難治性 PPHN の急性期以降に対して，エポプロステノールナトリウム（静注用フローラン®：プロスタグランディン I_2），クエン酸シルデナフィル（バイアグラ®：PDE V 阻害薬），エンドセリン受容体拮抗薬（経腸投与）等の使用も，最近試みられており，シルデナフィルは後方視的研究で 肺高血圧および酸素化の改善が報告されており[19,20]，エンドセリン受容体拮抗薬に関しても，PPHN の late preterm 児における，酸素化の改善や，人工呼吸器管理期間の短縮などの効果が報告されております[21]．しかし，CDH 例に関する検討はなく，今後の情報の集積が期待されます．

PDA の開き具合と流れに対する対応は？

A 心臓超音波検査での診断ポイントは，心奇形の否定と卵円孔 and/or 動脈管レベルでの右左短絡の証明です．PPHN が中等度以上の場合に動脈管が閉鎖すると右心不全が増悪するため，動脈管が狭い場合には，薬物投与して動脈管開存を維持します（プロスタグランディン E_1 製剤等：前述）．総肺静脈還流異常や大動脈縮窄症/大動脈弓離断症は，PPHN とよく似た血行動態をとり，誤診しやすいので，注意が必要です．超音波検査による右室圧推定法は成書をご参照ください．動脈管レベルの血流パターンは PPHN の診断，重症度の把握，病期の判断に有用です（図1）．しかし，過剰な検査は PPHN を増悪させるため，素早い最低限の検査に留めます．PPHN の極期には，肺動脈から大動脈への血流（右左短絡）が収縮期を中心に観察されます．この際には，人工呼吸管理・高濃度酸素投与，血圧が低い場合には十分なボリューム負荷 and/or カテコラミン投与，十分な鎮静・鎮痛薬投与，NO 吸入療法 and/or 血管拡張薬全身投与を行います．PPHN 移

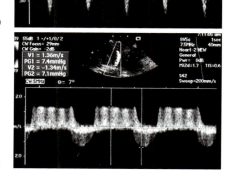

極　期：動脈管血流は右→左が主体（下向き）

移行期：動脈管血流は右→左が優位（下向き）

術　後：動脈管血流は左→右が優位（上向き）

図1　PPHN と PDA 血流

行期または中等症では、収縮期に右左短絡、拡張期に左右短絡がみられますが、左右短絡が主体となってきます。PPHN 回復期は収縮期、拡張期とも左右短絡となります。PPHN のときには、必ず pre-ductal（右手）と post-ductal（下肢）の SpO_2 をモニタリングしましょう。様々な処置による動脈管レベルでの右左短絡の増減は、SpO_2 値の上下肢差の変化である程度予測がつきます。不必要な刺激となる検査はできるだけ避けましょう。

PPHN 回復期では、多くの PPHN 症例の動脈管は自然閉鎖します。しかし、高度の volume overload の症例や、大量の血管拡張薬を投与している症例では動脈管は閉鎖せず、逆に左右短絡血流過多による症候性動脈管開存症になることがあるので注意します。術後の血管拡張系の循環サポートは、鎮静・鎮痛薬とともに、必要なければ早めに減量していきます[22]。

手術のタイミングは？

比較的早期に手術する施設と、急性期は内科的治療に努め、気管内吸引等の処置をしても PPHN 症状が惹起されない状態が 24 時間以上続いた状態になってから手術する（いわゆる待機手術）施設とがありますが、待機手術を選択する施設が比較的多いです。当院では、様々な処置（気管内吸引等の処置、臍カテーテルの末梢穿刺中心静脈カテーテルに置き換え等）で PPHN 症状が惹起されない状態を 24 時間以上確認した後、できるだけ器具・人材が整った手術室で手術を行います。移動ができない場合には、手術室に準じた空調施設が整った NICU 病棟内の個室内で手術を行います。最重症例では大量の輸液、血管拡張薬とカテコラミン投与を必要とし、全身浮腫が著明に進行します。PPHN が完全にコントロールできない状態でも（処置等で上肢の SpO_2 は安定しているが、下肢の SpO_2 がふらつく等）、NO 吸入療法を併用しながら手術を行う場合もあります。当院の CDH 症例の根治術施行平均日齢は、4 日 ± 1 日でした。

多くの文献で、待機的手術の有用性を報告しておりますが、重症例においては手術時期を逸するという議論もあり、本邦の CDH ガイドラインでは呼吸・循環状態が不安定な状態で手術を行うことは奨められないが、最適な手術時期の設定は困難であるとしています[4]。また、最近 ECMO 下での手術報告もされておりますが、出血などの合併症のリスクが高く、当院では積極的に ECMO 下での治療は行っておりません。また、胸腔鏡手術も最近行われるようになってきております。

術後の呼吸管理は？

 肺低形成の強い症例で、特に術後早期の呼吸改善は望めない場合が多く、逆に、胸郭内に脱出した消化管を腹腔内に押し込んだ結果、横隔膜が挙上し、呼吸状態が術前より悪くなる症例があるので、注意が必要です。術直後、当院では下部消化管の洗腸を

行い，可能な限り腹腔内のボリューム軽減に努めます．基本的に術後も HFO 呼吸管理を行います．患児の浮腫の軽快，肺高血圧症の軽快，圧迫されていた肺の解除等により，術後少しずつ呼吸状態は改善してきます（メモ 3 参照）．

> **メモ 3**
>
> ●術後の呼吸管理
>
> 　消化管の陥入していた胸腔には，術後拡張した肺と空気の空間が観察されます．その後徐々に拡張してくる低形成肺と胸水の貯留が，通常観察されます．患側術後の胸腔に貯留した胸水は，基本的にドレナージする必要性はありません．難治性の胸水，消化管栄養開始後の急激な胸水増悪，遷延性低アルブミン血症がみられる場合には，乳糜胸を疑います．

抜管に持ち込むコツは？

A 重症例ほど急性期管理中のボリューム負荷により浮腫が強くみられます．右心不全がみられる場合には利尿剤投与をします．術後，筋弛緩薬はできるだけ早く中止し，鎮静・鎮痛薬も早めに減量していきます．ただし，長く麻薬を使用した症例では，急に麻薬を中止すると離脱症候群（易刺激性，嘔吐等）が時にみられますので注意しましょう．

当院では，呼吸機能検査でコンプライアンスと一回換気量を確認しながら抜管計画を立てます．まず，呼吸・循環が安定したら，HFO 呼吸管理の MAP 設定を徐々に下げていきます．当院では，MAP 設定が 12 前後まで漸減でき，自発呼吸状態が安定したら，同期下間欠的強制換気（SIMV）呼吸管理に切り替えます．浮腫が改善し，自発呼吸がみられ，呼吸機能検査に合格したら（肺コンプライアンス 0.6 mL/cmH$_2$O/kg 以上，啼泣時一回換気量 15 mL/kg 以上），抜管を試みます．

術後 X 線写真での患側の横隔膜（横隔膜，筋皮弁，パッチ等）の位置には，日頃から注意しましょう．横隔膜挙上がみられる場合には，特に呼吸状態の変化に注意が必要です．術後長期にわたる抜管困難の場合には，高度の肺低形成や肺高血圧症を疑います．肺高血圧症が残存する場合には，血管拡張薬投与の継続を考慮します．また，呼吸機能検査にて一回換気量が少ない場合には，修復した横隔膜側の奇異性運動による換気障害を疑います．奇異性運動の診断には，超音波または透視下に横隔膜の自発呼吸時の運動を観察します．必要時には，外科的横隔膜固定術を検討します．

出生後の呼吸・生命予後予測因子に有用なのは？

 当然ではありますが，先天性心疾患や奇形症候群・染色体異常を合併していると予後は悪くなります．様々な文献報告[23〜26)]によると，出生直後肺コンプライアン

ス 0.46 mL/cmH$_2$O/kg 以下では,呼吸管理日数が長く,0.2 mL/cmH$_2$O/kg 未満では生命予後が悪いと予測されます.当院では,出生当日,手術直前・術後すぐに肺コンプライアンスを測定します.PPHN 急性期の肺コンプライアンス測定にはリスクがありますが,特に出生当日,術前の呼吸機能検査は,抜管時期,中・長期呼吸予後の推測に有用です.

また,近年 PH(肺高血圧症)の重症度が出生後の予後予測に有用といわれており,PH に関与するエンドセリンと BNP の関係性についての報告があります.血清 BNP 測定により,PH の重症度を予測できる可能性が示唆されており,予後予測のツールとして有用である可能性が示唆されております[27].

[文　献]

1) 田村正徳:先天性横隔膜ヘルニアに対する薬物療法.小児外科 27(11):65-69, 1995
2) Van Meurs K:Is surfactant therapy beneficial in the treatment of the term newborn infant with congenital diaphragmatic hernia? J Pediatr 145:312-316, 2004
3) Lally KP, Lally PA, Langham MR et al:Surfactant does not improve survival rate in preterm infants with congenital diaphragmatic hernia. J Pediatr Surg 39:829-832, 2004
4) 臼井規朗 他:新生児先天性横隔膜ヘルニア(CDH)診療ガイドライン第1.2版, 2016
5) Lotze A, Knight GR, Anderson KD et al:Surfactant(beractant)therapy for infants with congenital diaphragmatic hernia on ECMO:evidence of persistent surfactant deficiency. J Pediatr Surg 29(3):407-412, 1994
6) van den Hout L, Tibboel D, Vijfhuize S et al:The VICI-trial:high frequency oscillation versus conventional mechanical ventilation in newborns with congenital diaphragmatic hernia:an international multicentre randomized controlled trial. BMC Pediatr 11:98, 2011
7) 高橋章仁,吉崎加奈子,澤田真理子 他:先天性横隔膜ヘルニアの予後予測因子についての検討.日本周産期・新生児学会雑誌 48(4):611-617, 2012
8) Kays DW, Langham MR Jr, Ledbetter DJ et al:Detrimental effects of standard medical therapy in congenital diaphragmatic hernia. Ann Surg 230:340-351, 1999
9) 黒田達也:先天性横隔膜ヘルニア.周産期医学 36(増刊):628-629, 2006
10) Frenckner B, Radell P:Respiratory failure and extracorporeal membrane oxygenation. Semin Pediatr Surg 17(1):34-41, 2008
11) 中村友彦 編著:NICU でよく使う ME 機器.メディカ出版,p 80, 2008
12) Morini F, Goldman A, Pierro A:Extracorporeal membrane oxygenetion in infants with congenital diaphragmatic hernia:a systematic review of the evidence. Eur J Pediatr Surg 16:385-391, 2006
13) Harrison MR, Keller RL, Hawgood SB et al:A randomized trial of fetal endoscopic tracheal occlusion for severe fetal congenital diaphragmatic hernia. N Engl J Med 13:1916-1924, 2003
14) Jani JC, Nicolaides KH, Gratacós E et al:Severe diaphragmatic hernia treated by fetal endoscopic tracheal occlusion. Ultrasound Obstet Gynecol 34(3):304-310, 2009
15) Ruano R, Yoshisaki CT, da Silva MM et al:A randomized controlled trial of fetal endoscopic tracheal occlusion versus postnatal management of severe isolated congenital diaphragmatic hernia. Ultrasound Obstet Gynecol 39(1):20-27, 2012
16) Deprest J, De Coppi P:Antenatal management of isolated congenital diaphramatic hernia today and tomorrow:ongoing collaborative research and development. J Pediatr Surg 47

(2)：282-290, 2012
17) Noori S, Friedlich P, Wong P et al：Sildenafil, a phosphodiestrase V inhibitor cardiovascular effects of sildenafil in neonates and infants with congenital diaphragmatic hernia and pulmonary hypertension. Neonatology 91：92-100, 2007
18) De Luca D, Zecca E, Vento G et al：Transient effect of epoprostenol and sildenafil combined with iNO for pulmonary hypertension in congenital diaphragmatic hernia. Paediatr Anaesth 16：597-598, 2006
19) Bialkowski A, Moenkemeyer F, Patel N：Intravenous sildenafil in the management of pulmonary hypertension associated with congenital diaphramatic hernia. Eur J Pediatr Surg 25(2)：171-176, 2015
20) Noori S, Friedlich P, Wong P et al：Cardiovascular effects of sildenafil in neonates and infants with congenital diaphragmatic hernia and pulmonary hypertension. Neonatology 91：92-100, 2007
21) Mohamed WA, Ismal M：A randomized double-blind, placebo-controlled, prospective study of bosentan for treatment of persistent pulmonary hypertension of the new born. J Perinatol 32：608-613, 2012
22) 川滝元良, 豊島勝昭：新生児遷延性肺高血圧症　小児疾患診療のための病態生理. 小児内科 35（増刊）：111-115, 2003
23) 小久保雅代, 廣間武彦 他：重症先天性横隔膜ヘルニアの予後予測と治療戦略決定における生後早期の呼吸機能の有用性. 日本周産期・新生児医学会雑誌 46（4）：1127-1130, 2010
24) Dimitriou G, Greenough A, Davenport M et al：Prediction of outcome by computer-assisted analysis of lung area on the chest radiograph of infants with congenital diaphragmatic hernia. J Pediatr Surg 35：489-493, 2000
25) Dimitriou G, Greenough A, Chan V et al：Prognostic indicators in congenital diaphragmatic hernia. J Pediatr Surg 30：1694-1697, 1995
26) Antunes MJ, Greenspan JS, Cullen JA et al：Prognosis with preoperative pulmonary function and lung volume assessment in infants with congenital diaphragmatic hernia. Pediatrics 96：1117-1122, 1995
27) Partridge EA, Hanna BD, Rintoul NE et al：Brain-type natriuretic peptide levels correlate with pulmonary hypertension and requirement for extracorporeal membrane oxygenation in congenital diaphragmatic hernia. J Pediatr Surg 50(2)：263-266, 2015

X 色々な小児疾患での呼吸管理

38 気管狭窄の術前術後呼吸管理

1) 大阪府立母子保健総合医療センター 集中治療科
2) 同 麻酔科

竹内宗之[1], 橘 一也[2]

point

- 子どもの気管狭窄には，①気管そのものの狭窄，②周囲からの圧迫による狭窄，③気管軟化症がある．
- 先天性気管狭窄症は，先天性心疾患を合併する症例も多く，未だ死亡率が高い疾患である．
- 気管狭窄の呼吸不全時には，適切なレベルの鎮静により，患者の過剰な呼吸ドライブが抑制され，ゆっくりとした吸気や呼気ができるようになり，換気が改善する．
- 術前の呼吸不全に対し，経鼻高流量酸素療法，マスクCPAPやNPPVが有効であることがある．しかし，これらが長期化するような症例では，早く外科的処置をすることが必要で，換気が可能な間にできるだけ早く処置を行うか，またはその対応ができる施設に搬送すべきであろう．
- 術後の呼吸管理では，気管粘膜の浮腫，肉芽形成，チューブの位置異常，分泌物貯留による気管閉塞などに注意が必要である．

Q 子どもの気管狭窄には，どのような種類がありますか？

 気管狭窄による換気困難には，①気管そのものの狭窄，②周囲からの圧迫による狭窄，③気管軟化症があります．気道狭窄の症状は，これらの要素が組み合わさって起こります．診断には，単純胸部X線，胸部造影CT，心臓超音波検査，気管支内視鏡検査が有効です．気管そのものの狭窄の代表例は，先天性気管狭窄症です．先天性気管狭窄症とは，ある範囲の気管が，気管の全周にわたって軟骨で取り囲まれている状態です（図1）[1]．専門施設における報告によると，死亡率は20％程度まで減少していますが[1]，今なお死亡率の高い危険な疾患であることに変わりありません．先天性気管狭窄症では心疾患を合併する症例も多く，このような小児で

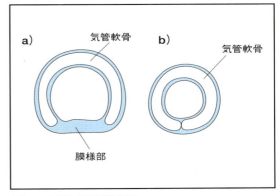

図1 気管の断面概念図
a）正常：全周の8割程度を気管軟骨が覆う
b）気管狭窄症：完全気管軟骨輪
（文献1を参照して作成）

は，さらに危険が大きいといわれています．
また，気管粘膜の浮腫や肉芽，壊死性気管炎・

図2 肺動脈スリングの3D-CT像
　気管狭窄症状を呈して入院した5ヵ月の女児.
　左）気管が，気管分岐部付近で右から圧迫されて狭窄している．
　右）左肺動脈が気管の右側から回りこんで，気管の後側を通って左肺に達している．

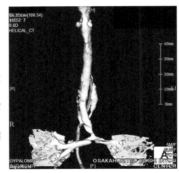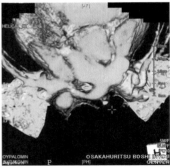

図3 右肺無形成による気管狭窄のCT像
　気管狭窄症状を呈して入院した10ヵ月の女児.
　左）CT像：縦隔が右の胸郭に落ちこみ，左肺が過膨脹している．狭窄した気管が椎体の右側に見える．
　右）3D-CT像：気管が右側に変位し，途中から大きく折れ曲がって気管分岐部に到達している．折れ曲がった部分で狭窄している．

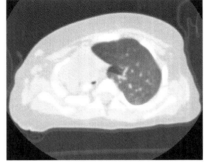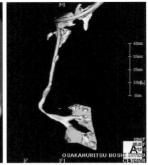

気管支炎，気道熱傷も，この気管そのものの狭窄に分類できるでしょう．ある時点までは不顕性だった先天性気管狭窄症の小児が，感染などにより気管粘膜の浮腫をきたすことにより，狭窄症状を発症することがあります．小児では気管が細いために，わずか1mmの粘膜浮腫でも，腫れが内腔に及ぼす影響が大きいのです．例えば，直径4mmの気管に全周性に1mmの浮腫が生じると，断面積は1/4になり，気道抵抗は16倍になってしまいます．

周囲からの圧迫による狭窄の原因としては，頸部や縦隔の腫瘍や，先天性大血管奇形などがあります．前縦隔腫瘍は，呼吸困難で来院し，CTで発見され，生検などの際に麻酔管理が必要になることがあります．前縦隔腫瘍の患者では，麻酔や呼吸補助のために仰臥位で自発呼吸を抑制すると，換気が全くできなくなることがあります[2,3]．胸部X線での腫瘍/胸郭比や，胸部CTにおける正常気管面積に対する，腫瘍圧迫による気管最狭窄部位の面積が，呼吸器合併症の発生予測に有用と考えられています[2,3]．胸部大血管奇形の圧迫による気道狭窄は，呼吸症状を伴う小児の気道狭窄の25％にも及ぶといわれています[4]．double aortic archや血管輪，肺動脈スリング（図2）などを疑って精査する必要があります．片側の肺切除や片側肺無形成により，気道狭窄が起こることがあります[5]．postpneumonectomy syndromeと呼ばれ，患側の胸腔に心臓が落ち込み，縦隔がシフトし，大血管や気管がねじれることにより，気管狭窄が起こります（図3）．狭窄による呼気障害や人工呼吸により健常肺が過膨脹すると，さらにねじれが悪化し，狭窄症状も悪化

します．

　呼吸サイクルにおいて，呼気に胸腔内圧が上昇し気管内腔の圧よりも高くなると，気管の壁には，外から気管を押しつぶすような力が作用します．この力から気道が閉塞するのを防いでいるのは，正常であれば馬蹄形の気管軟骨です（図1）．気管軟骨は，通常では気管全周の80～85％を覆っていますが，これが脆弱であったり，周囲からの圧迫による変形や，先天的な異常（食道閉鎖症など）により全周の75％以下しか覆わない状態であったりすると，強い呼気時には膜様部の変形により気管が閉塞してしまいます[6,7]．これが気管軟化症です．息を十分に吐けなくなると，肺が過膨脹し，ますます強い努力呼気を行うようになり，軟化症の症状は悪化してしまいます．先天性気管狭窄症の術後には，縫合部や自家軟骨移植部が軟化症になることがあります．脳性麻痺の小児では，胸郭変形，側彎，腕頭動脈や椎体による気管の圧迫，気管軟骨の変形により，気管軟化症をきたすことがあります．

術前の鎮静は，どのようにしたらよいですか？

　呼吸困難感が増すと，患者は速い呼吸を行うようになります．しかし，吸気努力が大きく吸気流量が上昇すると，ベンチュリ効果により，狭い場所に関してさらに狭窄が進むような力が働きます[4]．また，大きい吸気努力を行っても，狭窄部に乱流が発生してしまうため，吸気流量は有効に増加しません．気管軟化症が並存する場合には，患者が強く息を吐こうとすればするほど，呼気には胸腔内圧が上昇し，その結果，気道が狭くなり呼気が延長します．そのため，吸気時間が短くなり，十分な吸気時間がとれなくなります．肺は過膨脹となり，胸腔内圧が上昇し，気管軟化症は悪化します．また，吸気時間が長くとれないために努力吸気が過剰になると，気管管腔内圧が異常に低下し，狭窄下流の気管粘膜にも過大な陰圧がかかり，粘膜の浮腫が生じます．呼吸困難感が増すと交感神経系が刺激され，体血圧や肺動脈圧が上昇します．大血管系による気道の圧排は，これらにより悪化することがあります．このように，気道狭窄患者が大きな呼吸努力を行うことは，害あって利なしなのです．

　鎮静薬を使うことにより，これらの悪循環を断ち切ることができます．患者の呼吸困難感を軽減し，呼吸ドライブを抑制し，呼吸回数を減少すれば，十分に呼気時間をとることが可能になり，吸気も楽にできるようになります．無駄な呼吸努力が減って，酸素消費量も軽減します．

　しかし，胸腔内圧が陰圧となることで，気道の開存が辛うじて保たれている場合もあり[2,3]，この状態で患者の吸気努力を止めてしまうと，換気困難になることがあります．また，鎮静を深くしすぎると咳嗽反射が抑制され，肺炎や痰詰まりによる窒息の原因になります．よって，鎮静薬の量にも注意が必要です．我々は，呼吸抑制が少ないデクスメデトミジンを中心に，ミダゾラムを組み合わせて使用しています．デクスメデトミジンは，$0.3\mu g/kg/h$ くらいから，ミダゾラムは $1\mu g/kg/min$ くらいから開始し，症状をみながら調節します．

Q 術前のCPAPやNPPVは有効ですか？

A 上気道狭窄に対しては，マスクによる continuous positive airway pressure (CPAP) は患者の呼吸努力を軽減します[8]．上気道狭窄（胸腔外の気道）に関しては，気管の管腔内圧の低下は気道の狭窄に直結します．上気道に持続的に陽圧をかけるCPAPは，気管内圧の低下を抑制し，上気道の内径を保ちます．一方，胸腔内の気道狭窄に関して，マスクCPAPが呼吸努力を軽減すると証明した論文は，我々の知るところありません．しかし，理論的に気道陽圧が気管狭窄に有効であると考えられる理由は，上気道狭窄に対してCPAPが有効であるのと同じ理由です．気道陽圧により，気管軟化症部位や浮腫部位の気管内径を，吸気にも呼気にも少しでも太く保つことができるからです．その結果，特に呼気気道抵抗が低下し，呼気流量が大きくなります．呼気時間が短くなり，吸気時間が十分にとれるようになり，肺の過膨脹も抑制できます．しかし，高すぎるCPAPレベルは呼気抵抗を増加させるので，まずは5〜10 cmH$_2$Oくらいから開始して，人工呼吸器のグラフィックモニターなどで，呼気時間や流量の変化を確認しながら圧を調節しましょう．インターフェイスとしては，大人用の鼻マスクを口鼻マスクとして利用したり，最近では，ヘルメット（図4）を用いたりしています．

noninvasive positive pressure ventilation (NPPV)は，患者の吸気に同調させることができ

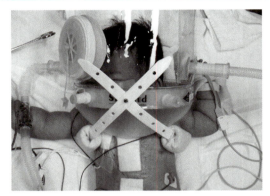

図4　小児で使用できるヘルメット型インターフェイス

れば，CPAPよりも吸気努力を軽減し，換気量を増加させることができます．しかし，重症の気管狭窄は呼気が吐ききれない状態となっており，この状態ではauto-PEEPがかかっているので，吸気トリガーが難しく，患者の吸気に合わせた吸気サポートを行うことは困難です．また，気道狭窄でNPPVが有効だったとしても，重症の気道狭窄にマスクCPAPやNPPVを長期間行うことは，お勧めできません．なぜなら，このような病態では，軽度の浮腫や痰でも，窒息する危険性があるからです．術前のマスクCPAPやNPPVは急場しのぎと考え，長期間使用することは避けるべきでしょう．CPAP等の離脱が困難なようであれば，早く外科的処置をすることが必要で，換気が可能な間にできるだけ早く処置を行うか，またはその対応ができる施設に搬送すべきでしょう．

Q 術後の人工呼吸中には，何に注意したらよいですか？

A 自家肋軟骨移植法や気管スライド形成術を行った場合，少なくとも1週間程度の深鎮静が必要です．その間に注意しなければならないのは，気管粘膜の浮腫，肉芽形成，

チューブの位置異常,分泌物貯留による気管閉塞などです.浮腫予防に,ステロイドの静脈内投与(デキサメサゾン 0.5 mg/kg/day)やエピネフリン吸入(0.1〜0.2 mL/回,3〜4回/day)を行うことがあります.肉芽は,気管チューブや吸引チューブが気管粘膜と接触することにより生じます.術直後には,筋弛緩薬を併用し不必要な体動を避け,吸引チューブは気管チューブ先端よりも外に出さないように,吸引チューブの挿入長制限を設けます.患者の換気状態に変化があった場合には,使用できるなら,チューブの位置の確認や,粘膜浮腫・肉芽の観察のために気管支ファイバーを行います.気管チューブ先端が斜めにカットされていると,気管壁により閉塞してしまうこともあります.チューブの角度や向きなどにも注意し,それでもうまく換気ができない時には,先端をまっすぐにカットした気管チューブを作成し,挿入することもあります.

気道が細いうえに,筋弛緩薬を併用しているので,気道分泌物が貯留しやすく,肺炎の併発や痰による気道閉塞には,十分な注意が必要です.細い気道でも,吸気では人工呼吸器やバッグ換気により高い圧を強制的にかけることができるので,肺にガスを入れることは可能ですが,深鎮静時の呼気には,そのように高い圧がかかることはなく,いわゆる air trap が起こります.痰を喀出するためには,呼気介助が必要です.胸腔を外から圧迫することで,胸腔内圧を上昇させ,呼気流量を増加させ,痰を出しやすくします.痰による気道閉塞を防ぐためにも,加湿には十分な配慮が必要です.人工換気では,適切なレベルの PEEP を設定し,呼気時間を十分にとることが重要です.pH が 7.30 以上であれば,CO_2 の貯留は容認します.

十分な量の鎮静薬を1週間使用すれば,薬剤を減量・中止時に離脱症状が出現することがあります.離脱症状は,分泌物を増やし,正常な咳嗽を抑制し,抜管を困難にします.離脱症状を起こさないためには,急激に投与量を減少させないことが重要です.我々は,最大投与流量の10〜20％程度を目安に,毎日少しずつ減量しています.離脱症状が起こってしまった場合は,起こる前の量まで原因薬剤を増量することが基本ですが,症状の軽減のためには,デクスメデトミジンが有効です[9].

[文献]

1) 西島栄治:先天性気管狭窄症の管理・手術の進歩.医学のあゆみ 213:819-823,2005
2) King DR, Patrick LE, Ginn-Pease ME et al:Pulmonary function is compromised in children with mediastinal lymphoma. J Pediatr Surg 32:294-300, 1997
3) Azizkhan RG, Dudgenon DL, Buck JR et al:Life-threatening airway obstruction as a complication to the management of mediastinal masses in children. J Pediatr Surg 20:816-822, 1985
4) Vinograd I:Tracheal stenosis and tracheomalacia. In "Operative Pediatric Surgery" eds. Ziegler MM, Azizkhan RG, Weber TR. McGraw-Hill, New York, pp312-330, 2003
5) Shen KR, Wain JC, Wright CD et al:Postpneumonectomy syndrome:surgical management and long results. J Thorac Cardiovasc Surg 135:1210-1216, 2009
6) Holinger LD, Green CG, Benjamin B et al:Tracheobroncheal tree. In "Pediatric laryngology and Bronchoesophagology" eds. Hokinger LD, Lusk RP, Green CG. Lippincott-Raven, Philadelphia, pp187-213, 1997
7) Lee KS, Sun MRM, Ernst A et al:Comparison of dynamic expiratory CT with bronchoscopy for diagnosing airway malacia:a pilot evaluation. Chest 131:758-764, 2007
8) Mizuro Y, Imanaka H, Takeuchi M:Effects of continuous positive airway pressure and helium inhalation on thoracoabdominal asynchrony in an infant with post-extubation upper airway obstruction. Pediatr Anesth 18:451-452, 2008
9) Maccioli GA:Dexmedetomidine to facilitate drug withdrawal. Anesthesiology 98:575-577, 2003

X 色々な小児疾患での呼吸管理

39 脳低温療法時の呼吸管理

熊本赤十字病院
こども医療センター 小児科　平井克樹（ひらい かつき）

 point

- 小児に対する脳低温療法施行に質の高いエビデンスはない．だからこそ，基本に忠実な呼吸管理を施行すべきである．
- 呼吸管理中は，動脈血液ガスで PaO_2 100〜150 mmHg，$PaCO_2$ 35〜45 mmHg の normocapnea を基本とする．
- 血液ガスは，患者体温での温度補正を行い，経時的観察を行うことを勧めたい．
- 呼吸管理中は，必ず鎮静薬，鎮痛薬，筋弛緩薬を併用する．
- 肺炎を含む感染症対策は重要であり，気管分泌物培養を，①脳低温療法導入前，②復温直前，③復温後，の3点で提出すると，起因菌の推定に有用である．

Q 小児に対する脳低温療法にエビデンスはあるのですか？

 非常に大事な根本的な質問です．実は，質の高いエビデンスがないのが現状です．しかも近年は，36℃台の平温療法が脳低温療法と同等の予後をもたらし，冷却することよりも体温をコントロールすることが重要であるという「Targeted Temperature Management（以下，TTM）」という考えが広まってきています．

表1　小児の脳低温療法の目安（熊本赤十字病院 小児科）

適　応	初療により，全身状態が安定できている患者で， 　①急性神経損傷後，脳圧が亢進し，さらに損傷を受ける恐れがある 　②GCS 8点以下の遷延する意識障害が存在する この2つを満たす場合に，適応を患者ごとに考慮． ただし重篤な基礎疾患，合併症がある場合は，原則対象外とする．
適応症例	蘇生後脳症，急性脳症，急性脳炎，重症頭部外傷
管理目標	・導入決定後，6時間以内に，目標温度に到達． ・ICU での全身管理徹底が大前提．
温度測定	脳温，直腸温

Nielsen ら[1]は，成人の心原性院外心肺停止 939 例を，Moler ら[2]は生後 2 日〜18 歳の小児心肺停止 295 例を，33℃と 36℃台の 2 群に分け管理を行い，それぞれ 180 日後，12ヵ月後の神経学的予後に有意差がないという結論に至りました．これらの結果を参考に以前は脳低温療法を施行していた日本の各施設においても，36℃台の体温に積極的に保つ「平温療法」を施行する施設が増えているようです．

　しかし，小児領域で散見される脳低温療法の報告例から推察すると未だに脳低温療法の対象疾患は重症頭部外傷，蘇生後脳症，急性脳炎，急性脳症に集約されると考えます．よって本稿では，脳低温療法を施行している施設が現在も存在することを鑑み，脳低温療法時の呼吸管理を述べさせて頂きます．脳低温療法は確固たるエビデンスをもった治療ではないので，施行する際には各施設の基準に則り，基本的な全身管理を完璧に施行したうえで考慮されるべきものと考えます．参考に当科での（当科も脳低温療法施行例は減少しています）小児の脳低温療法の目安を表 1 に示します．

Q 脳低温療法時の呼吸管理の際に知っておくべきことは？

　脳低温療法時は，ふるえや，末梢血管抵抗の上昇をはじめとする生体反応を抑えるために，鎮静，鎮痛，筋弛緩が必須です．そのため，必ず人工呼吸管理を行います．その際の呼吸管理法に，絶対的な指針はありません．だからこそ，基本に忠実に行うことが大事です．当科での，脳低温療法施行時の全身管理指針を，表 2 に示します．当科では，これらの条件を遵守し，全身管理を行っています．

　脳低温療法時には，症例に応じて脳圧モニターを挿入します．筆者は，頭蓋内圧（ICP）≦20 mmHg，脳灌流圧（CPP）≧40 mmHg（10 kg 以下），≧50 mmHg（10 kg 以上）と定めて，コントロールをしています（CPP の基準が，2012 年に改訂されています[3]）．脳低温療法時は，まず，そこを押さえたうえでの呼吸管理が必要となります．低体温状態では，ヘモグロビンの解離曲線は，左方移動し，末梢組織で酸素を離しにくい状態になっています．そのため，動脈血液ガス酸素分圧（動脈ライン挿入，血圧モニタリング，適時採血は必須です）は，高く保ち，PaO_2 で 100〜150 mmHg を目標とします．また，$PaCO_2$ は，35〜45 mmHg の normocapnea を基本とし，過換気で，脳圧を持続的に下げるようなことは，緊急時以外は避けるようにします．

　また，血液ガスは，患者体温での温度補正をお勧めします．温度補正については，様々な意見があり，定説はないと考えます．しかし，普通，ガス分析器はサンプルを 37℃ に温めて測定するため，体内での，体温での状態に比べ，酸素分圧，二酸化炭素分圧は上昇し，pH は低くなりますので，筆者は温度補正をしたうえで，経時的にデータをみていくようにしています．

表2 小児脳低温療法施行例に対する全身管理指針

モニタリング	急性期は，下記のモニタリングを，ICU にて同時に施行する． 呼吸数，心拍数，SpO$_2$，動脈圧，中心静脈圧（CVP），頭蓋内圧（ICP），脳灌流圧（CPP），脳温（直腸温），尿量，持続脳波 ※ICP，CPP，脳温は症例に応じて施行．
呼　吸	・気道確保—リドカイン，硫酸アトロピン，ミダゾラム，筋弛緩薬，麻薬使用． ・PaCO$_2$ 35〜45 mmHg（過換気にしない），PaO$_2$ 100〜150 mmHg． ・筋弛緩薬使用下の control ventilation（シバリング予防）．
循　環	・ショックに対しては，積極的な resuscitation． ・輸液量の基本は維持量（絶対に hypovolemia にしない）． ・ICP≦20 mmHg，CPP≧50 mmHg（体重 10 kg 以下：≧40 mmHg）． ・末梢循環不全，CPP 低下時はカテコラミン，PDE III 阻害薬で対応．
神　経	〔抗痙攣，鎮静〕 　　ミダゾラム 0.1〜0.4 mg/kg/h→不応ならチオペンタールかチアミラールを 2〜3 mg/kg/h． 　　塩酸モルヒネ 2 mg/kg/day or フェンタニル 2〜5 μg/kg/h． 〔抗脳浮腫〕 　　マンニトール 1 g/kg を 15〜30 分で点滴静注（ICP 上昇時に使用）． 　　浸透圧：300〜320 mOsm が目標． 　　電解質：Na は高めを保つ．135〜145 mEq/L．時に 150 mEq/L 台のときもあり． 　　治療抵抗性の ICP 上昇には，Na160 mEq/L 超，血清浸透圧 330 mOsm 超． 〔筋弛緩〕 　　ロクロニウム 7 μg/kg/min or ベクロニウム（1〜2 mg/kg/day で点滴静注）． 　　時に，シバリング時に，適時静注．
体　温	急性期：34℃台まで積極的に解熱（冷生食による胃洗浄，アセトアミノフェン 10〜15 mg/kg/回）． 慢性期：クーリングマット，体外循環による冷却維持．
その他	血　糖：80〜120 mg/dL を維持． 栄　養：開始数日後より，経腸栄養開始．

 導入期，また維持期の鎮静，鎮痛，筋弛緩の使用法は？

 筆者は，導入期は，基本の組み合わせとして，

1）鎮静薬：ミダゾラム 0.1〜0.4 mg/kg/h
2）鎮痛薬：フェンタニル 2〜5 μg/kg/h or 塩酸モルヒネ 2 mg/kg/day
3）筋弛緩薬：ロクロニウム 7 μg/kg/min

を使用することが多いです．覚醒，痛みは，脳圧亢進を生じる原因になりうるので，これらの薬剤は必須です．それらを使用し，患者状態をみたうえで，薬剤を調整します．維持期は，当科は特に，約 2〜3 日間の長めの脳低温期間を確保することが多いため，徐々に増量をしていることが多く，経過中に鎮静薬の切替えが必要となることがあります．その際には，バルビツレート系を選択しています．脳圧亢進状態でなければ，チオペンタール or チアミラール 2〜3 mg/kg/h を使用します．

また，最近では，ほとんど経験しなくなりましたが，脳圧亢進状態が制御できない場合のみ（多くは救命目的の状態），脳低温療法にバルビツレート大量療法を重ねていることもあります．バルビツレート大量療法の場合は，チオペンタール（あるいはチアミラール）を 3〜5 mg/kg/h で使用します（これらの併

用には，全くエビデンスはなく，救命優先の超緊急手段ですので，ICUでの厳重な管理下で，御家族への説明と同意を得たうえで行うべきことですが，今まで施行する場合も複数回ありましたので，あえて記述させて頂きました）．

筋弛緩薬は，当科の場合，前述の薬剤を持続投与の場合が多いですが，最近海外の施設では，適時体動が出てきた時点で，静注を行い，筋弛緩薬の総量を減らし，筋力低下，神経障害などの副作用を少なくさせるというやり方も行われているようです．体の動きが出てきたときに，単純な体動なのか，シバリングなのか，すぐに鑑別が必要なので，その対応が可能な施設では，筋弛緩薬は，適時静注のほうが利点があるように思います．

また，急性期を過ぎ，抜管を意識できる時期に入った場合，持続静注製剤を減量するために，フェノバルビタールの経管投与なども併用したりします．

合併症としての肺炎への対応は？

A 脳低温療法の合併症には，感染症，不整脈，心機能低下（徐脈，低血圧），電解質異常，凝固障害があるといわれています．筆者は，以前，長野県立こども病院ICUと熊本赤十字病院ICUで経験した，小児脳低温療法43例をまとめましたが，やはり一番多く経験された合併症は，感染症であり，44％の患者に発生しました（図1）．さらに，感染症の感染部位別の内訳を表3に，感染が生じた時期を表4に示します．表3では，対象43例（33〜35℃台のmild hypothermia施行例）のうち，11例に肺炎を認め，これは感染部位別では，最多でした．また，MRSAによる肺膿瘍も1例生じており，起因微生物の推定には，免疫抑制下での特殊状態を加味するべきです（具体的には，MRSA，*P. Aeruginosa*，VRE，Herpes virusなど）．感染を生じる時期は，一般に復温期に多いといわれていますが，表4にあるように，脳低温療法を完全に終了した後からでも，感染症は生じています．また，日本の場合，インフルエンザ脳症ガイドラインに，ステロイドパルス療法の効果が明示してあることに起因するのか，脳低温療法とステロイドパルス療法が併用されるケースも多く，脳低温療法単独の場合よりも，免疫を大きく抑制していると考えています．

さて，これまで述べたように，脳低温療法の合併症として，肺炎を含めた感染症対策は欠かせません．対策については，筆者は，特別なことを行ってはいませんが，以下のことを心がけています．

1）抗生剤の予防投与は，原則行わない．

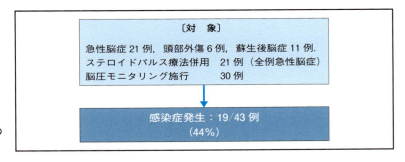

図1 脳低温療法施行43例の合併症

表3　脳低温療法施行症例における感染症：感染部位別

疾患名	症例数	ステロイドパルス併用	起因菌・ウイルス
肺　炎	11	4	H. Influenza 2, Stenotrophomonas maltophilia αStreptococcus ＋ C. palaplosis P. Aeruginosa 3, 不明 3 Enterobacter cloacae, Klebsiella pneumoniae
CV 感染	4	3	MRSA, MRSE, VRE, 不明
肺膿瘍	1	1	MRSA
角結膜炎	1	1	C. Albicans
尿路感染症	1	1	Enterococcus faecium
口内炎	1	1	HSV Ⅰ
肝　炎	1	1	HHV 6
病巣不明	1	0	不　明

対象：43症例.
全例，コントロール可能な感染．感染による死亡例なし．

表4　脳低温療法施行症例における感染症：感染が生じた時期

	脳低温療法開始時	脳低温療法施行中	脳低温療法終了後
症例数 （mPSL パルス併用例）	1	4 （1）	5 （4）
生じた感染症	肺炎 1	肺炎 3 肝炎 1	CV 感染 3 肺膿瘍　　1 口内炎　　1 角結膜炎 1

脳低温療法施行中や後に，感染症は多く生じ，mPSL 併用例も多い．
→脳低温療法は，患児の免疫を大きく抑制している．

2) 脳低温療法①導入前，②復温直前，③復温後に気管分泌物培養を提出する．
3) 血液データ，バイタルサインから，細菌感染症が疑われる場合は，血液培養提出後，速やかに抗生剤投与．
4) 気管内分泌物をしっかりと吸引する（日常のケアで）．
5) 中心静脈カテーテル感染が疑われる場合は，原則すぐに入れ替える．

気管内分泌物の培養については，有用な印象があり，3点で取ると，起因菌の推定に非常に役立っています．ウイルスの場合，適時対応しているのが現状です．その結果かどうかわかりませんが，現在まで，脳低温療法施行患者で，感染による死亡例は，経験していません．

＊　　　　＊　　　　＊　　　　＊　　　　＊

以上，脳低温療法時の呼吸器管理について述べさせて頂きました．強調したいのは，脳低温療法という未確立な治療に挑むのであれば，呼吸器管理は，基本に忠実に，奇をてらわないこと，そこに尽きると考えます．

[文　　献]

1) Nielsen N, Wetterslev J, Cronberg T et al : Targeted temperature management at 33℃ versus 36℃ after cardiac arrest. N Engl J Med 369 : 2197-2206, 2013(PMID 24237006)
2) Moler FW, Silverstein FS, Holubkov R et al : Therapeutic hypothermia after out-of-hospital cardiac arrest in children. N Engl J Med 372 : 1898-1908, 2015(PMID 25913022)
3) Kochanek PM, Carney N, Adelson PD et al : Guidelines for the acute medical management of severe traumatic brain injury in infants, children, and adolescents-second edition. Pediatr Crit Care Med 13(Suppl 1) : S1-S82, 2012(PMID 22217782)

X 色々な小児疾患での呼吸管理

40 もやもや病の周術期呼吸管理

1) 福井大学医学部 小児科
2) 長野県立こども病院 麻酔科

津田雅世[1], 阿部世紀[2], 大畑　淳[2]

point

- 小児のもやもや病の周術期において，最も注意すべき合併症は「虚血の増悪」である．
- 小児のもやもや病の多くが虚血症状により発症し，過換気でその症状が誘発される．
- 手術を行ってもすぐには血流が改善しないため，術前・術中だけでなく，術後にも脳虚血に陥る可能性がある．
- 周術期を通して脳血流維持のために，$PaCO_2$，血圧，血管内容量を正常範囲に保つような管理を行う必要がある．

Q もやもや病では，なぜ過換気を避けなければならないのでしょうか？

A

もやもや病とは，両側内頸動脈終末部やその分枝において進行性の血管閉塞と，その周囲の異常血管網（もやもや血管）を認める疾患です．患者全体の70％が小児であり，小児の80％が脳虚血症状〔一過性脳虚血発作（TIA），脳梗塞〕で発症するといわれています．虚血症状として，意識障害，脱力発作（四肢麻痺，片麻痺，単麻痺），感覚異常，不随意運動，痙攣，頭痛などが認められます．虚血症状は，啼泣，咳嗽，笛を吹くなどの過換気によって誘発されることが，よく知られています[1]．

なぜ過換気で虚血が誘発されるのか？　脳血流量（CBF）は脳灌流圧（CPP），PaO_2，$PaCO_2$により規定されており（図1），$PaCO_2$が20〜80 mmHgであれば，直線関係にあります．$PaCO_2$が40 mmHgから20 mmHgに低下すれば，脳血流量が40％低下します[2]．

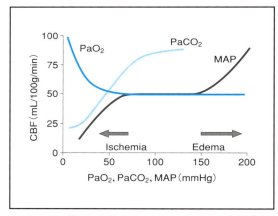

図1　脳血流量（CBF）とPaO₂，PaCO₂，平均血圧（MAP）の関係

脳血流量は脳灌流圧とPaO₂，PaCO₂により規定されている．自動調節能があるため，脳灌流圧がある程度変動しても，脳血流量は一定に保たれる．PaO₂低下，PaCO₂上昇により脳血流量が増加し，PaCO₂低下により脳血流量が減少する．
(Piyush MP : Miller's Anesthesia 6th ed. Churchill Livingstone, p816, 2005)

もやもや病では，内頸動脈や前・中大脳動脈が狭窄しており，支配領域では，拡張した穿通枝や側副血行路であるもやもや血管で血流が保たれているため，生理的範囲内の$PaCO_2$の低下であっても，脳血流量減少により症状が発現すると考えられています．周術期に，このような虚血による合併症を予防するために，過換気を避けた呼吸管理，および全身管理を行う必要があります．

もやもや病では，どのような手術が行われますか？

術式は，直接血行再建術と，間接血行再建術に大別されます．直接血行再建は，外頸動脈の分枝である浅側頭動脈（STA）を中大脳動脈（MCA）に吻合するSTA-MCA bypass術が行われます．間接血行再建は，脳表に血流豊富な組織を接着させ，側副血行路を新生させる方法で，側頭筋，硬膜や頭皮動脈がドナーとして使用され，様々な術式があります〔EDAS（encephalo-duro-arterio-synangiosis），EDS（encephalo-duro-synangiosis），EMS（encephalo-myo-synangiosis），EMAS（encephalo-myo-arterio-synangiosis），EDAMS（encephalo-duro-arterio-myo-synangiosis）など〕．小児では直接血行再建術が技術的に難しいことや，血管新生の可能性が高いことから，間接血行再建術か，直接と間接を組み合わせた複合血行再建術が行われることが一般的です．直接血行再建術では，術後早期より症状の改善が見込まれますが，間接血行再建術による側副血行路の形成には3～4ヵ月を要するため[3]，術後も虚血症状を回避するような管理を続ける必要があります．

周術期の合併症の頻度はどのくらいですか？

報告によりばらつきがありますが，周術期に虚血による合併症の起こる割合は，間接血行再建術で12～31％，複合血行再建術で2～13％とされています[4,5]．リスクファクターとして，術式や術前のTIAの頻度に加え[5]，高二酸化炭素血症[6,7]も報告されており，過換気だけでなく，低換気にも注意する必要があります．この理由として，$PaCO_2$上昇に対する血管の反応性が低下していることが挙げられます．正常部位では，$PaCO_2$上昇により脳血管の拡張が生じますが，病変部位ではこの反応性が低下しており，その結果として血流が正常部位にシフトし，病変部位の虚血をひき起こすと考えられています．

術前の評価に必要なことは何ですか？

 もやもや病は，両側の内頸動脈が障害されるのが特徴とされていますが，小児の場合，片側病変で見つかることが多く，1～2年の間に両側性に進行します[1]．両側

病変であっても手術は片側病変ごとに行われますので，手術をする病変のみならず，対側病変の進行度についても，情報を得ておくことが大切です．また，術前の TIA の頻度が周術期の虚血の合併症のリスクとなるため[6]，どのようなときに虚血症状が出るかということを把握しておきます．脳梗塞がすでに認められる場合は，どのような神経学的所見があるか知っておき，新たな神経障害の出現に備えます．

また，手術を行う時期は学童期が多いですが，不安が強い児であれば，麻酔導入時や術後に啼泣することが十分に予想されますので，児の性格に応じて，前投薬や麻酔導入の方法を決定します．どの前投薬がよいかはエビデンスはありませんが，ミダゾラムが使われることが多いようです[8]．

また，術前の脱水を避けるため十分な輸液を行うことも勧められています[9]．

術中の呼吸管理では，何をモニターすればよいですか？

術中にも，過換気にて虚血が生じる可能性があるので，$PaCO_2$の値に注意する必要があります．そのための術中のモニターとしてカプノグラム，観血的動脈圧が必須です．過換気を避けるといっても，$PaCO_2$が上昇しすぎれば頭蓋内圧は亢進し，前述したように，低換気も虚血の合併症のリスクとなるため，$PaCO_2$ 40〜45 mmHg の生理的範囲に保ちます．また小児の場合，気管チューブ周囲からのリークがあるため，$EtCO_2$と$PaCO_2$の値が成人よりも乖離しています．そのため，動脈血ガス分析を行い，$PaCO_2$の値を測定し，$EtCO_2$とどの程度相関しているかを把握しておくことが重要です．

術中の管理について教えてください

1．麻酔薬の選択
麻酔薬については様々な報告がありますが[5,10]，どの麻酔薬がよいという結論は，出ていないようです[11]．長野県立こども病院での麻酔の導入は，術前に通常末梢ルートが確保されているため，チオペンタールにて行い，セボフルラン，フェンタニルやレミフェンタニルで維持しています．

2．呼吸管理
小児の場合，気管チューブ周囲からのリークなどの問題から，換気モードは PCV（pressure control ventilation）が選択されます．胸壁の上がり具合や$PaCO_2$の値から，適正な一回換気量になるように最高気道内圧（PIP），吸気時間を設定し，呼吸回数は児の年齢に応じて設定します．PEEP は胸腔内圧を上昇させ，頭蓋内圧を亢進させる可能性がありますが，通常のもやもや病の手術においては，生理的な PEEP 3〜5 cmH_2O は問題ないと考えられます．

また，前述のとおり，$PaCO_2$を正常範囲に保つことが神経学的合併症を避けるうえで最も重要です[10]．

3. 循環管理

CBFは，CPPにより規定されますが，自動調節能があるため，CPPが変化してもある程度CBFは保たれます．CPPは，平均動脈圧(MAP)と頭蓋内圧(ICP)の差で表されるため，ある一定を超えて低血圧になるとCBFが減少します．正常では，小児の場合，成人に比べて比較的低血圧でも自動調節能が保たれると考えられていますが[2]，もやもや病の小児患者では低血圧に対する自動調節能が乏しいことが報告されており[12]，術中は平均動脈圧を一定に保ち，低血圧を避けるように心がけなければなりません．輸液については，通常の開頭術に準じて，晶質液を6～10 mL/kg/h程度で行います．通常輸血は必要ありませんが，出血が多く，年齢が低い場合などでは，血管内脱水も虚血のリスクとなるため晶質液の投与に加えて，輸血を考慮することもあります．

Q 術後の鎮静・鎮痛はどうすればよいでしょうか？

 術後は，ICUにて呼吸・循環管理を行います．小児の場合，麻酔から覚醒すれば，痛みや恐怖で泣き出すことがほとんどですが，もやもや病の場合，術後も過換気により虚血が生じる可能性がありますので，激しい啼泣は避けるべきです．長野県立こども病院では，ICU入室時よりデクスメデトミジン0.4～0.7 μg/kg/hとフェンタニル0.5～1 μg/kg/hの持続投与で鎮静・鎮痛を行っています．呼吸抑制については注意が必要ですが，この量では重篤な呼吸抑制は認められず，良好な鎮静が得られています．また，呼びかければ覚醒する程度の鎮静深度であり，神経学的な所見も，ある程度評価ができます．術翌日，一般病棟へ転棟するまで投与を続けています．

[文　献]

1) Smith JL：Understanding and treating moyamoya disease in children. Neurosurg Focus 26 (4)：E4, 2009
2) Ropper AH：神経救急・集中治療ガイドライン．有賀　徹　監訳．メディカル・サイエンス・インターナショナル，2006
3) Houkin K, Nakayama N, Kuroda S et al：How does angiogenesis develop in pediatric moyamoya disease after surgery? A prospective study with MR angiography. Childs Nerv Syst 20：734-741, 2004
4) Ishikawa T, Houkin K, Kamiyama H et al：Effects of surgical revascularization on outcome of patients with pediatric moyamoya disease. Stroke 28：1170-1173, 1997
5) Sakamoto T, Kawaguchi M, Kurehara K et al：Risk factors for neurologic deterioration after revascularization surgery in patients with moyamoya disease. Anesth Analg 85：1060-1065, 1997
6) Iwama T, Hashimoto N, Yonekawa Y：The relevance of hemodynamic factors to perioperative ischemic complications in childhood moyamoya disease. Neurosurgery 38：1120-1125；discussion 1125-1126, 1996

7) Kurehara K, Ohnishi H, Touho H et al : Cortical blood flow response to hypercapnia during anesthesia in Moyamoya disease. Can J Anesth 40 : 709-713, 1993
8) Baykan N : Moyamoya disease and anesthesia. Pediatric Anesth 15 : 1111-1115, 2005
9) Smith E : Surgical management of moyamoya syndrome. Skull Base 15 : 15-26, 2005
10) Soriano SG, Sethna NF, Scott RM et al : Anesthetic management of children with moyamoya syndrome. Anesth Analg 77 : 1066-1070, 1993
11) Parray T : Moyamoya disease : a review of the disease and anesthetic management. J Neurosurg Anesthesiol 23 : 100-109, 2011
12) Ogawa A et al : Cerebral blood flow in moyamoya disease. Part 2 : Autoregulation and CO_2 response. Acta Neurochir (Wien) 105 : 107-111, 1990

索引

あ

圧-時間曲線　88
圧解除時間（T low）　86
圧サイクル式　80
圧容量曲線　92
アドレナリン　130
アトロピン　54
アミノフィリン　195, 196
アンビューバッグ　19

い

意識障害　228, 231
意識レベル　232
異常カプノグラム　26
イソフルラン　199
イソプロテレノール　195, 196
一回換気量　84
一酸化窒素　111, 252
一酸化窒素（NO）吸入療法　260
咽後膿瘍　170
インターフェイス　73, 237
咽頭後リンパ節　170
インフルエンザ菌 b 型　165
インラインサクション　209, 210

う

ウィーニング　89, 159
ウィーニング開始基準　160
ウィーニング困難症例　164
ウロキナーゼ　214

え

遠心ポンプ　100
エンドセリン　265
エンドセリン受容体拮抗薬　261

か

開口障害　170
外傷性血気胸　220
ガイドライン　44
開放気道吸引　209, 210
過換気　278
下気道閉塞　13
拡散障害　13
拡張能障害　254
ガス交換機序　93, 94
片肺挿管　122
片耳聴診器　36
合併症　275
カニュレーション　101
カフ付き気管チューブ　40, 41
カフなし気管チューブ　40
カプノグラム　25, 280
カプノメーター　37, 38
換気　7, 8
換気-血流比（V_A/Q）　14
換気血流（比）不均衡　14, 234
間欠的陽圧換気　79
看護ケア　69
患者評価　35
感染症　275

き

起因病原体　186
気管外ステント術　179
気管気管支軟化症　174
気管支拡張薬　190
気管支鏡　226
気管支喘息　126
気管支喘息重積発作　194
気管支ファイバー　271
気管切開　226
気管挿管　35, 73, 77
気管挿管回避　74
気管チューブのサイズ　40
気管チューブの抜去　163
気管軟化症　267, 269
気胸　21
気道異物　224
気道確保　36

気道クリアランス法　134
気道損傷の防止　45
気道抵抗　39
逆説的徐脈　55
キュイラス　237
吸引　134
吸気時間　244
吸気性喘鳴　39
吸気プラトー圧　244
急性喉頭蓋炎　165
急性呼吸窮迫症候群（ARDS）　202
急性細気管支炎　185
吸入 NO 療法（iNO）　92
吸入酸素濃度　18, 83
吸入療法　125
胸腔開放　222
胸腔穿刺　220
胸腔ドレナージ　221
凝固障害　275
胸水貯留　212
胸部超音波検査　212
曲型ブレード　42
局麻中毒　55
緊急気管挿管　61
緊急脱気　220
筋弛緩薬　56, 121, 153
緊張性気胸　219

く

クループ　130
クループ症候群　165
グレン手術　253

け

経口挿管　42
軽打法　134
経皮終末炭酸ガス分圧　236
経鼻挿管　42
経皮的気管切開　51
痙攣時の挿管適応　230
痙攣重積　57
痙攣発作　229
外科的気管切開　51
下血　256

ケタミン　54
血管抵抗　250
血管輪　268
血胸　220
減速吸気流による圧調節換気　205
犬吠様咳嗽　169

こ

抗凝固療法　103
喉頭気管気管支炎（ウイルス性クループ）　169
喉頭軟化症　174
高頻度振動換気（HFOV）　88, 90
項部硬直　170
誤嚥　224
呼気圧迫法　133, 134
呼気時間　244
呼気終末炭酸ガス分圧　236
呼気終末陽圧　79
呼気炭酸ガス検知器　37, 38
呼吸ECMO　102
呼吸管理のタイミング　183
呼吸機能検査　264
呼吸窮迫　8, 9
呼吸障害　7
呼吸数　84
呼吸数インピーダンスモニタ　27
呼吸調節障害　13
呼吸不全　8, 9, 194
呼吸理学療法　133, 235
呼吸理学療法器具　133
混合性無呼吸　180
コンプライアンス　4

さ

サーファクタント　207, 255
サーファクタント洗浄　140
サーファクタントの種類　106
サーファクタントの投与法　107
サーファクタント補充療法　105, 207
サイドストリーム型　25

再膨張性肺水腫　216
左心補助装置　116
酸素　189
酸素化　7, 8, 92
酸素解離曲線　23
酸素化指数　95
酸素化障害　204
酸素化の維持　45
酸素中毒　21
酸素投与の適応　17
酸素マスク　18
酸素療法　67

し

ジアゼパム　54
時間サイクル式　81
死腔　14
事故抜管　122
自己膨張式バッグ　29
静かな頻呼吸（quiet tachypnea）　11
持続鎮静薬剤　150
持続的気道陽圧（CPAP）　86
持続的陽圧換気　79
疾患定義（Berlin definition）　202
時定数　87
自発呼吸トライアル（spontaneous breathing trial：SBT）　162
ジャクソンリース回路　19
シャント　13, 14
従圧式換気　80
縦隔炎　173
周期性呼吸　180
終末呼気二酸化炭素分圧（P_{EtCO_2}）　25
従量式換気　80
出血性ショック　220
上気道狭窄音（いびき）　183
上気道閉塞　13
小児急性呼吸障害　73
小児急性呼吸不全　72
小児集中治療室　42
小発作　194

褥瘡　122
シルデナフィル　261
心移植　116
心機能低下　275
呻吟　187
神経筋疾患　233
深頸部膿瘍　169, 170
人工呼吸管理　183
人工呼吸関連肺炎（ventilator-associated pneumonia：VAP）　159
人工呼吸関連肺炎予防バンドル　148
人工呼吸器管理の適応　81
人工呼吸器の初期設定　82
人工呼吸器療法　196
人工心肺療法　201
人工肺　100
人工鼻　19
侵襲的人工換気　236
新生児RDS　106
新生児遷延性肺高血圧症　112, 114
振動法　134

す

スガマデックス　50
スキサメトニウム　54
スタイレット　39
ステロイド　196, 271
スニッフィングポジション　31

せ

成人のARDS　109
静的圧容量曲線　93
声門開口部　2
声門下部　1
声門上器具（SGA）　45
セボフルラン　199
遷延性肺高血圧症　256
前縦隔腫瘍　268
全身性炎症反応症候群　202
全身性痙攣　229
喘息　188

浅速呼吸係数（rapid shallow breathing index：RSBI）　160
喘息重積　58
先天性横隔膜ヘルニア（CDH）　112, 255
先天性気管狭窄症　267
先天性心疾患　139
先天性喘鳴　176
線溶療法　214

そ

挿管困難気道　44
挿管チューブ　191
挿管用ブジー　47
早産児の蘇生　20
側副換気（collateral ventilation）　95

た

体位変換　120, 134
大動脈吊り上げ術　179
胎便吸引症候群（MAS）　108
大発作　194
田村のプロトコール　257

ち

チアノーゼ性心疾患　20
チェックリスト　37
チオペンタール　54
窒息　224
中枢性無呼吸　180
中発作　194
直型ブレード　42
直接対流（direct bulk convection）　94
鎮静　88, 150
鎮静薬の中断　157
鎮痛　150

て

低換気　13
低酸素血症　24
定速吸気流による量調節換気　205

テイラー拡散と乱流（Taylor dispersion and turbulence）　94
デクスメデトミジン　269, 271, 281
電解質異常　275

と

頭蓋内圧亢進　230
同期的間欠的強制換気　79
同調性　68
導入前薬剤　55
動脈管（PDA）依存性心疾患　20
動脈血酸素飽和度（SaO_2）　23
ドレナージカテーテル　215

な

内因性PEEP　87
軟性気管支鏡　49
難治性低血圧　256

に

乳児無呼吸発作　183
乳児無呼吸発作の鑑別診断　182
乳糜胸　264

ね

ネオフィリン　196

の

脳血流量（CBF）　278
脳低温療法　272

は

肺血管抵抗　250, 251, 252, 253
敗血症　202
肺高血圧　111, 113, 114, 252
肺高血圧症　21, 257
肺高血圧発作　252
肺コンプライアンス　191
肺サーファクタント　106
肺サーファクタントの構成と活性　106

肺実質病変　13
肺障害　202, 206
肺水腫　121
排痰　136
排痰体位　133, 134
肺断面積/胸郭断面積比　257
肺断面積/頭周囲長比　257
肺動脈圧　253
肺内シャント　121
背部叩打法　226
肺胞拡散障害　234
肺胞虚脱　87
肺胞低換気　233
肺保護戦略　94
ハイムリッヒ法　226
廃用性萎縮　159, 241
肺容量　92
抜管後呼吸不全　75
バッグ加圧　134
バッグ・マスク換気　29, 183

ひ

鼻カニューレ　18
非侵襲的陽圧換気　164
非侵襲的陽圧換気法（NIV）　67
非侵襲的陽圧人工換気（NPPV）　237
非対称性気流速分布（asymmetry velocity profile）　94
ビデオ喉頭鏡　47
ビデオ補助下胸腔鏡手術　212
皮膚刺激　183
鼻翼呼吸　183

ふ

フェイススケール　156
フェネストレーション　253, 254
フェンタニル　54, 281
フォンタン手術　250, 253
副咽頭膿瘍　170
腹臥位療法　92, 95, 207
含み声　166, 170
不整脈　275
プラトー圧　194, 197

振り子様ガス運動（high-frequency pendelluft） 94
フルストマック 57
プレッシャーサポート 81
フロー曲線 87
プロポフォール 54
分子拡散（molecular diffusion） 94
憤怒痙攣 180, 182

へ

平温療法 273
平均気道内圧 83
閉塞性ショック 219
閉塞性無呼吸 180
ベクロニウム 54
ヘッドボックス 18
ヘリウム 4
扁桃周囲膿瘍 170

ま

膜型人工心肺（ECMO） 260
マグネシウム 199
麻酔薬 199
マスク式陽圧換気法 72

み

ミダゾラム 54, 280

む

無呼吸 187
無呼吸発作 180, 181, 183

め

メインストリーム型 25
メトヘモグロビン血症 117

も

モニタリング 73
もやもや病 278

ゆ

有効肺胞換気量 247
輸液 97
ゆすり法 134

よ

容量サイクル式 80

り

リーク 39
リザーバー付きマスク 18
離脱症候群 152
リドカイン 54
流涎 166, 170
流量-時間曲線 88
流量サイクル式 81
流量膨張式バッグ 29, 30, 36
輪状甲状間膜切開 167, 169
輪状甲状間膜穿刺 51, 167, 169
輪状甲状靱帯穿刺・切開 226
輪状軟骨圧迫 34, 60
輪状軟骨部 1

れ

連続機能的残気量モニタリング 27
連続的呼吸機能測定モニター 248

ろ

ローラーポンプ 100
ロクロニウム 50, 54
肋骨骨折 219

A

airway pressure release ventilation（APRV） 86, 88
ALI 203
ALTE 187
ARDS（急性呼吸窮迫症候群） 86, 93, 115, 202, 203
asymmetry velocity profile（非対称性気流速分布） 94
auto-PEEP 197, 270

B

bilevel positive airway pressure 75
BNP 265
Boltes' sign 170

C

cannot intubate, cannot ventilate（CICV） 49
capnography 191
CBF（脳血流量） 278
CDH（先天性横隔膜ヘルニア） 255
CHEOPS 156
chest physiotherapy 190
CO_2ナルコーシス 240
collateral ventilation（側副換気） 95
comfort-B scale 153
CPAP（continuous positive airway pressure：持続的気道陽圧） 75, 86, 270
critical illness polyneuropathy and myopathy 153
CVCI 61

D

direct bulk convection（直接対流） 94
DOPE 84
double aortic arch 268
dying spells 177

E

ECMO（extracorponeal membrane oxygenation：膜型人工心肺） 59, 87, 88, 95, 99, 260
ECクランプ法 32
Eisenmenger 症候群 252
electrical impedance tomography（EIT） 27
ELSO registry 103
$EtCO_2$モニタ 24

F

FETO 261
flow-time curve 247

Fontan 手術　115

G
GCS　228
gentle ventilation　259
Glenn 手術　115

H
HFOV（高頻度振動換気）　88
HFOV の離脱　97
Hib ワクチン　165, 163
high flow nasal cannula　78
high-frequency pendelluft（振り子様ガス運動）　94
Holzknecht 徴候　225
human metapneumovirus（hMPV）　186

I
ICP（intracranial pressure）　230, 231, 232
iNO（吸入 NO 療法）　92, 95
IVAC　144

L
L/T 比　257
LHR　257
low tidal volume　205
lower inflection point（LIP）　92
lung recruitment　5
LVAD　116

M
MAS（胎便吸引症候群）　108
modified McGoon index（MGI）　257
modified-RSI　61
molecular diffusion（分子拡散）　94
mPaw　90, 91, 93
muffled voice　166

N
NIV（非侵襲的陽圧換気法）　67, 69, 70

normocapnea　272
NO（一酸化窒素）吸入療法　207
NPPV（noninvasive positive pressure ventilation：非侵襲的陽圧人工換気）　72, 237, 270

O
OI（oxygenation index）　95
ON-OFF 法　162

P
$PaCO_2$　278
palsatility index（PI）　258
PCPS　99
PCV　280
PDA　262
PEEP（positive end-expiratory pressure）　80, 192, 204, 280
peribronchial cuffing　188
permissive hypercapnia　97, 259
P_{EtCO_2}（終末呼気二酸化炭素分圧）　25
PH crisis　252
PICU　73
PMC　93
Poiseuille の法則　3
postpneumonectomy syndrome　268
pressure controlled ventilation　244
propofol infusion syndrome　152
PRVC　197
PVAP　144

Q
quiet tachypnea（静かな頻呼吸）　11

R
rapid sequence induction/intubation　50

re-expansion pulmonary edema　216
rescue therapy　92
Reynolds 数　4
RSBI（浅速呼吸係数）　160
RSI　60
RSV（respiratory syncytial virus）　186

S
SAMPLE 記憶法　55
SaO_2（動脈血酸素飽和度）　23
SBT（自発呼吸トライアル）　162
sedation algorithm　156
SGA（声門上器具）　45
sigh　93
SIMV 漸減法　163
SIRS　202
SI 圧　97
SpO_2 モニタ　22
squeezing　133
state behavioral scale　155
sugammadex　63
sustained inflation（SI）　93
suxamethonium　63

T
T low（圧解除時間）　86
t-PA　218
Targeted Temperature Management（TTM）　272
Taylor dispersion and turbulence（テイラー拡散と乱流）　94
traditional tidal volume　205

U
upper inflection point（UIP）　92

V
V-A ECMO　101
V-V ECMO　101
V_A/Q（換気-血流比）　14
VAC　144

VAE 143
VALI 204, 206
VAP（人工呼吸関連肺炎）
 143, 159, 209
VATS（video-assisted thoraco-
 scopic surgery） 212

ventilator-induced lung injury
 6

W

withdrawal assessment tool-1
 152

ギリシャ文字

β刺激薬 195

徹底ガイド
小児の呼吸管理Q&A[第3版]

2010年 3月19日発行	第1版第1刷
2013年 2月26日発行	第2版第1刷
2016年10月21日発行	第3版第1刷 Ⓒ

編　集　植田 育也
　　　　（うえた　いくや）

発行者　渡辺 嘉之

発行所　株式会社　総合医学社
　　　　〒101-0061　東京都千代田区三崎町1-1-4
　　　　電話 03-3219-2920　FAX 03-3219-0410
　　　　URL：http://www.sogo-igaku.co.jp

Printed in Japan　　　　　　　　　三報社印刷株式会社
ISBN978-4-88378-647-3

・本書の複製権・上映権・譲渡権・公衆送信権（送信可能化権を含む）は株式会社総合医学社が保有します．

・JCOPY ＜(社)出版者著作権管理機構 委託出版物＞
本書の無断複写は著作権法上での例外を除き禁じられています．複写される場合は，そのつど事前に，(社)出版者著作権管理機構（電話 03-3513-6969，FAX 03-3513-6979，e-mail：info@jcopy.or.jp）の許諾を得てください．